südwest

MARTINA GOERNEMANN

HEUTE ZIEHT DAS GLÜCK EIN

Das persönliche Buch für mein Wohlfühl-Zuhause

Mit Fotos von Sonia Folkmann

myBooks herausgegeben von Marion Grillparzer

Inhalt

1.

10 Darf ich vorstellen?
12 Wer rät denn da?

28 Wannenwonnen

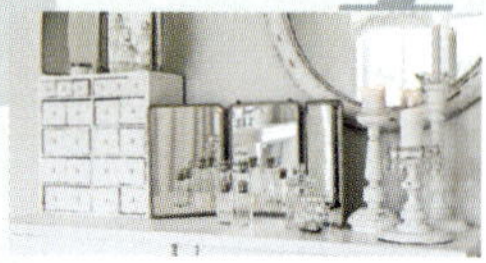

30 Ein glücklicher Geist ...
34 Badewonnen
36 Unerkannte Schönheitsmittel
38 Kaffeeprött für Haut und Haar ... und für Ihre Möbel auch!
40 Alleskönner Tee
42 Narben braucht kein Mensch

2.

44 Bettgeschichten

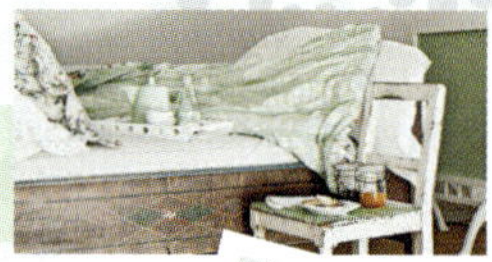

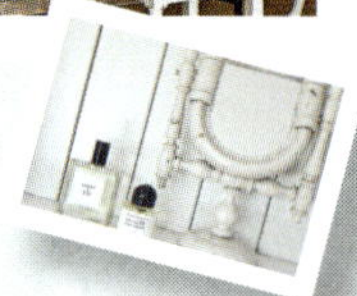

46 Der Ort, wo sich die Seele ausruht
48 Kreativität kann man pushen
50 Make-up fürs Bett
50 Krönen Sie das Kopfende!
51 Kissenberge sind schöööön!
52 Ein Bett-Tablett ist nett
54 Einschlafrituale
54 Gespensterspray
55 Angel Cream
56 Meditation light
57 Fußbad zum Einschlafen
58 Trink dich müde!
60 Holly Golightly hatte die schönste
60 Müde bin ich, geh' zur Ruh'
62 Schönheitsschlaf
63 Kombi-Lösungen
64 Der Luxus eines frisch bezogenen Betts
66 Pyjamaparty

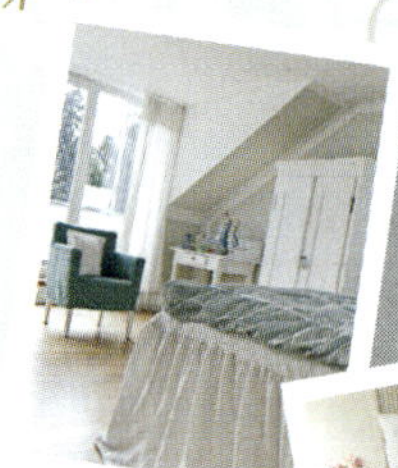

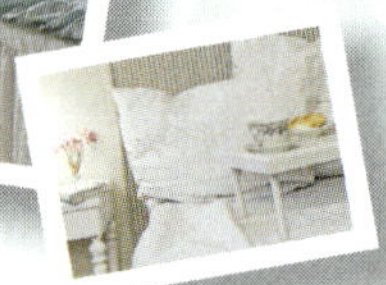

70 Erkältungs-Hau-abs
72 Das Gegenteil von Einschlafen …

3.

74 Couchgeschichten

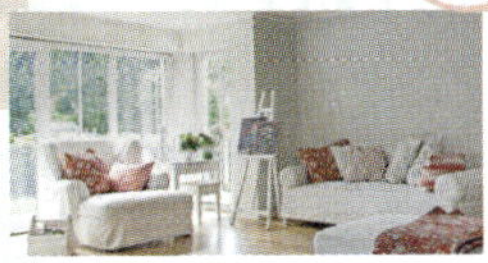

76 Wer bin ich und wie zeig' ich's?
80 Der Schrank geht doch noch …
82 Die Macht des Unterbewusstseins
83 Lassen Sie sich nicht bequatschen!
84 Meine Herzensfarben
86 Kamingefühl ohne Kamin
88 Ich finde immer was bei …
90 Flohmärkte sind wie das Leben
94 Wohnglück
95 Schön wohnen macht schön!
96 Lieblingsstücke
98 Lesen Sie noch, oder wischen Sie schon?
99 Nervenschoner
102 Strategisch günstige Plätze
103 Helligkeit macht hilfsbereit!
104 Achtung, Wohnraumgifte!

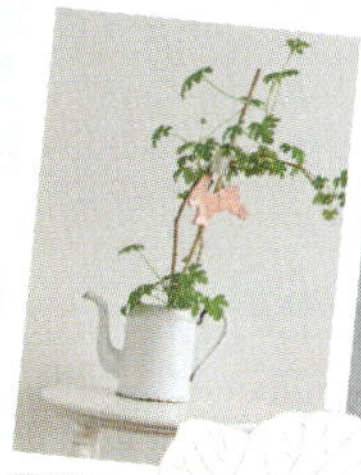

4.

106 Küchenzauber

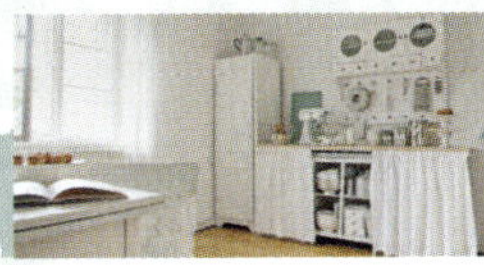

108 Die Magie einer guten Küche
110 Noch mehr Glücklichmacher für Ihre Küche
114 Ratzfatz Platz!
116 Lieblings-Labels
118 Einfach dufte
118 Der simpelste Raumduft der Welt
118 Olivenöl aromatisieren
119 Duftwasser aus der Espressokanne
120 Für die Schönheit … auf in die Küche!
120 Peelings & Co.
122 Die volle Dröhnung Glück

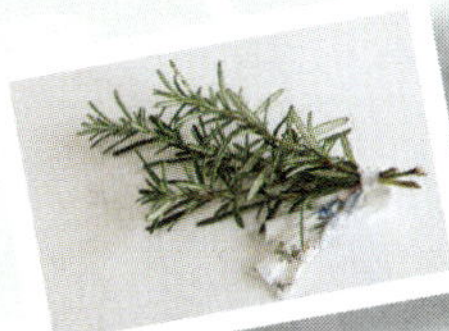

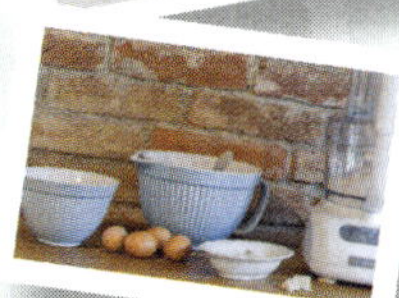

Inhalt

love

123 Schärfe ist kein Geschmack, sondern ein Gefühl
124 Seelenfutter made in USA
126 Die Verwöhnliste
128 Schlank auf Vorrat!
128 Der Weckgläschen-Trick
129 Der Wackelpudding-Trick
130 Belly-weg-Wasser
131 Was macht schlank und schlau?
132 Terrinen gegen Trübsal
133 Etwas Warmes braucht der Mensch!
136 Eiskalte Sachen
138 Edelzucker & Wintersirup
140 Meine Haushalts-Heinzelmännchen!
142 Sauer macht sauber!
144 Geniale Duschhäubchen

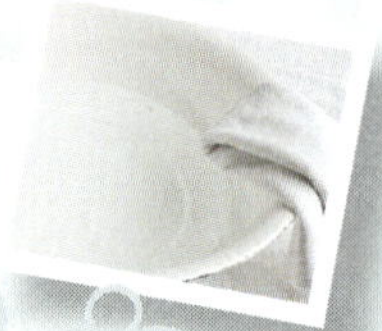

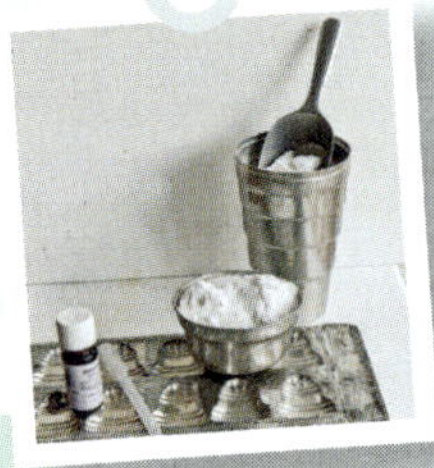

5.

146 Putzeimer & Werkzeugkiste

148 Frei-Räume!
150 Wunderpulver für die Nase
150 Wunderbare Möglichkeiten
152 Tipps vom Waschbrett
154 Küchenreiniger, der jünger macht!
156 Putzen mit Guerilla-Taktik
158 Sauber mit IQ
158 Snack für Hirn und Holz
158 Zeit sparen mit Alu
159 Strumpfhose in die Salatschleuder
160 Spray für Haus und Haut
161 Trübe Gläser
164 Was gehört in eine gute Werkzeugkiste?
168 Die Werkzeugkiste aus der Spraydose

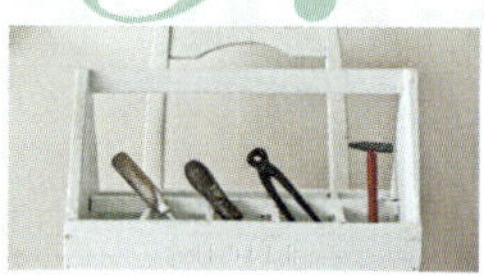

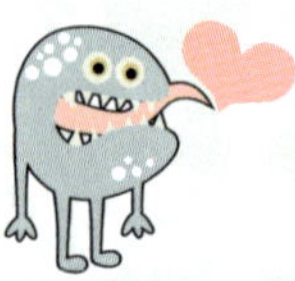

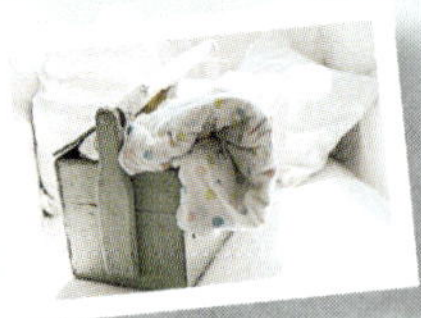

170 Die Maße aller Dinge
172 Bitte streichen Sie das!
172 Fakten über Farben
174 Die Klaviatur der Farbtöne
175 Lackieren ist leichter als meditieren
176 Nützliche Schuhkartonbewohner

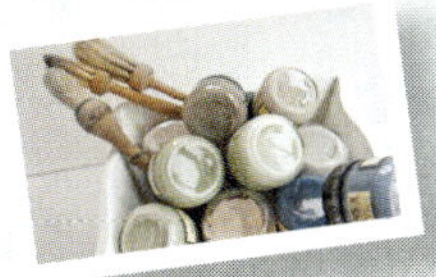

6.

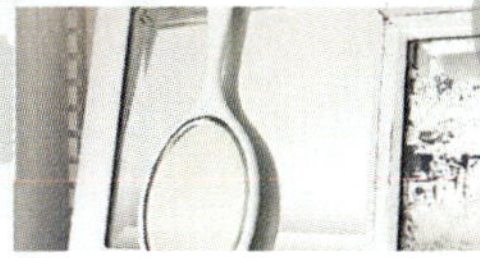

178 Spieglein, Spieglein ...

180 Wohnen ist nicht nur ein Tu-Wort
182 My home is my castle! Basta!
183 4 x täglich eine Umarmung!
184 Wie schön, dass es dich gibt!
186 Einfach freuen
190 Motivationstrainer
192 Autsch!
193 Wenn die Seele quietscht ...
194 3 x Wortzauber ...
194 Wie geht es mir?
194 Ich bin angekommen
196 Ich bin der Boss!
196 ... und ein Schüttelzauber
198 Gut aufgeräumt = ent-sorgt
198 10 Minuten am Tag verbringen wir mit suchen ...
199 Mit dem Kühlschrank das Leben ordnen!

Aktionen

32 Mein Bad
47 Meine To-do-Liste fürs Schlafzimmer
52 Mein neues Bett
68 Stören verboten!
78 Was mag ich an meinem Zuhause?
85 Lieblingsfarbtöne
112 So soll meine Küche aussehen
162 To-do-Liste für Hausputz & Co.
188 Eine Windmühle basteln
191 Meine To-do-Liste für mich!
201 Nett zu sich selbst zu sein, ist keine Halbtagsstelle!!!

202 Tagebuch ...

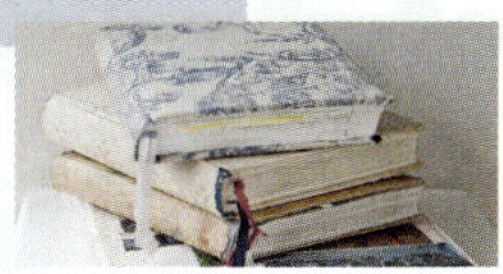

204 Der Drei-Wochen-Plan für Ihre drei Häute
206 Glücks-Coaching-Wochen
218 Und nun ist Weihnachten
220 Zu bestellen
221 Impressum

7.

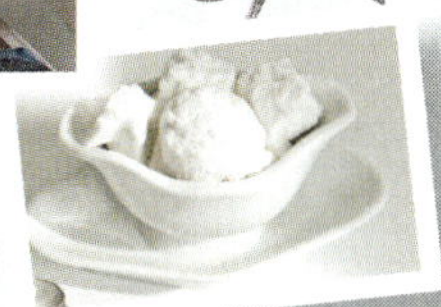

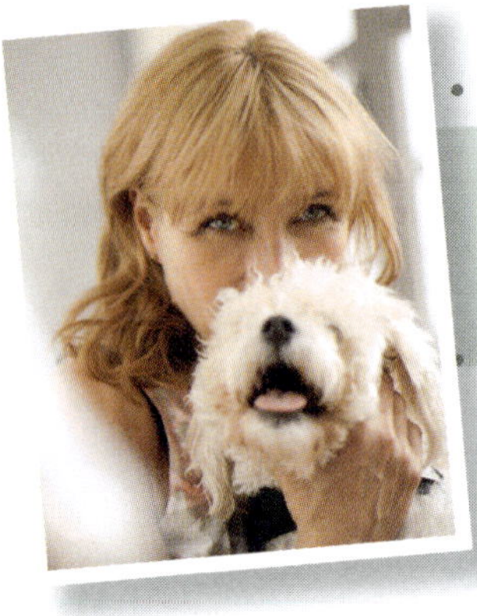

Darf ich vorstellen?

... Das ist Martina Goernemann

... Beim Eintreten krabbelt ein Gedanke hoch: Hier möchte ich eine Quitte sein. Eine Chilischote. Ein Zeitungsständer. Ein Kissen. Eine Lavendelblüte. Oder schlichtweg einfach nur Mehl. Hier ist die Quitte eine Königin. Die Lavendelblüte die Hohepriesterin. Und sogar Mehl kriegt ein wundervolles Zuhause. Was Martina ins Auge fällt, wird von ihren Händen in Wertschätzung gebadet und in Liebe gepackt. In jedem kleinen Detail wohnt das Glück. Auf der Schiefertafel neben dem Telefon mit den Nummern der liebsten Menschen. In der alten Bügelflasche mit violettem Lavendelwasser im Bauch. Im universellen Tassentreffen. Es wohnt in dem weißen Comic-Ständer. Der blechernen Mehlschaufel. Im Schild an der Tür: „Ab heute bin ich nett zu mir!“. Das Glück wohnt auch in den vielen weißen Kerzenständern, die alle mal in einer Kapelle gestanden haben und wegen Krummbuckeligkeit aussortiert wurden. Es thront in den antiken Mehlsäcken, die frisch gewaschen und zusammengenäht, Martinas Sofa Einmaligkeit verleihen – fernab von jeglicher Ikea-Normalität.

Ein weißer Pinsel haucht hier in alle Ecken Unschuld. Gefallen. Maroden Charme. Bleibenwollen-Magnete. Hier möchte man sich hinsetzen und nicht mehr weggehen. Hier ist auch der Gast König. Die Gästin Prinzessin. Jeder Besuch heißt: gucken. Ausprobieren. Der selbst gemachte Holundersirup fließt aus dicken Kristallgläsern in durstige Kehlen, und die Füße stehen – wenn's draußen echt kalt ist – in einer Emaillewanne mit warmem Wasser, zwei Esslöffeln Senf und einer Tasse Meersalz drin. Auch die Füße dürfen glücklich sein. Nicht nur Martinas. Getrocknete Zitronenscheiben wirken als natürliches Duftpotpourri. Frische

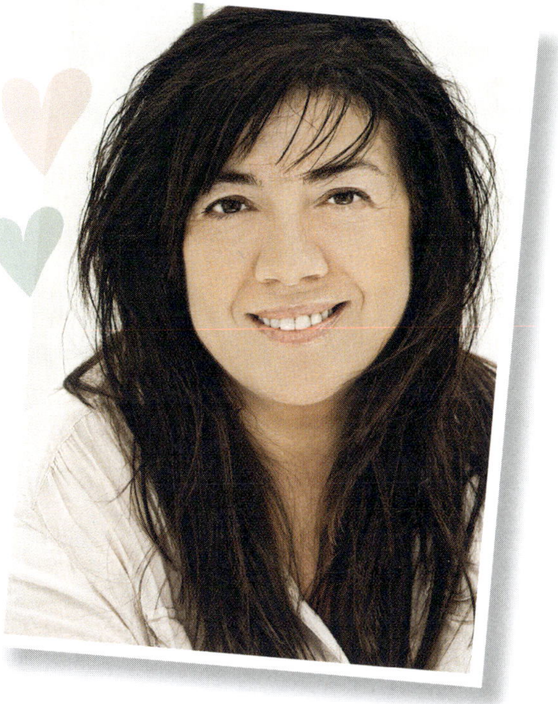

Zitronen bekommen ein luftiges Negligé aus Verbandmull, damit man sich ihrer kernlos erfreut. Orangen haben ein Teelicht im Bauch – und ich den Long-Island-Peanutbutter-Bar. Und im Ohr Martinas unvergleichlichen Humor: „Mir ist keine andere Nation bekannt, wo eine so hohe Nährstoffdichte in so kleine Kuchenstücke passt." Sie liebt Amerika. Und importiert alles, was irgendwie, irgendwen, irgendwo und irgendwann glücklich macht. Aus den Hotels aller Welt zum Beispiel Duschhäubchen. Die nimmt sie nicht etwa – wie jeder normale Mensch – zum Duschen, sondern zieht sie sich über die Schuhe, wenn es mal schnell vom Garten rein- und rausgehen muss. Oder man findet sie über die Reste-Puddingschüssel gestülpt in ihrem Kühlschrank.

Von Martina kann man lernen – nein, möchte man lernen! Ein wenig zaubern. Magisches Wohnzaubern. Im Bad. In der Küche. Im Bett. In der Psychokiste … Es reichen schon ein paar von den kleinen Tricks, die aus einem das wundervolle Pippi-Langstrumpf-Feeling rauskitzeln: „2 x 3 macht 4 – widdewiddewitt und 3 macht 9e! Ich mach' mir die Welt – widdewidde, wie sie mir gefällt … … Ich hab' ein Haus, ein kunterbuntes Haus, ein Äffchen und ein Pferd …" Na ja, „kunterbunt" müsste man hier vielleicht streichen. Aber der Rest stimmt einfach!

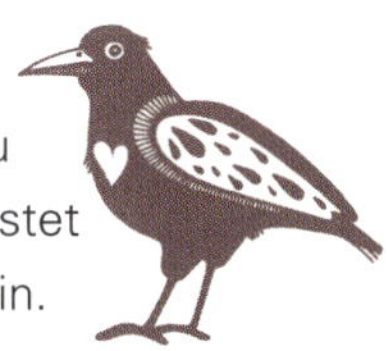

Mein Glück, so eine Freundin zu haben. Und mit diesem Buch nistet sich das Glück auch bei Ihnen ein. Heute! Wetten, dass … ?

Ihre Marion Grillparzer

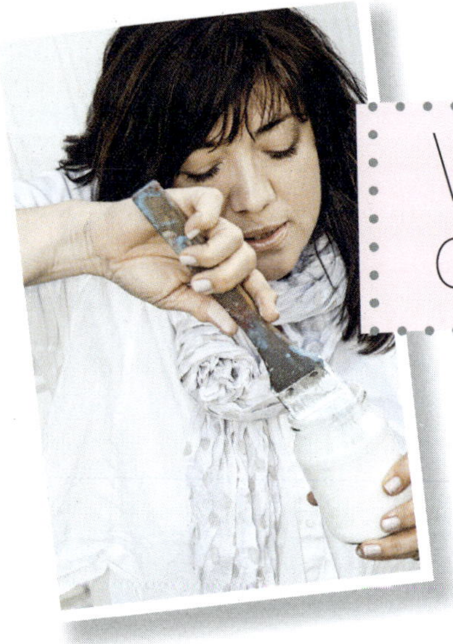

Wer rät denn da?

Wenn ich wichtige Reisen mache, nehme ich fast immer meine Glückstasche mit. Sie stammt aus einer Zeit, in der ich bereit war, für Handtaschen so viel auszugeben wie für einen kleinen, fahrtüchtigen Gebrauchtwagen. Die Tasche ist groß, schwarz und aus sehr dickem Leder. Ein Mittelding aus großer Handtasche und kleinem Reisegepäck. Vorne steht JOOP drauf. Damals war es noch üblich, dass wirklich JOOP drin war, wenn JOOP draufstand. Der Zufall wollte es, dass ich kurz vor meinem Lustkauf beim Meister selbst zu Gast gewesen war, und nun fühlte ich mich, als hätte ein Freund die Tasche für mich persönlich gemacht. Ich liebe sie heute noch wie am ersten Tag, weil sie zeitlos und hinreißend ist, und weil ihr Anblick meine Gedanken in eine Zeit katapultieren kann, in der mein Leben vor allem in Fernsehstudios und an Schneidetischen stattfand.

Ich saß damals mehr in Flugzeugen als auf meinem Sofa. Ständig in Eile, stets unter Strom. Ich vergaß viel zu oft meine Freunde, wenn wir uns verabredet hatten, aber nie, wann ich wo im Studio sein musste. Ich hatte herrliche Begegnungen mit unvergesslichen Menschen und Lehrmeister, die waren wie ein Sechser im Lotto: Frank Elstner – niemand ist so unerschöpflich, übersprudelnd kreativ wie er. Oder Hape Kerkeling – einer der tiefgründigsten Menschen weltweit. Ich liebte es, mir Sendungen auszudenken, die das Publikum gut unterhielten und solche, die es berührten. Wir haben Vermisste im Fernsehen gesucht und gefunden, Erbschaften an ihre verschollenen Besitzer vermittelt und Quizsen-

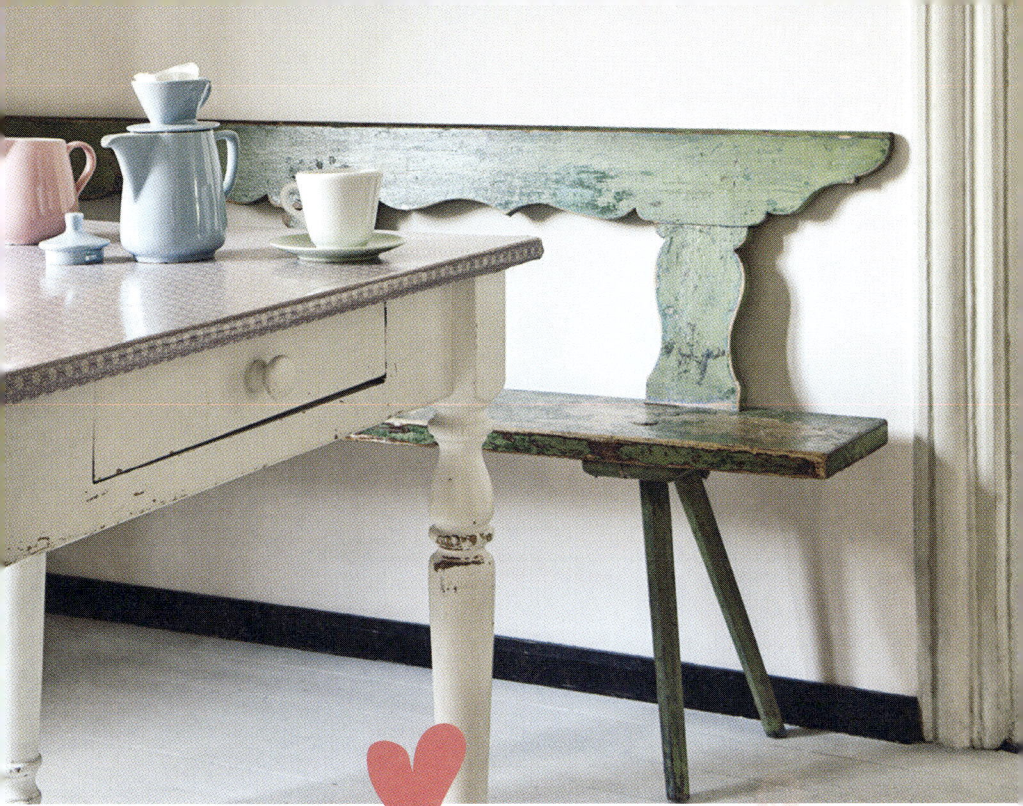

dungen produziert, denen ich mein ganzes Wissen über bayerische Handstickereien des 19. Jahrhunderts und sämtliche Baudenkmäler des Märchenkönigs Ludwig verdanke. Ich habe mit Stars gearbeitet, denen der Angstschweiß im Gesicht stand, weil sie für den guten Zweck mit Löwen, Eisbären oder Würgeschlangen in die Manege mussten. Ich traf Menschen, die mein Leben bereichert und solche, die an meinen Nerven gesägt haben. Und Dieter Bohlen. Für den gilt beides!

Machen Landhäuser glücklich?

Die Einschaltquote war stets der Zeugnistag. Ich hatte oft Zeugnistag. Unberechenbar und manchmal auch ungerecht. Selbst wenn die Sendung gut gebaut, die Gäste spannend, Dramaturgie und Showacts unterhaltsam waren …! Zahlen und Kurven können tief unten im Quotental hocken und dich hämisch angrinsen. Selbst wenn der Grund für miese Quoten in einem Fußballspiel zu suchen war, das zufällig gegen dein Programm lief oder herrliches Freibadwetter die Leute vom Fernsehschauen abgehalten hatte – als Verantwortliche loderst stets du im Feuer.

Während einer solchen Redaktions-Grillsitzung zischte ich der Kollegin neben mir zu: „Ich sattel' um und werd' Schreiner. Dann bau' ich nur noch völlig diskussionsfreie Tische. Vier Beine mit Platte drauf. Wackelfrei! Zackbum!" Ich mochte Tische immer schon. Tische, an denen man essen, streiten und – wenn's sein muss – auch Gedichte schreiben kann. Keiner käme auf die Idee, bei einem Tisch zu beurteilen, wie dieser bei welcher Raumtemperatur aussieht, oder ob derjenige, der daran Platz nimmt, Krawattenträger oder rothaariger Hawaii-Gitarrenspieler ist. Mir war nicht klar, dass ich in dieser Redaktionskonferenz ziemlich genau beschrieben hatte, wohin mich mein Weg führen würde. Zunächst aber erfand ich weiter bienenfleißig Sendungen und ertrug es, dass die bunte Fernsehwelt weiter an meinen Kräften zerrte. In der Ferne aber machte sich – ohne dass ich eine Ahnung davon hatte – ein Mensch bereit, mir meinen Weg zu zeigen. Der kleinste Mann, mit dem ich es je zu tun hatte, sollte dafür sorgen, dass ich mein Leben änderte.

Selbstverständlich bemühte ich mich in diesen Tagen obendrein darum, eine glückliche Ehe zu führen und eine Gastgeberin zu sein, die Freunden und Weggefährten jederzeit Herz und Haus öffnete. Für eine Weile glaubte ich tatsächlich, dass sich ein ruhigeres Leben unmittelbar dann einstellen würde, wenn man die Großstadt verließe. Also suchten und fanden wir ein Haus auf dem Land. Ein Haus, das über fast alles verfügte, wovon ich mein Leben lang geträumt hatte: Obstbäume und Erdbeerstauden, ein Kartoffelbeet und eine echte Speisekammer neben der Küche. Nur im Bad grinsten goldene Palmen von den Fliesen, und mir fehlten Fensterläden zu meinem Landhausglück. Also begann ich unverzüglich mit den Umbaumaßnahmen, denn mein Haus sollte nach seiner Fertigstellung eine Quelle der Inspiration und Gemütlichkeit sein. Mir gefiel die Vorstellung, wie ich in weiten karierten Hemden zwischen meinen Apfelbäumen lustwandeln würde, um im Herbst die Früchte von den Bäumen zu schütteln und herrliches Apfelmus daraus zu kochen. Ich würde das Mus mit Zimt abschmecken und es in Gläser mit karierten Deckeln füllen, an denen Schildchen baumelten, die ich selbst gestaltet hätte.

Und trotzdem ging alles so weiter wie bisher. Ich arbeitete viel, genoss mein schönes Zuhause wenig und wurde schwanger. Ich malte mir wieder in den schönsten Farben aus, wie herrlich das Leben auf dem Land mit Kind sein würde. Ich würde seinen Brei aus selbst angebautem Gemüse zubereiten und mir wunderbare Einschaltquoten-Magneten ausdenken, während das Kind schliefe. Abends würde ich sehr pünktlich aus der Redaktion nach Hause fahren, und vielleicht könnten wir einen Hund kaufen, damit das Kind einen treuen Freund hätte. Ich machte einen Plan, worin ich für die Geburt und das ganze Drumherum zehn Tage anberaumte. Danach würde ich das Baby mit ins Studio nehmen. Solange es noch ganz klein wäre, würde das gewiss gehen, und danach ließe sich bestimmt eine liebevolle Kinderfrau finden, die bei der Betreuung helfen würde.

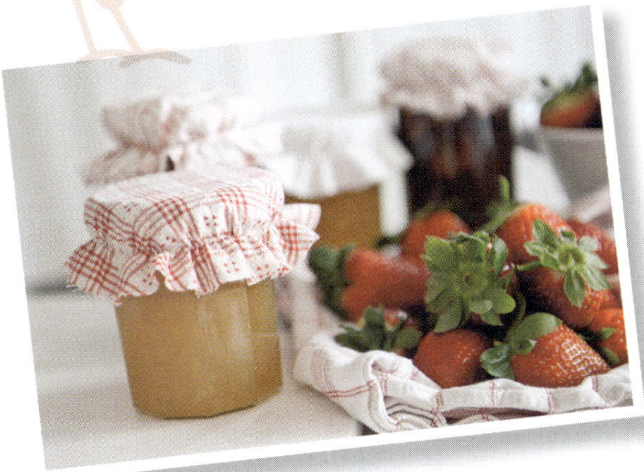

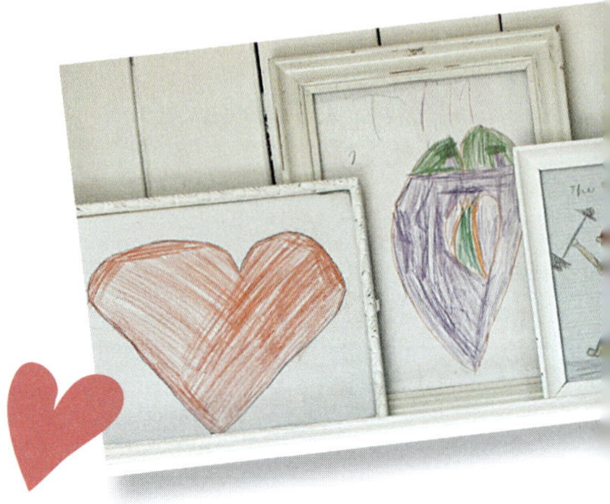

Richtig und wichtig und aus und vorbei!

Und dann wurde mein Sohn Tim geboren. Das allerschönste Baby der ganzen Welt, noch schöner, als ich ihn mir ausgemalt hatte. Als ich ihn das erste Mal im Arm hielt, war mir sofort klar, dass sich diese 49 Zentimeter kostbares, wunderbares Leben meinem Organisationsplan widersetzen würden.

Tim half mir schon sehr bald, zu sortieren in wichtig & richtig und in aus & vorbei! Er dirigierte mich wortlos. Ausschließlich mit seinen mundwasserblauen Augen. Es dauerte nur wenige Monate, bis ich mein altes Berufsleben hinter mir gelassen hatte, und Tim wurde tatsächlich mit selbst gemachtem Apfelmus groß. Er konnte Beeren von den Sträuchern in unserem Garten naschen und im Kartoffelbeet buddeln. Unser Haus war unsere Burg, und es zogen noch eine Katze und ein Hund mit ein. Freunde fragten mich oft, ob mir das andere Leben nicht fehlte, und ich schüttelte stets heftig den Kopf. Tim und ich gingen unter die Handwerker. Bei uns draußen auf dem Land gab es einen Mann, der Haushaltsauflösungen machte. Seine Beutestücke lagerte er in meterlangen Regalreihen und unzähligen Kartons in einer Halle. Wir sahen uns oft dort draußen um. Tim war stets auf der Suche nach Werkzeug. Meist fand er irgendwo einen Hammer oder eine Zange. Dann holte er sein Kinderportemonnaie heraus und verhandelte mit Peter, dem Haushaltsauflöser, den bestmöglichen Preis. Mich hat bei Kindern die Ernsthaftigkeit, mit der sie etwas tun, wofür sie brennen, immer sehr berührt. Wenn

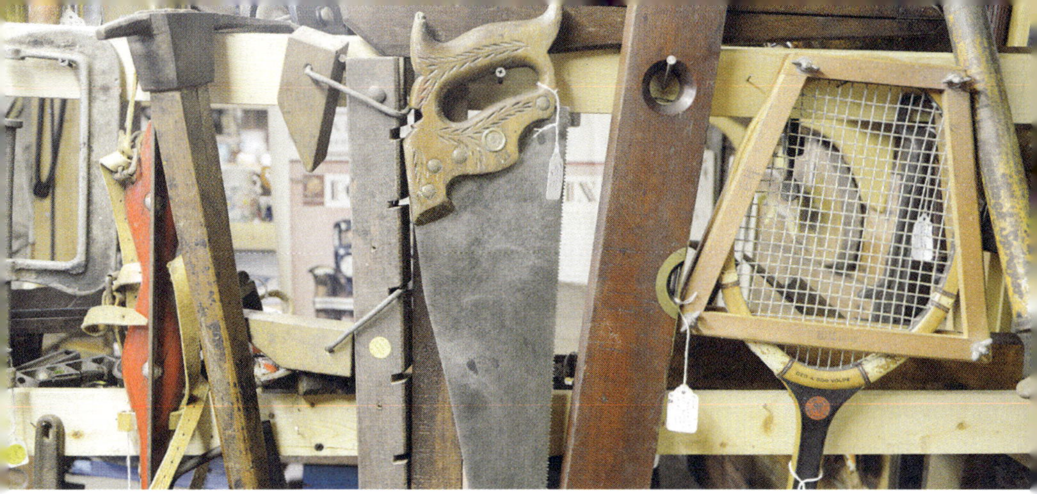

sich Tim über einen neuen Hammer freute, freute ich mich mit, und mein Glück war absolut perfekt, wenn ich obendrein ein Schränkchen fand oder ein Paar Tischbeine, aus denen ich ein Untergestell für das Waschbecken im Gästeklo bauen konnte. Und ich lernte! Jeden Tag neue Dinge. Ich lernte schleifen, umleimen und mit Holz umzugehen. Auf Gehrung zu sägen und Holzdübel zu benutzen. Fragte jedem Handwerker Löcher in den Bauch und bequatschte jeden zweiten so lange, bis ich ihm in seiner Werkstatt über die Schulter schauen durfte. Mit Farben umzugehen lernte ich von Herrn Fischer, dem Maler, und Patinieren von Günther, dem Bühnenbildner. Bald konnte ich gute Materialien von weniger guten unterscheiden, und ich perfektionierte meinen Blick für das Wesentliche. Oft ist es nur die Linie eines Möbels, die seine wahre Schönheit erahnen lässt, verborgen unter vielen Lackschichten. Oft muss man sich einfach trauen, ein Stück vom Flohmarkt mitzunehmen, um zu erleben, dass es in der richtigen Umgebung zu glänzen beginnt.

Das Glück liegt in den kleinen Dingen

Tim und ich liebten es, auf Flohmärkte zu fahren. Zunächst nur solche in unserer Umgebung. Ich stets auf der Suche nach neuen

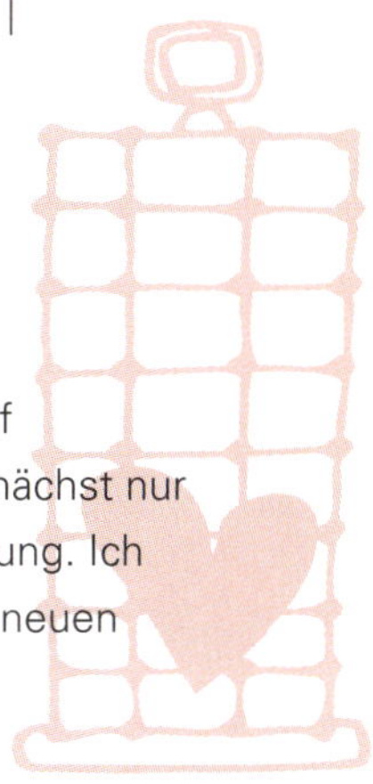

Schätzen für unser Haus, während Tim nach Playmobil-Männchen schaute. Zu Hause angekommen, erwartete unsere Beutestücke die immer gleiche Prozedur: Meine Möbel wurden geschrubbt, und die Playmobil-Teile kamen in die Spülmaschine. Dann aßen wir zur Belohnung jeder ein großes Stück Kuchen und erfreuten uns an unseren Erfolgen.

Rauschende Feste, klingende Namen, teure Handtaschen … Tempi passati! Das Glück liegt in den kleinen Dingen. Ich hab's wirklich ausprobiert. Als Tim anfing, Spaß an größeren Reisen zu haben, sind wir nach Frankreich gefahren oder haben morgens um 5 Uhr in London auf dem Bermondsey Market heißen Tee geschlürft und nach Schätzen Ausschau gehalten. Aber auch heute noch geht Tim von Zeit zu Zeit gern mit mir auf Flohmärkte. Inzwischen ist die amerikanische Ostküste unser liebstes Beuterevier geworden. Tim ist auf der Suche nach Raritäten für sein Angelhobby, und ich verlasse nie einen amerikanischen Flohmarkt mit leeren Taschen. Kostbarkeiten unter dicken Staub- und Lackschichten zu erkennen, ist auch ein Weg zu sich selbst. Zu sehen, ob etwas wahre Schönheit besitzt, ist manchmal kein Spaziergang. Denn diese Betrachtung macht auch davor nicht halt, die Schönheit des Charakters eines Menschen zu betrachten. Oftmals wollen wir nicht sehen, dass bei dem einen oder anderen nicht viel Schönes, sondern eher das Gegenteil zu finden ist. Das herauszufinden und sich einzugestehen, ist eine zutiefst schmerzhafte Angelegenheit. Ich lernte, mich weniger vor der Wahrheit zu fürchten, und mein Blick wurde immer klarer. Mehr und mehr ließ ich los, was mir nicht guttat und schaffte es, Trennungen aller Art auszuhalten. Ich trennte mich von Möbeln, die nicht zu mir passten und von Kostümchen und Stöckelschuhen aus einer Zeit, die vorbei war. Ich trennte mich auch von einer ganzen Reihe Menschen und habe dadurch viel Raum in meinem Herzen wiedererlangt. Ich begann, anderen Menschen dabei zu helfen, aus ihren Häusern ein Zuhause zu machen, alten Möbeln neuen Glanz zu verleihen und die

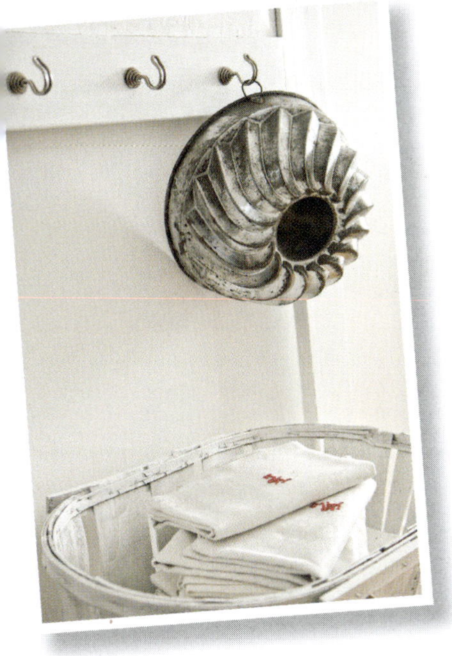

Freude an den kleinen Dingen zu genießen. Zwei eigene komplett renovierte Häuser und eine Scheidung später fing ich an, über meine Beobachtungen zu schreiben. Darüber, wieviel das Wohnen mit unserem tiefsten Inneren zu tun hat und welcher Schatz es ist, wenn wir es zu unserem Begleiter machen. Es ist meine feste Überzeugung, dass wir uns gegen Krisen besser wappnen können, wenn wir in der Lage sind, unser Zuhause zu genießen. Denn dann finden wir schneller zu uns selbst zurück, wenn uns das Leben Turbulenzen schickt, um uns daran zu erinnern, dass noch ein paar Arbeiten ausstehen.

Machen Sie es sich zu Hause schön!

So war das auch bei einer Kundin von mir. Eines Tages vertraute sie mir an, ihr Mann habe sie verlassen. Er hatte das am Telefon erledigt – nach vielen gemeinsamen Jahren. Sie war tief verletzt, und kein Trost konnte zu ihr durchdringen. Sie kennen ganz bestimmt den Spruch: „Du musst jetzt nur an dich denken!" Worte, die in unseren Ohren hallen, wenn das Leben mit uns Achterbahn fährt. Als wenn irgendjemand wüsste, wie „nur an sich selbst denken" geht, wenn man pausenlos an diejenigen denken muss, die einem die Seelenqualen eingebrockt haben. Natürlich kann man in Krisenzeiten drei Mal pro Woche zur Maniküre gehen oder zum Frisör. Und man kann sich einen neuen Look verpassen

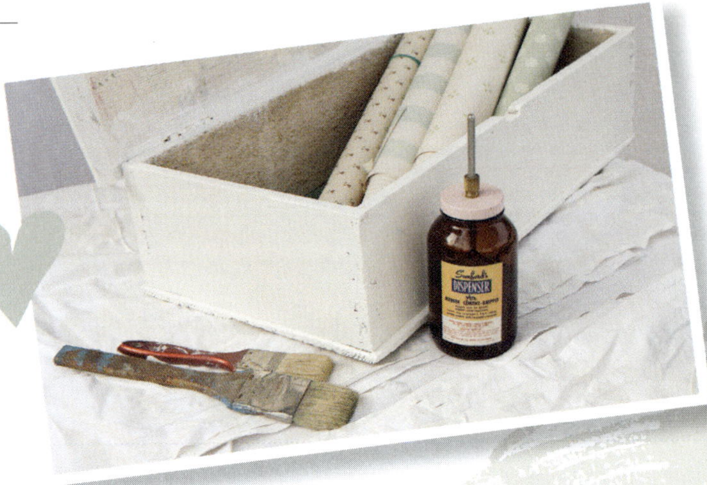

lassen, der langfristig garantiert nichts mit einem selbst zu tun hat. Man kann sich mit einem Julia-Roberts-Film und einer Familienpackung Vanilleeis aufs Sofa zurückziehen oder in erschütternd kurzer Zeit seine Rotweinvorräte vernichten. Lenkt alles kurzfristig ab, hilft aber nicht wirklich. Ich verkniff mir den Spruch bei meiner verzweifelten Kundin. Stattdessen rüstete ich sie mit einer Liste von Flohmärkten aus und gab ihr den kostbaren Rat: „Machen Sie es sich zu Hause schön!"

Im Lauf der folgenden Monate lernte sie, mit Schleifpapier und Pinsel umzugehen. Sie vermalte literweise weiße Farbe, um die dunkelbraune Tristesse aus ihrem Haus zu vertreiben. Sie lernte nützliche Schätze von „Stehrümchen" zu unterscheiden. Alte Wohngewohnheiten ließ sie ziehen und stellte lachend fest, dass ein paar Prisen Kitsch der Seele guttun. Allmählich begann sie das Gefühl zu schätzen, in ein Zuhause zu kommen, in dem sie sich selbst wiederfand. Ein Gefühl, das übrigens verwandt ist mit dem, das Kinder empfinden, wenn sie schnupfennasig im Bett heißen Kakao schlürfen dürfen. Es tut der Seele einfach gut!

Mit der Zeit begann meine Kundin, sich selbst wieder zu vertrauen und ihrem Gespür für schöne Dinge. Sie lernte auf Flohmärkten klug zu verhandeln und mutig Materialien zu mixen. Sie konnte sich vor Lachen biegen über ein Ölgemälde vom Trödel, auf dem eine Dame fortgeschrittenen Alters offenbar in genau dem Moment porträtiert worden war, als sie beschloss, ihren Gatten zu vergiften. Meine Kundin blickte stolz auf das, was sie geschaffen hatte und wurde mit jedem Tag hübscher. Kurz: Sie hatte sich selbst wieder-gefunden, und ein schönes Zuhause besaß sie nun obendrein.

Weiße Farbe macht glücklich

Vergessen Sie Cognac und Schokolade, Frustkäufe und Happymacher aus dem Medikamentenschrank! Greifen Sie stattdessen zu Lack und Pinsel. Wenn mir nach Trost ist, streiche ich Sachen an. In meiner Werkstatt lagern stets irgendwelche Raritäten, die ich auf meinen Streifzügen durch diverse Flohmärkte erbeutet habe. Kleine Stücke, große Stücke, helles Holz, dunkles Holz … und weil ich pingelig darauf achte, immer genügend (weiße!) Farbe im Haus zu haben, bin ich stets gerüstet für die Eventualitäten des Lebens. Für den kleinen Kummer zwischendurch reicht meist schon ein mittelgroßer Kerzenleuchter. Bei heftigeren Gemütsbewegungen bedarf es auch schon mal eines größeren Möbels. Aber nach zweimaligem Anstrich sieht meine Welt meist schon wesentlich besser aus. Schöner allemal. Und zeitgleich mit der Verwandlung bräunlicher Kleinmöbel-Ungeheuer in herrliche weiße Schmuckstücke hellt sich auch meine Stimmung auf. Eine Zeit lang dachte ich, diese Vorgehensweise würde nur bei mir Wirkung zeigen, und der Rest der Welt sei mit konventioneller Kosmetik oder der Kaschmir-Methode besser beraten. Bis ich eines Tages herausfand, dass weiße Farbe offenbar bei jedem einen stimmungsaufhellenden Effekt hat.

Natürlich braucht es keine Krisen und Trennungen, um zu einem persönlichen Wohnstil zu gelangen. Oder anders gesagt: Sie können auch quietschglücklich sein und trotzdem scheußlich wohnen. Das passiert aber nur, wenn Sie sich keine Zeit für sich und Ihr Zuhause nehmen. Was lernen wir daraus? Weiße Farbe ist die neue Schokolade. Genießen Sie reichlich davon!

Es gibt nichts Gutes, außer man tut es!

Sind wir uns also einig, dass Sie schön wohnen wollen? Gut! Dann tun Sie's doch einfach!
Das Wohnglück kann unmittelbar bei Ihnen einziehen, sobald Sie aufhören, Ihr Zuhause als Fehlerfahnder zu inspizieren. Wir reden hier nicht von echten Schwachstellen, die Sie innerhalb Ihrer vier Wände ausgemacht haben. Ein Bad mit Fenster ist schöner als eines ohne, und Dachschrägen sind unstrittig die Feinde von Bücherwänden und ausladenden Kleiderschränken. Aber mit einem griesgrämigen „Egal-was-ich-mache-alles-sieht blöd-aus-Gejammere" kommen Sie garantiert nicht zu Ihrer Traumwohnung. Mit Lottospielen übrigens auch nicht, denn wenn Sie nicht aufhören, nach den Haaren in der Suppe zu tauchen, wird Ihnen niemand helfen können, selbst wenn Sie mit Geld um sich werfen. Das Suchen nach den Macken an Ihrer Wohnung wird irgendwann zur Verhinderei. Also bitte Schluss damit!
Verändern Sie den Blickwinkel, mit dem Sie Ihr Zuhause beobachten. Schmeißen Sie den Job als Fehlerfahnder hin und werden Sie stattdessen Schatzsucher. Bewundern Sie die Dinge, die schön sind in Ihren vier Wänden: das Schränkchen in Mäusebauchgrau, das so herrlich vor die Blockstreifentapete passt oder den großen alten Sessel, in dem das Wort „Gemütlichkeit" erfunden wurde. Jeder hat etwas, das wirklich schön ist in seiner Wohnung. Und wenn für Sie das einzig Ansehnliche in Ihrem Zuhause die Aussicht aus dem Küchenfenster ist, dann fangen Sie eben mit der Freude über die Aussicht aus dem Küchenfenster an! Dann arbeiten Sie sich durch von der Fensterbank über den Küchentisch langsam Richtung Wohnzimmer, immer auf der Suche nach Ihren Schätzen. Schätze haben die wunderbare Eigenschaft, dass sie echte Motivations-Booster sind. Es wird nicht lange dauern, und Sie werden beginnen, den Schlafzimmerschrank auszumisten.

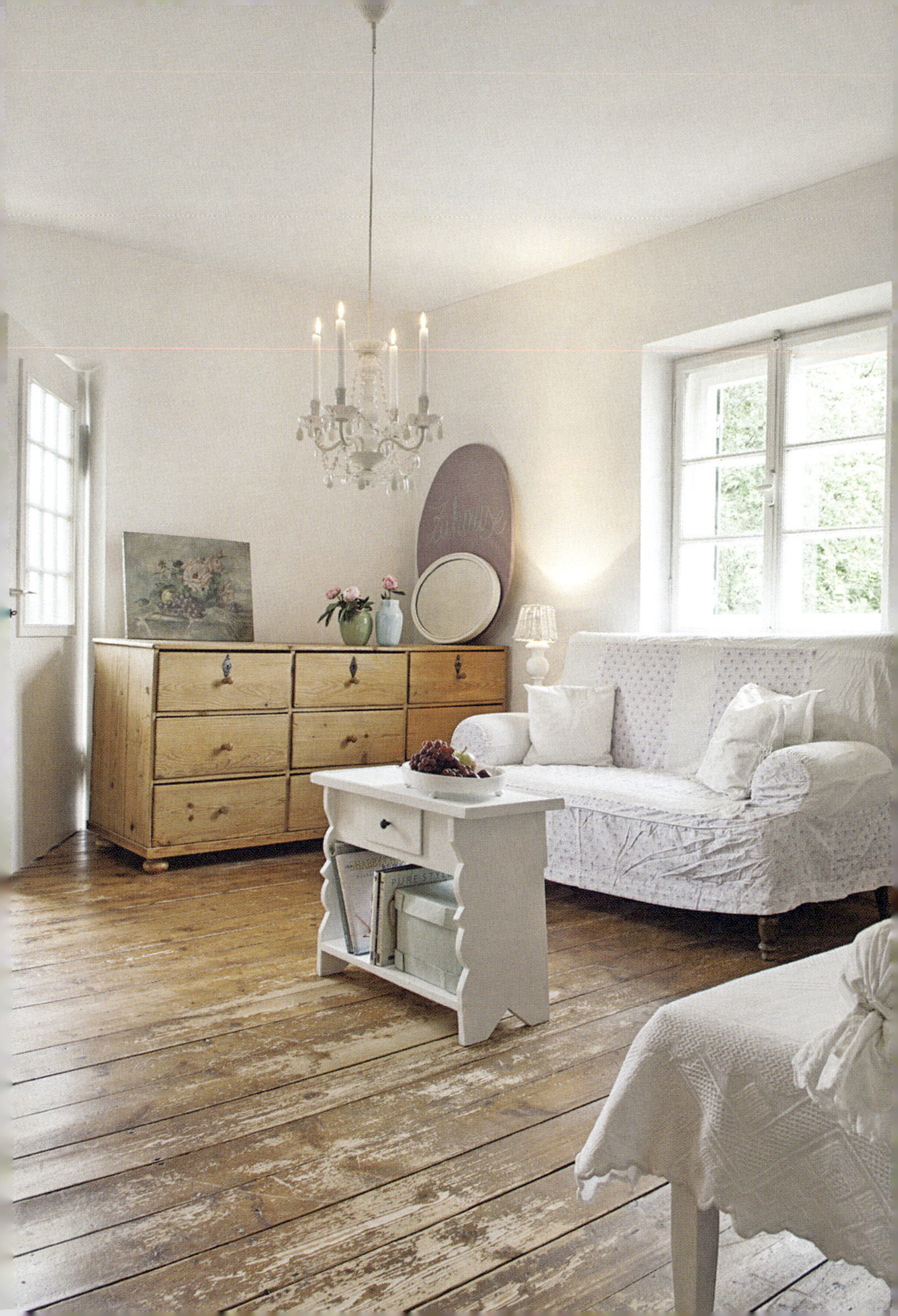

Dann werden Sie Tischlampen aufstellen, dort wo dunkle Ecken Ihnen die Laune vermiest haben, und die erste Farbdose in die Hand nehmen.

Wohnen ist nicht nur ein Tun-Wort, das sich aus Staubsaugen, Aufräumen und Möbelrücken zusammensetzt. Wohnen verlässt Sie nicht, wenn sich Ihre Seele klein fühlt. Wohnen tröstet und gibt Halt, und es ist zur Stelle, wenn Ihr Herz „Ach-lasst-mich-doch-alle-mal-in-Ruhe!" zu rufen scheint. Auf der anderen Seite kommt es mir oft so vor, als lächelte mein Haus zurück, wenn ich glücklich grinsend auf meinem Sofa sitze oder in der Küche das Obst für unsere Smoothies zerteile. Mein Haus ist stets meine Burg – in guten wie in schlechten Zeiten. Umso besser, wenn drinnen jemand wartet, der Ihnen obendrein sagt, dass er sich freut, Sie zu sehen. Aber seien wir ehrlich: Wer sagt einem das schon mit stets leuchtenden Augen und über einen langen Zeitraum hinweg immer wieder?
Machen Sie Ihr Zuhause zu Ihrer Glücks-Tankstelle. Von den Dingen um Sie herum dürfen Sie erwarten, dass sie Sie mit Glück erfüllen, aber fordern Sie das nicht von den Menschen in Ihrer Umgebung ein. Freuen Sie sich, wenn es geschieht, aber erwarten Sie es nicht! Schaffen Sie sich einen Ort, wo Schuhe und Mantel in hohem Bogen über die Schwelle fliegen dürfen und der Sie fest umarmt, wenn Sie heimkommen. Versammeln Sie Dinge in Ihren Räumen, die Ihr Herz wärmen ... Und wenn Sie dann an diesem Ort obendrein die Menschen treffen können, die Ihnen am Herzen liegen, dann ist das pures, gutes, ehrliches Glück!

Glücks-verzehrer austricksen

Eine Freundin von mir arbeitet neuerdings „Open Office", was soviel heißt wie: sich jeden Morgen einen neuen Platz im riesigen Großraumbüro suchen zu müssen, die Kollegen links und rechts nicht zu kennen, nicht mal ein winziges Blumentöpfchen auf der Schreibtischplatte zu haben und nach jeder

Mittagspause überlegen zu müssen, wo man gerade angedockt ist.

Eine andere Freundin hat seit Anfang des Jahres drei Chefs. Zwei, die ihre Zeit zu jeweils 25 Prozent beanspruchen dürfen und einen, dem 50 Prozent ihrer Arbeitskraft zugeordnet sind. Keinen der drei hat sie jemals persönlich kennengelernt. Die drei sind nur E-Mail-Adressen und Skypegesichter. Kann mir jemand sagen, wer sich so etwas ausdenkt? Solche Konstrukte sind Glücksverzehrer, die an unseren Kräften zerren. Umso wichtiger, dass wir uns zu Hause Räume schaffen, wo wir uns wieder mit Glück füllen können, an jedem Tag in der Woche und am Wochenende gleich doppelt!

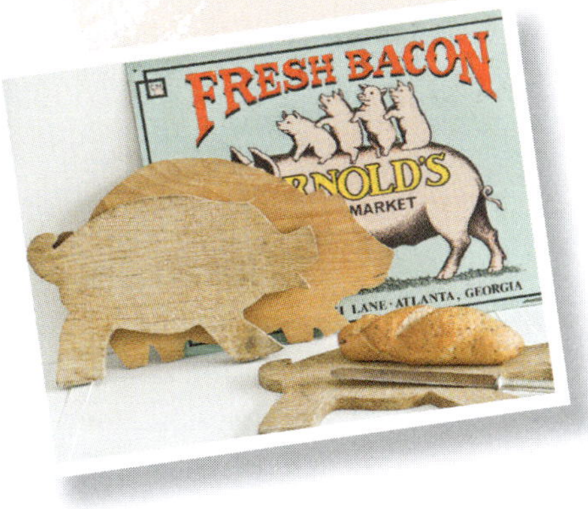

Nicht perfekt und trotzdem glücklich …

Seine vier Wände mit allen Sinnen zu genießen, macht aber auch Arbeit! Da gibt es nichts zu diskutieren, das ist so! Wer täglich kocht und backt, hat mehr zu tun als jemand, der seine Nusshörnchen in der Bäckerei holt. Wer den Speisen stets einen attraktiven Auftritt verpassen will, muss mehr Zeit einplanen als derjenige, der sich sein Abendessen liefern lässt.
Kreativ sein, umfüllen, Farben und Materialien mixen … Den Luxus, es sich täglich gut gehen zu lassen, bezahlt man mit zusätzlichem Zeiteinsatz, daran ist leider nicht zu rütteln. Ich lass' mir die Freude am Wohnen allerdings durch nichts vermiesen. Aber ich will auch nicht verschweigen, dass es eine ziemlich langwierige Angelegenheit war, bis ich ein Zeitmanagement ausgetüftelt hatte, das zu mir passte! Zunächst musste ich mir eingestehen, dass es Tage gibt, an denen die Zeit einfach nicht reicht für

blitzblanke Badezimmer und ausgewogene Mahlzeiten mit Stoffservietten. Punkt. Und wer sich morgens daran erfreuen will, dass sein Mundwasser in alten Glasflakons funkelt wie das Wasser des Comer Sees, der muss die Zeit für diesen Badezimmer-Spaß irgendwo hernehmen. Wollen Sie wissen, wie ich diese Zeit gefunden habe?
Ich hab' aufgehört, perfekt zu sein! Wahrscheinlich wohnen seit der konsequenten Umsetzung dieses Entschlusses ein paar Wollmäuse mehr unter meinen Schränken, und vorbei ist die Zeit, da die Bezüge der Sofakissen alle vierzehn Tage frisch gewaschen wurden. Aus und vorbei! Aber dafür gönne ich mir jeden(!) Abend den Luxus Dutzender brennender Kerzen, und wir genießen jeden(!) Tag unser Essen und dessen Anblick auf herrlichen Tellern, die es umständlich von Hand abzuwaschen gilt. Wir schöpfen unsere Suppe aus dickwandigen Terrinen, die beim Spülen die halbe Maschine für sich beanspruchen. Aber nie hat uns unsere Suppe besser geschmeckt als aus diesen riesigen Gefäßen! So standfest, so einfach, dass man sich am liebsten anlehnen möchte, weil sie so viel Wärme ausstrahlen. Für mich steckt der tollste Wechselkurs der Welt dahinter. Es ist ein einfaches Geschäft: Man tauscht Zeit gegen Lebensfreude.

Ein neues Wort: Wohnbefinden

Investieren Sie in ein bisschen mehr, treiben Sie etwas mehr Aufwand, und Ihr Gewinn ist pures, wunderbares Wohnbefinden. Ich finde, jeder Mensch sollte eine Glückstasche haben oder zumindest eine Glückstasse, etwas, wohinein wir schauen können, um den Blick auf uns selbst zu richten. Etwas, das uns hilft, auf das Wegstück zu blicken, das wir bisher gegangen sind.
Korrekturen sind nur möglich, wenn man hinschaut, und hinschauen kann man nur, wenn man von Zeit zu Zeit stehen bleibt und sich umsieht. Schaffen Sie sich ein Zuhause, wo Sie innehalten und aus dem Hamsterrad des Alltags aussteigen können.

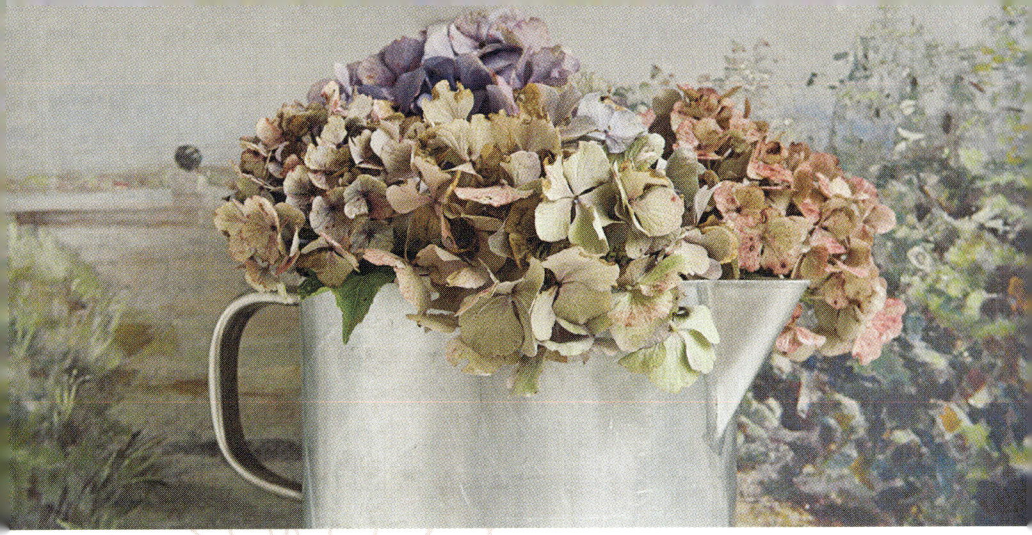

Heute zieht das Glück ein!

In diesem myBook kümmern wir uns gemeinsam um Ihre drei Häute: die eine Haut, die Sie umgibt und schützt, die mit Ihnen fühlt und Sie leicht gebräunt noch attraktiver macht und um die zweite, Ihr Zuhause. Die vier Wände, die so viel mit Ihrer Seele zu tun haben, die Tröster sein können und sichere Burg.

Die dritte Haut wird auch gern als „dickes Fell" bezeichnet. Darum kümmern wir uns ebenfalls. Das „dicke Fell" ist wichtig, um die Tücken des Alltags zu meistern, aber bisweilen ist das „dicke Fell" ganz dünn geworden. Keine Sorge, wir machen es dicker, damit es Sie beschützen kann. Wir werden gemeinsam Ihr Haus und Ihre Haut pflegen und Sie und Ihr Zuhause noch ein bisschen hübscher machen.

Dieses Buch soll Ihr Memoboard sein, Ihr Herzensflüsterer, Ihr Einkaufsberater und Ihr Geheimrezepteverwalter. Lassen Sie uns anfangen, uns jeden Tag ein bisschen wohler zu fühlen in unseren drei Häuten. Ein kluger Mensch hat gesagt, bei Büchern handle es sich um nichts anderes als um dickere Briefe an Freunde … In diesem Sinn: Hier kommt mein dicker Brief an Sie. Ein Brief, den ich Ihnen von Herzen gern schreibe.

Ihre
Martina Goernemann

Wannen-wohnen

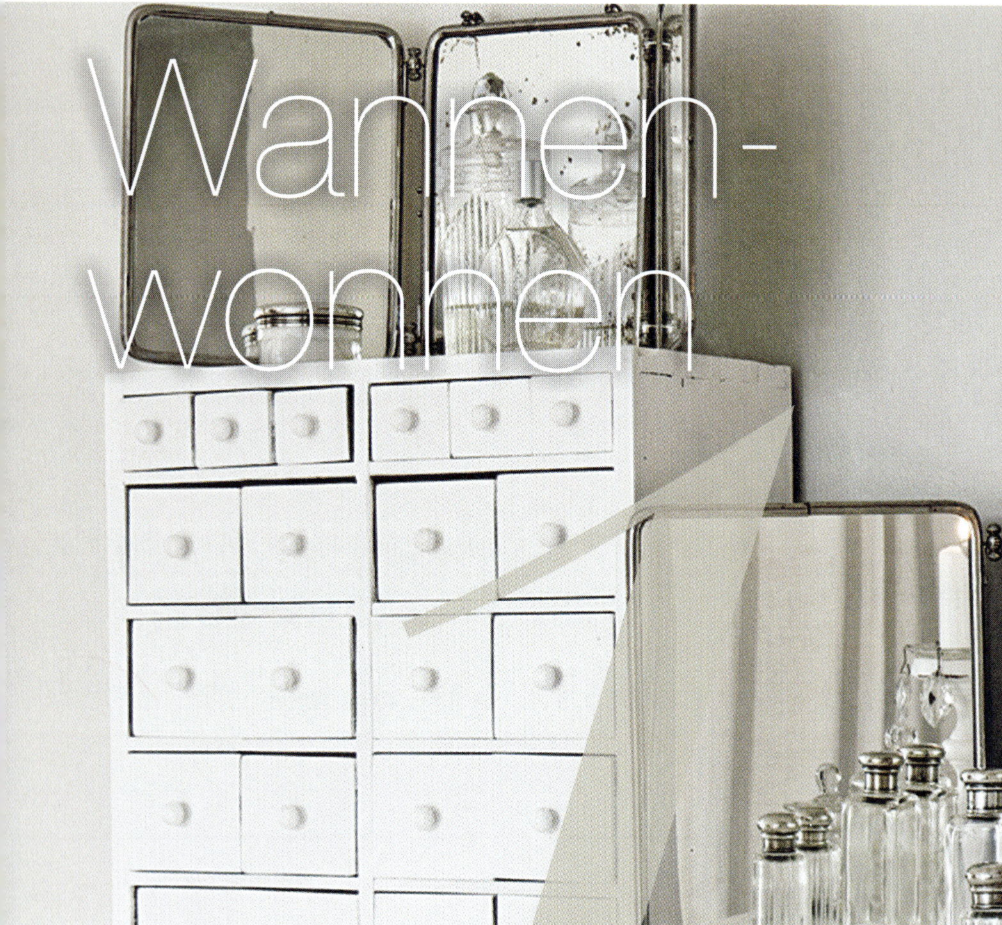

1.

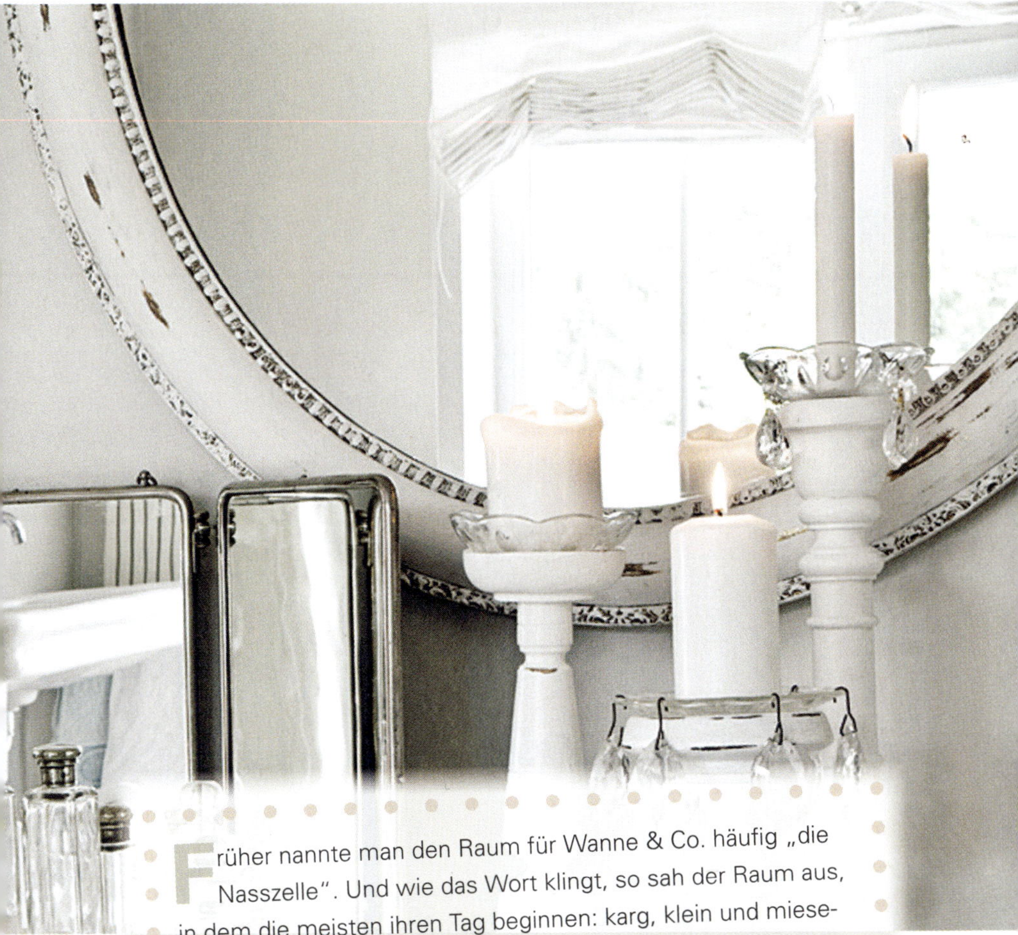

Früher nannte man den Raum für Wanne & Co. häufig „die Nasszelle". Und wie das Wort klingt, so sah der Raum aus, in dem die meisten ihren Tag beginnen: karg, klein und miesepetrig. Heute bekommen die Bäder mehr Bedeutung und Quadratmeter zugewiesen. Und wer die richtigen Handgriffe kennt, macht ruckzuck aus seinem Bad eine Wohlfühl-Oase!

Ein glücklicher Geist ...

... wohnt in einem glücklichen Körper. So ungefähr lautete doch der Spruch, oder? Aber der glückliche Körper braucht vier Wände um sich herum, in denen er sich entfalten und sicher fühlen kann. Der Ort an dem Sie Ihren Körper glücklich machen wollen, auf dass er Heimstatt sei für Ihren glücklichen Geist, muss etwas Besonderes sein. Kein schnödes Bad, sondern ein BadeZIMMER. Ein Raum – auch wenn es nur ein Räumchen ist – der spiegelt, wer Sie sind. Fangen Sie damit an, dass Sie solche Dinge in Ihr Badezimmer stellen, von denen Ihre Mutter sagen würde: „Das geht gar nicht!"

Ihr Badezimmer braucht einen Sessel! Sollte der Platz nicht reichen, nehmen Sie einen schönen Stuhl ... mindestens aber ein Höckerchen. Dazu ein paar Kerzenleuchter – möglichst groß, die möglichst oft benutzt werden sollten. Und Bilder! Ja, Sie hören recht! Richtige Bilder! Die schönsten Werke Ihrer Kinder oder eine Meeresbrandung in Öl. In einem gut gelüfteten Badezimmer könnten Sie auch einen Chagall aufhängen, also machen Sie sich diesbezüglich keine Sorgen. Dünen oder Meeresbilder erfüllen vor allem in fensterlosen Bädern den Zweck, den Raum optisch und auf fröhliche Weise zu vergrößern. Aber sorgen Sie dafür, dass die Badezimmertür öfter mal sperrangelweit geöffnet bleibt, damit die Leinwand nicht doch irgendwann aus dem Rahmen fällt. Auch Spiegel sind Badezimmer-Veredler. Wobei hier das Geheimnis im Plural liegt. Viele(!) Spiegel, möglichst unterschiedlich in Form und Größe. Der Raum wird damit weiter und wohnlicher.

Putzmittel und Badezusätze in grellen Plastikflaschen stehen ab sofort nicht mehr frei herum, sondern wandern in den Schrank. Ebenso alle Verlegensheitsgeschenke der Bürokollegen wie Duftgels in Herzchengläsern, entenförmige Seife oder Badewannenstöpsel mit Strasssteinchen. Die größte Veränderung in Ihrem Badezimmer ermöglichen die Wän-

de. Klingt komisch, ist aber so. Verzichten Sie, wo immer es geht, auf Fliesen an der Wand. Jeder Quadratmeter, den sie freilegen, schenkt Ihnen mehr Behaglichkeit. Fliesen braucht man wirklich nur dort, wo geduscht wird. An allen anderen Wänden, auch an Wanne und Waschbecken, können beispielsweise Kreidefarben die Lösung sein. Es gibt sie in herrlichen Tönen, sie sind atmungsaktiv und haben kein Problem mit Wasserspritzern.
Wenn die Fliesen bleiben müssen, weil sich Ihr Vermieter nicht davon trennen mag, verkleiden Sie sie mit Nut-und-Feder-Brettern. Streichen Sie die Holzverkleidung dann mit matter Farbe, und Sie haben jeden Tag das Gefühl, in den Hamptons zu sein.

Tapeten sind übrigens auch ein fantastischer „Badezimmer-Booster". Vor allem in kleinen Bädern macht es unglaublich viel her, wenn man große florale Muster klebt. Dann aber nicht kleckern, sondern klotzen und die Decke gleich mittapezieren. Wenn Ihnen dazu der Mut oder Ihrem Mann das Verständnis fehlt, schleichen Sie sich mit Blockstreifen an. Es macht bereits einen großen Unterschied, wenn Sie weiße und graue Streifen anbringen. Eine Wand reicht oft schon.

Zu guter Letzt noch ein Blick auf Ihre Badezimmerlampe! Wer sagt, dass der Baumarktstrahler ewig an der Decke hängen bleiben muss? Holen Sie sich einen Kronleuchter vom Flohmarkt, und Sie werden staunen, wie schnell sich Ihre Nasszelle in eine Wellness-Oase verwandelt, wenn funkelndes Licht den Raum erstrahlen lässt. Genießen Sie Ihre „Oase" als einen Ort, der Ihnen Schutz und Rückzugsmöglichkeit bietet. Denn das ist doch das Wesen einer Oase: Sie ist ein Ort, an dem das Wasser verschwenderisch plätschert, während drumherum Dürre herrscht.

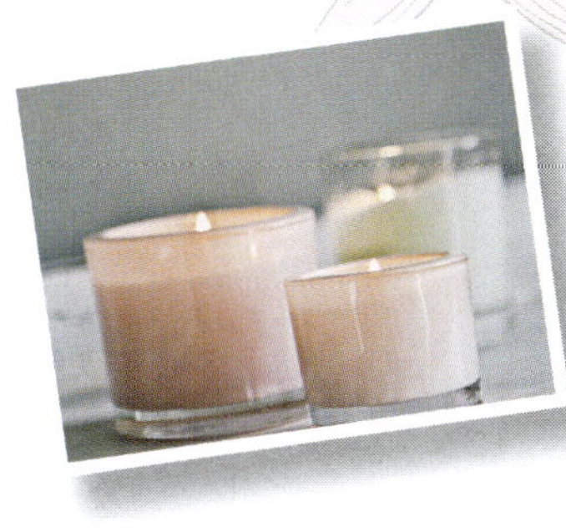

Aktion

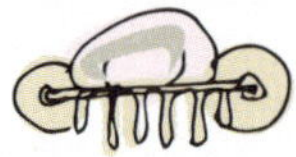

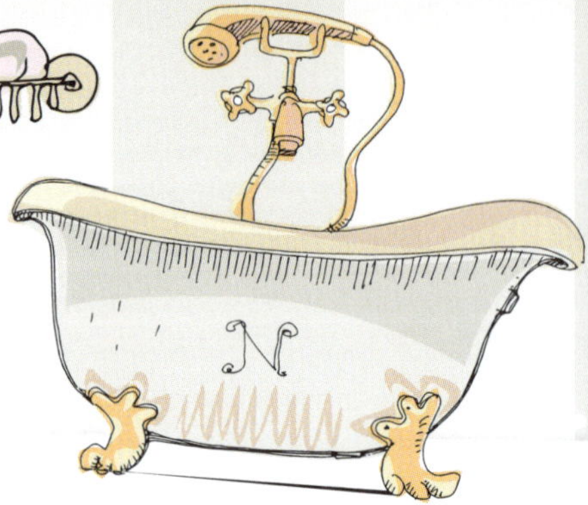

Mein Bad

Das will ich in meinem Bad haben:

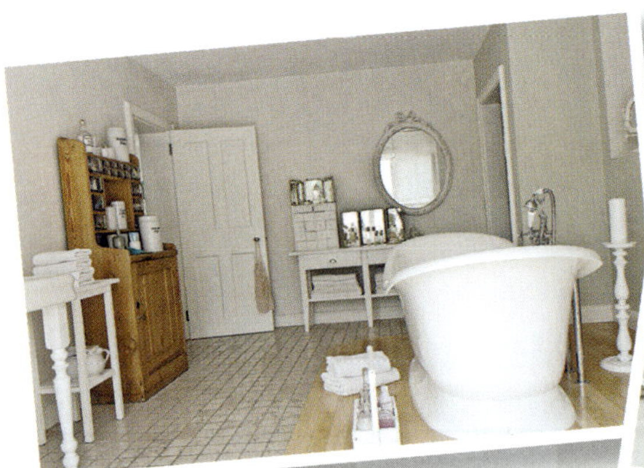

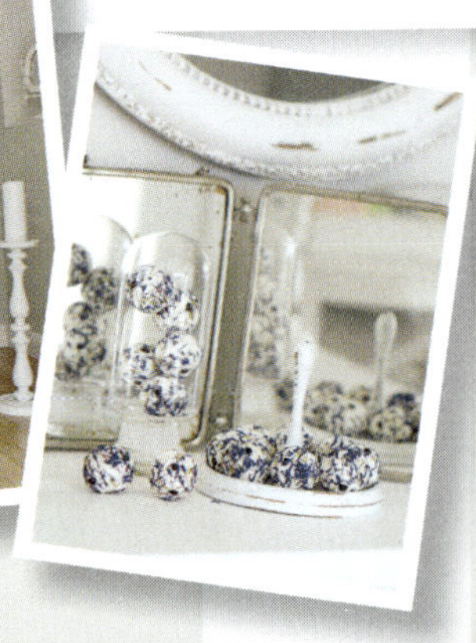

Ideen und Anregungen

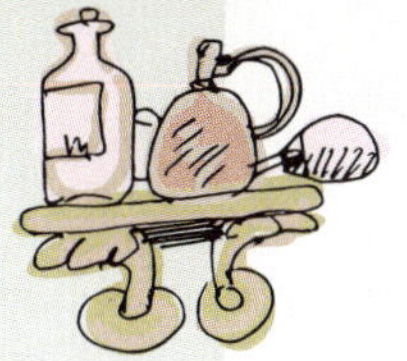

Hier finden Sie Platz zum Einkleben kleiner Fotos aus Wohn-Zeitschriften:

Hier ist Platz für Muster Ihrer neuen Lieblingswandfarben:

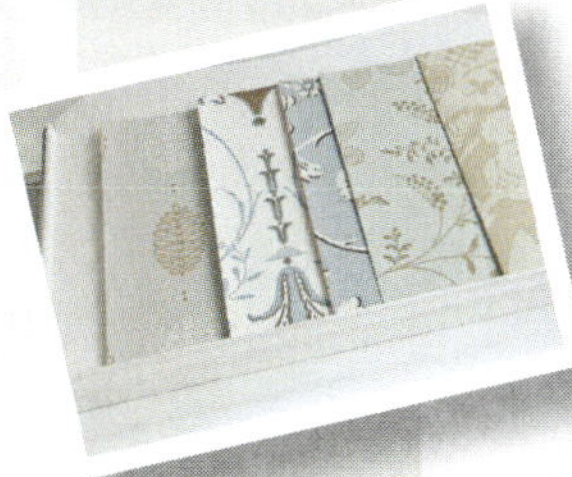

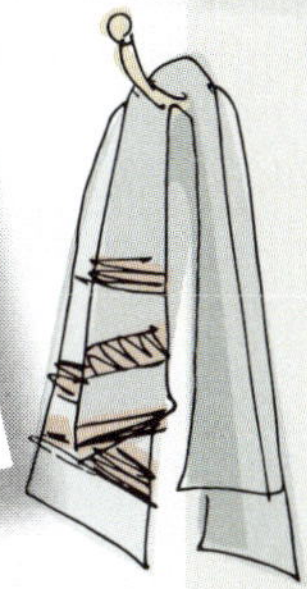

Meine neuen Tapeten – hier können Sie Muster Ihrer „Favoritinnen" einkleben:

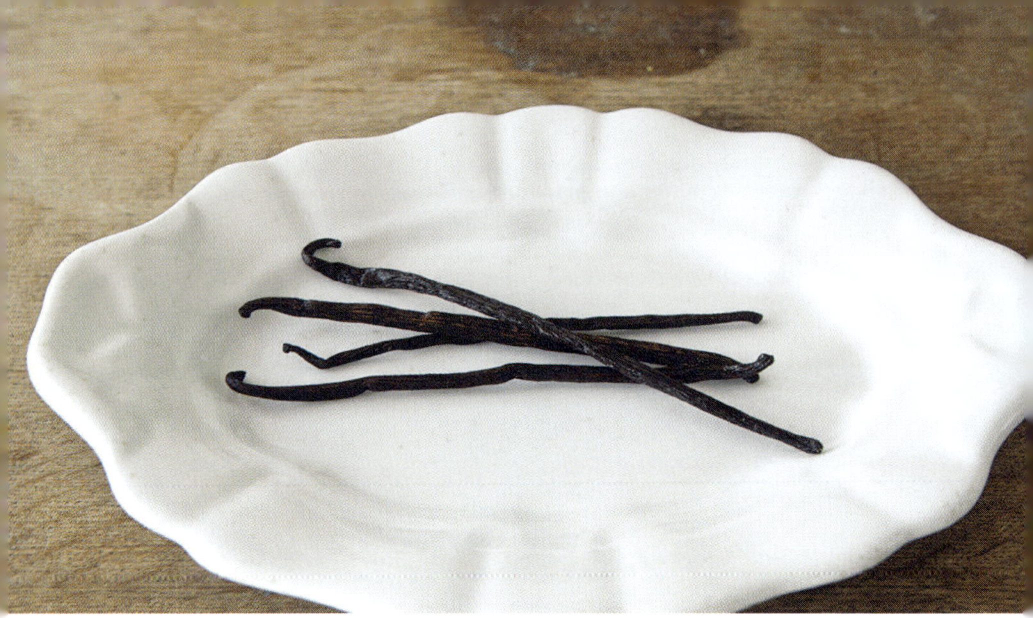

Badewonnen

Mit einem halben Pfund $MgSO_4$ kann ich meine Badewanne in eine Wellness-Oase verwandeln. Klingt für Sie eher nach Chemieunterricht? Gefällt Ihnen die Bezeichnung „Magnesiumsulfat" besser? Auch nicht? Der sympathischste Name ist sicher „Epsom-Salz". Darunter wird es meist auch verkauft. In England und den USA sogar in jedem Supermarkt. Für mich ist es ein Wundermittel. Es hilft, Giftstoffe aus dem Körper zu schwemmen, verbessert die Funktion der Nerven, macht die Haut schön, reduziert Stress, senkt den Blutdruck. Die Liste der guten Wirkungen von Epsom-Salz ist noch viel länger: Es hellt die Stimmung auf, weil es den Serotoninspiegel erhöht und hilft bei Muskelkrämpfen. Ein unschlagbares Pulver. Gesund, preisgünstig und dankenswerterweise auch noch geruchlos. Denn damit gibt es uns die Möglichkeit, aus unseren Lieblingsdüften und Epsom-Salz unsere persönliche Badewonne für die Badewanne zu zaubern.

Mit diesem Grundrezept können Sie alle ätherischen Öle ausprobieren, die Sie gerne mögen. Im Sommer sind Zitrusöle wunderbar. Probieren Sie mal Mandarine oder meinen Lieblingsduft Grapefruit. Im Winter passen „Warmmacher" wie Anis oder Zimt besser. Gehen Sie mit den Ölen aber immer sparsam um! In größeren Mengen können sie Haut und Atemwege reizen. Die Hälfte des Epsom-Salzes kann man auch durch gutes Meersalz ersetzen.

Rezept

Epsom-Kamille

2 Tassen Epsom-Salz
2 Teelöffel Baking Soda (Natron)
4 Tropfen ätherisches Öl Orange
8 Tropfen ätherisches Öl Kamille

Salz und Baking Soda gut vermischen, die Öle dazugeben und gut umrühren. In ein Gefäß mit gut schließendem Deckel geben und die Mischung mindestens eine Stunde ruhen lassen. Reicht für zwei Vollbäder.

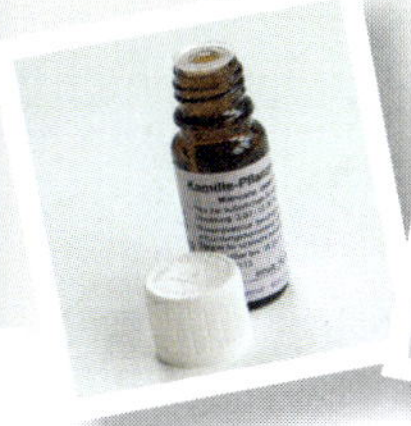

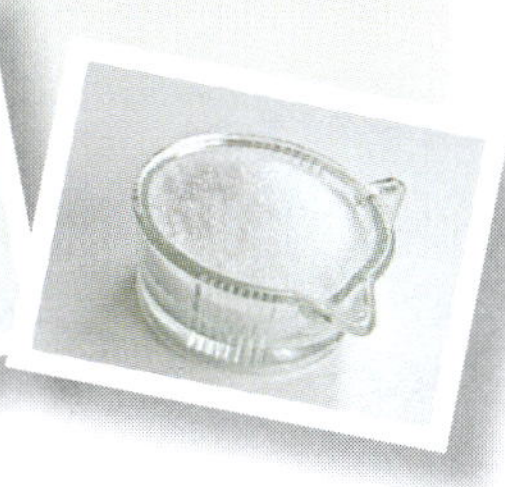

Rezept

Epsom-Vanille

2 Tassen Epsom-Salz
2 Teelöffel Baking Soda (Natron)
2 Vanilleschoten

Salz und Baking Soda gut vermischen, die Vanilleschoten auskratzen, das Mark und die leeren Schoten zu der Salzmischung geben. In ein Gefäß mit gut schließendem Deckel füllen und die Mischung mindestens drei Stunden ruhen lassen. Je länger, desto besser. Reicht für zwei Vollbäder.

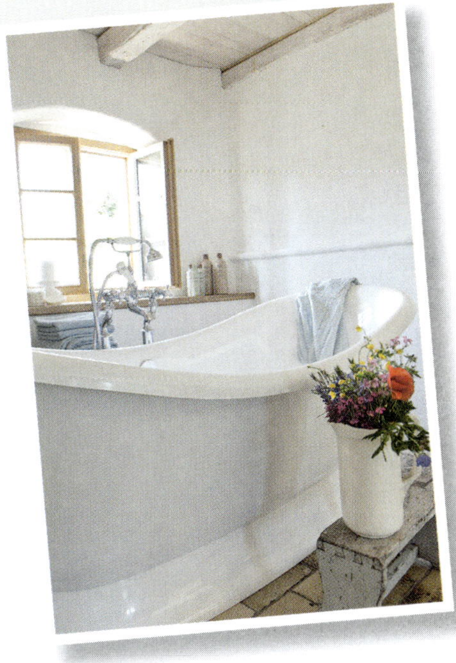

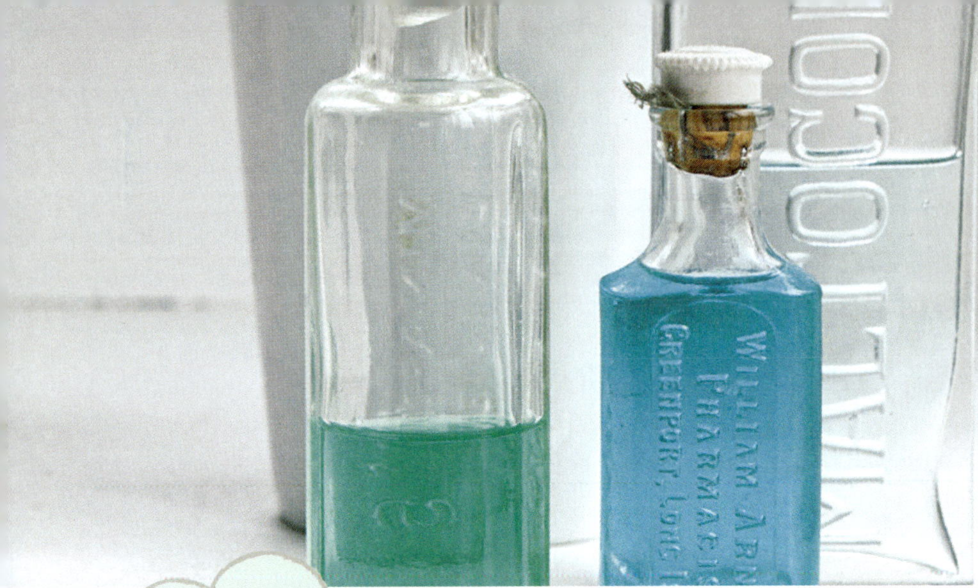

Unerkannte Schönheitsmittel

Für den Abend haben Sie ein Rendezvous geplant, und morgens prangt ein schrecklicher Pickel mitten in Ihrem Gesicht? Ruhe bewahren und zum Küchenschrank gehen. Greifen Sie zum **Honig.** Verteilen Sie ihn großzügig auf der entzündeten Stelle. Am besten ein Pflaster darauf … Sorry, aber besser, Sie sehen im Büro merkwürdig aus, als während Ihres romantischen Abends! Der Honig muss ungestört seine antibakterielle Wirkung entfalten können.
Andere Möglichkeit: ein Klecks Zahnpasta auf die Stelle oder unermüdliches Betupfen mit **Mundwasser.** Ich persönlich bevorzuge – trotz Pflaster – die Honig-Lösung!

Apropos Mundwasser: Wenn keines im Haus ist und Sie in puncto frischem Atem auf Nummer sicher gehen wollen, dann hilft auch hier der Gang zum Küchenschrank. Greifen Sie zum Zimt. Entweder beißen Sie ein winziges Stückchen von einer Zimtstange ab und zerkauen es langsam, oder Sie machen sich eine Mundspüllösung –

aus einer Messerspitze gemahlenem Zimt in einem Glas lauwarmem Wasser.

Zahnpasta ist ebenfalls ein vielseitiger Nothelfer. Folgende Situation kennen Sie sicher auch: Es soll ein toller Abend werden, Sie bereiten eine festliche Tafel vor und entdecken plötzlich Kratzer in den kostbaren Gläsern, die nicht so oft aus dem Schrank geholt werden. Nehmen Sie einen weichen, trockenen Lappen und reiben Sie die Kratzer mit Zahncreme und kreisenden Bewegungen einfach weg.

Wo wir gerade bei der festlichen Tafel sind: **Kerzen** machen schön, denn sie schaffen Atmosphäre und schmeicheln Ihrem Teint. Bevor Sie sie das erste Mal anzünden, legen Sie Ihre Kerzen für mindestens zwei Stunden in den Tiefkühler. Dadurch erhöhen Sie die Brenndauer ganz enorm, und die Flammen brennen ruhiger. Packen Sie ein Kühlpad für die Augen gleich mit ins Tiefkühlfach. Kurz vor dem Schminken für ein paar Minuten aufgelegt, lässt es Ihre Augen strahlen. Für Teint und Tafel ist gesorgt, nun sollten Sie sich noch ein wenig schmücken! Aber in der Schmuckschatulle herrscht Chaos? Die Kettchen sind verheddert, und von den Ohrringen ist immer nur ein Exemplar zu finden. Vom zweiten fehlt jede Spur. Die Lösung steckt wieder im Küchenschrank: Kettchen, die auf bizarre Weise ineinander verschlungen sind, lassen sich leichter entwirren, wenn Sie etwas **Stärke** (z. B. Mondamin) darüberstreuen. Und die Ohrringe sortieren Sie für die Zukunft mit Hilfe einiger **Knöpfe** aus Ihrem Nähkörbchen. Zwei Löcher im Knopf sind wie gemacht für Ihre Ohrring-Paare.

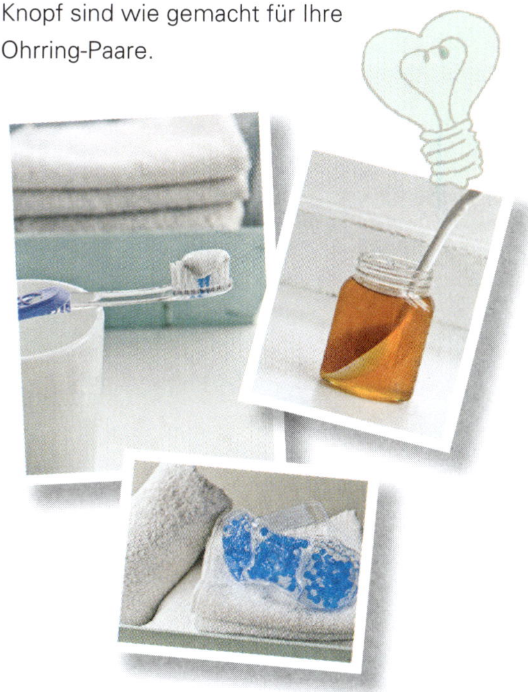

Kaffeeprött für Haut und Haar ... und für Ihre Möbel auch!

Bei uns zu Hause hieß er „Kaffeeprött", sein offizieller Name lautet Kaffeesatz. Wie immer Sie das braune Pulver nennen, das nach dem Kaffeekochen übrig bleibt – es ist zu schade, um in der Bio-Tonne zu landen. Lassen Sie den Kaffeeprött für sich arbeiten!

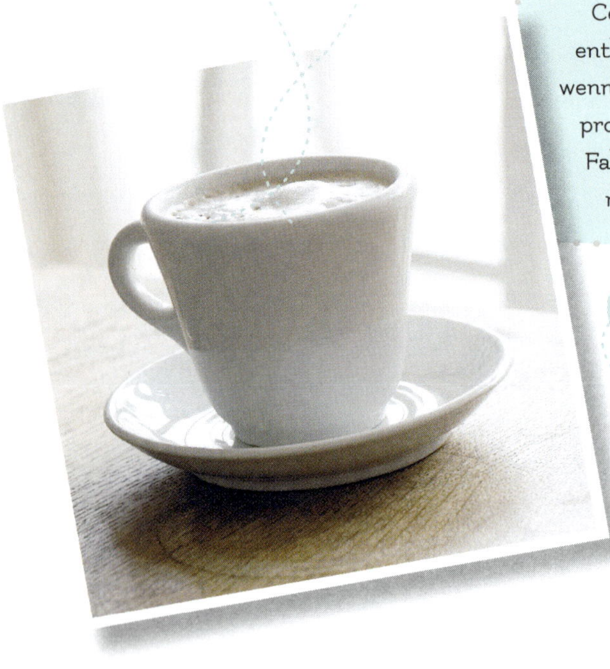

Rezept

Körperpeeling

Eine halbe Tasse Kaffeeprött mit 2 Esslöffeln Öl (Olivenöl, Jojobaöl) mischen. Ab mit Ihnen in die Dusche und dort den Körper mit der braunen Masse „schmirgeln". Sie können den Kaffeesatz auch mit etwas Duschgel vermischen. Dann verteilt er sich auf der Haut etwas leichter, fettet aber nicht so schön. Wenn Sie zusätzlich zwei Teelöffel Zucker untermischen, dann rubbelt es fester. Übrigens: In fast allen Cellulitemitteln ist Koffein enthalten ... wäre also gelacht, wenn Ihre Problemzönchen nicht profitierten! Aber auf keinen Fall entkoffeinierten Kaffee nehmen – der peelt nur!

Rezept

Haarspülung für Brünette

Gießen Sie zwei Tassen Kaffeeprött mit zwei Tassen heißem Wasser noch einmal auf. Eine halbe Stunde stehen lassen und dann filtern. Mit dieser Flüssigkeit die Haare nach dem Waschen spülen. Achtung: Nicht unbedingt ein weißes Handtuch zum Haaretrocknen nehmen und nur auf brünetten Köpfen anwenden!

Rezept

Möbel-Auffrischer

Kratzer in Möbeln aus dunklerem Holz werden mit Kaffeeprött fast unsichtbar. Rühren Sie aus Olivenöl und Kaffeesatz eine dicke Paste an und verteilen Sie diese auf dem Kratzer. Etwas einwirken lassen und mit einem weichen Lappen abwischen.

Rezept

Schmirgel dich schön!

Ein toller Tipp zum Schmirgeln gefällig? Mischen Sie aus grobem Salz und Kokosöl eine dicke Paste und rubbeln Sie Ihren Körper damit ab. Nicht erschrecken: Sie werden danach ziemlich „rosig" aussehen – aber Sie waren auch noch nie so glatt und samtig!

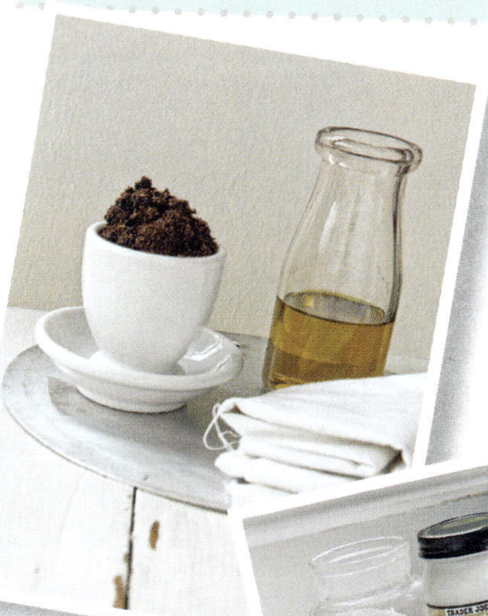

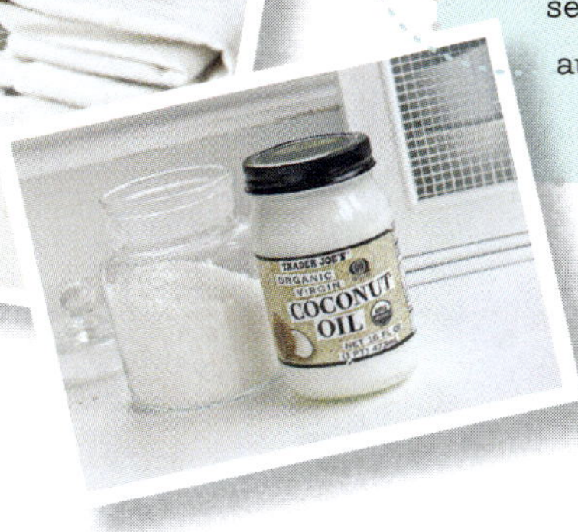

Alleskönner Tee

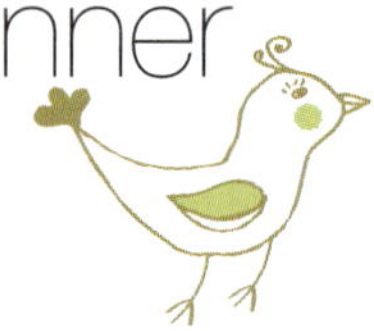

Menschen und Dinge, die viel können, bewundere ich sehr. Was nicht heißt, dass ich eine Spülmaschine mit 24 verschiedenen Programmen brauche oder ein Handy, das so tut, als wäre es klüger als ich. Protzige Technik finde ich kompliziert. Ich lese lieber richtige Bücher als Gebrauchsanweisungen in Romandicke. Ich mag einfache Alleskönner. Ein grundsolides Schweizer Taschenmesser zum Beispiel oder Typen wie MacGyver, die nicht lange Vorträge halten, sondern machen. Oder Tee!
Man kann ihn logischerweise trinken und sich morgens warme Teebeutel auf die Augen legen, wenn die Nacht kurz war. Aber haben Sie gewusst, was man mit Tee sonst noch alles anstellen kann?

Putzen

Ist Ihnen schwarzer oder grüner Tee übrig geblieben, dann geben Sie ihn in eine Sprühflasche und putzen Sie Ihre Armaturen damit. Auch Spiegel werden damit schön blank: aufsprühen, wischen, trocken reiben.

Gurgeln

Pfefferminztee mit ein paar Prisen Salz ergibt eine gute Mundspülung und eignet sich ganz wunderbar zum Gurgeln bei Halsweh.

Schnuppern

Loser Früchtetee ist eine gute Basis für herrlich duftende Potpourries. Geben Sie getrocknete Kastanien- und Orangenschalen dazu, Lärchenzapfen und Zimtstangen und beduften Sie das Ganze mit einem ätherischen Öl Ihrer Wahl.

Färben

Kamillentee mit Zitrone ist ein mildes Tönungsmittel für blonde Haare. Kamillentee – Beutel oder lose – mit heißem Wasser aufgießen und über Nacht stehen lassen. Abfiltern und zwei Teile Tee mit einem Teil Zitronensaft mischen. Nach dem Haarewaschen als Spülung nehmen, ein paar Minuten einwirken lassen und ausspülen. Brünette nehmen Schwarztee. Etwas Rosmarin, ein paar Blättchen Salbei und eine großzügige Menge schwarzen Tee überbrühen und eine Nacht lang ziehen lassen. Abfiltern und als letzte Spülung ins Haar geben. Ausspülen. Schön! Die Spülung tönt auch ohne Rosmarin und Salbei, belebt dann aber die Kopfhaut nicht so gut.

Sprühen

Kamillentee ist im Sommer ein herrlicher und wirksamer Gesichtserfrischer. Geben Sie den Tee in eine kleine Sprühflasche, die Sie am besten im Kühlschrank aufbewahren. Wann immer Ihnen nach einer Erfrischung ist, nebeln Sie Gesicht und Hals mit dem eiskalten Tee ein.

Trinken

Man kann wunderbare und ungewöhnliche Teemischungen selber machen aus Dingen, die sonst im Bio-Müll landen würden. Getrocknete Apfel- und Orangenschalen mit ein paar Scheibchen frischem Ingwer und einer Zimtstange ergeben aufgegossen einen herrlichen Wintertee. Lässt man den Zimt weg und gibt dafür ein paar frische Minzblätter hinein, dann ist das Ganze auf Eis ein toller Sommerdrink. Dass Sie Bio-Früchte nehmen sollten, wenn Sie die Schalen verwenden, ist klar, oder?

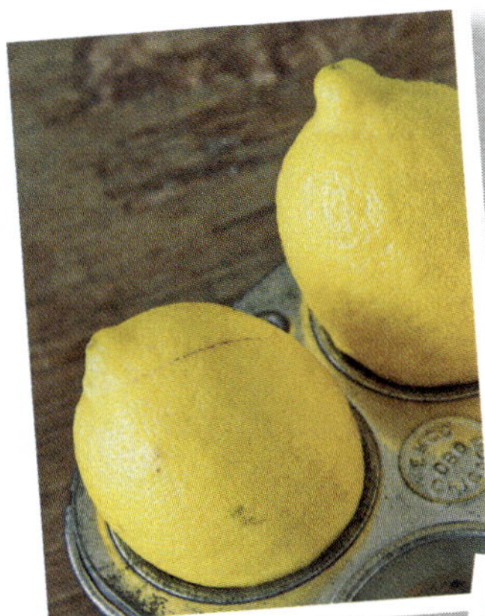

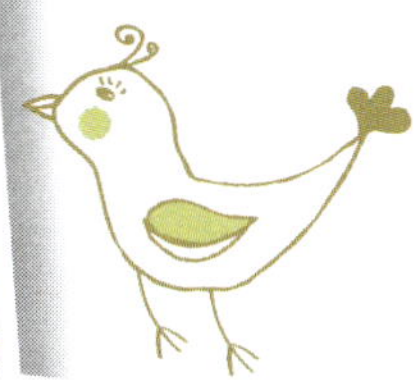

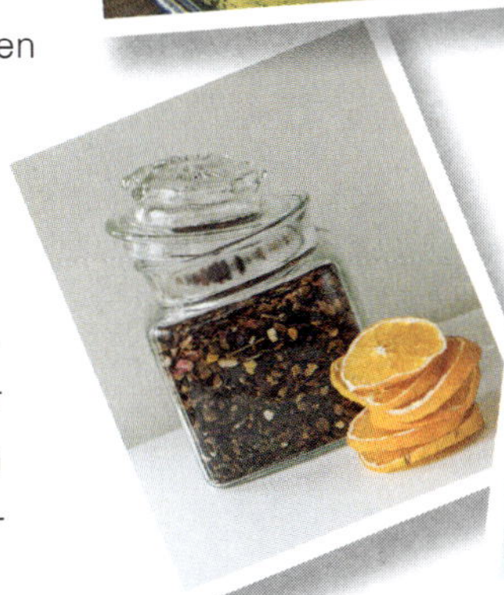

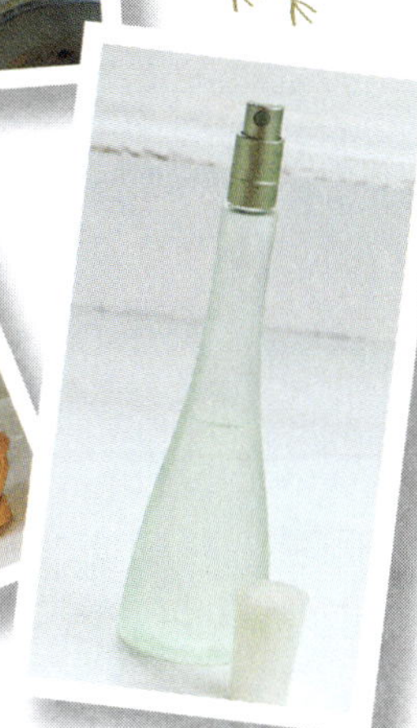

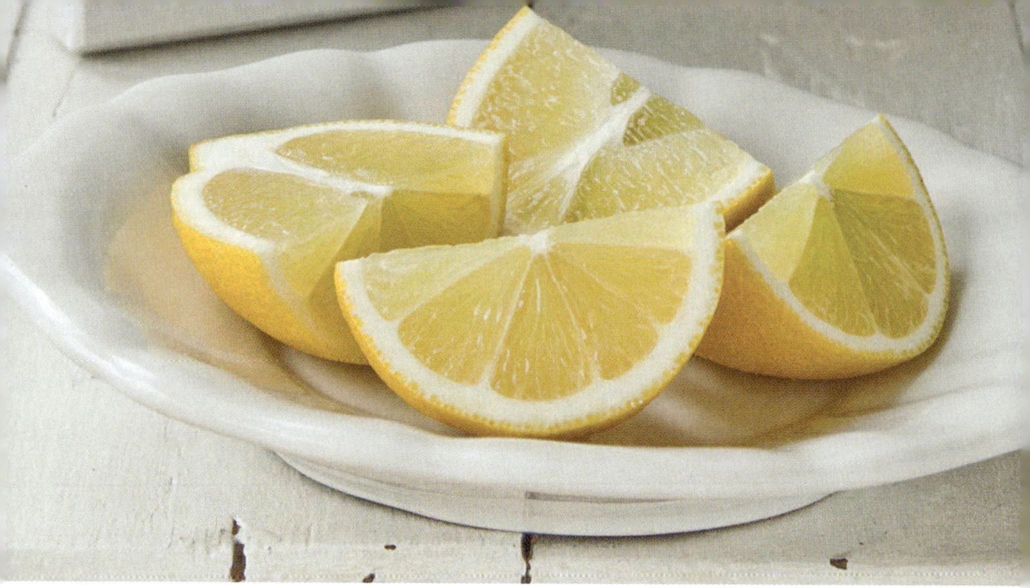

Narben braucht kein Mensch ...

... weder auf der Seele noch sonstwo auf der Haut. Die Narben auf der Seele lassen sich nicht so einfach wegrubbeln oder mit heilender Lotion betupfen. Allerdings habe ich festgestellt, dass es in Krisenzeiten durchaus hilfreich ist, seine Seele ein wenig zu salben. Leider wahr: Das beste Mittel gegen Narben auf der Seele ist aber immer noch die Zeit. Erst heilt sie die Wunden, und dann sorgt sie dafür, dass irgendwann auch die Narben verblassen. Aber Sie können der Zeit helfen, indem Sie nicht müde werden, nett zu sich selbst zu sein. Lassen Sie sich von nichts und niemandem davon abbringen, sich selbst zu mögen!

Gegen die Narben und Kratzer auf Häuten aller Art weiß ich ein paar Mittel:

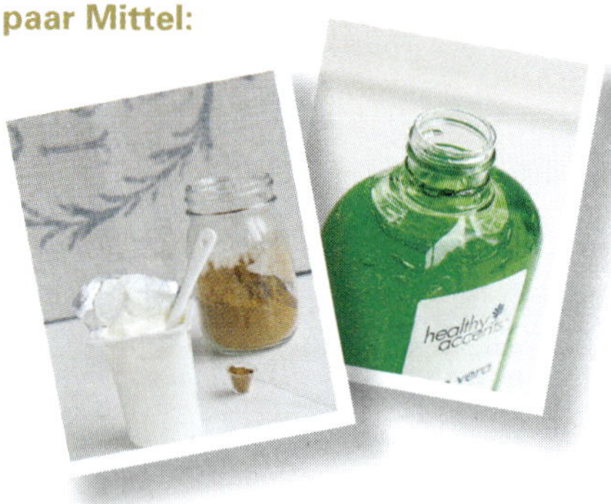

Rezepte

Kurkuma gegen Kratzer

1 Teelöffel Kurkuma
2 Teelöffel Joghurt (Sahnejoghurt. Zur Not geht auch Sahne.)
4 Tropfen frischer Zitronensaft

Alles verrühren, Narbe damit bedecken und mindestens zehn Minuten darauf wirken lassen. Bei täglicher Anwendung kann man nach 14 Tagen echte Resultate sehen.

Aloe-Vera-Gel

Füllen Sie ein kleines Gefäß, das Sie immer bei sich haben können, mit dem Gel und massieren Sie das Aloe-Vera-Gel – wann immer Sie können – mit kreisenden Bewegungen in die Narbe ein. Dieser Tipp funktioniert, wenn Sie ihn regelmäßig und möglichst oft anwenden. Was bei Narben an Händen, Armen und im Gesicht sicher gut zu machen ist ... Für die anderen Körperregionen eignet sich die Kurkumapaste besser.

Der Zitronentrick

Eine Zitrone in vier Teile teilen. Die Narbe mit den Zitronenvierteln kreisend einreiben – so oft wie möglich. Eine Zitrone pro Tag verbrauchen. Den Saft in die Haut einziehen lassen, nicht abwischen.

„Narben" auf der Couch

Sonnenmilch funktioniert wunderbar. Pflegt das Leder und sorgt dafür, dass die „Narben" nicht mehr so ins Auge fallen.

1 Teelöffel Hirschhornsalz mit wenig Salmiakgeist zu einer Paste verrühren. Damit den Kratzer sanft betupfen. Hilft auch toll gegen Flecken auf Leder.

Katzenbesitzer, die sich auch noch Lederpolster leisten, wissen, wovon ich rede: Risse, Kratzer, kleine Löcher, von den Krallen der Stubentiger ins Leder gerissen. Narben auf der Sofahaut eben. Auch für diese gröberen Macken existiert eine Lösung! In Spezialgeschäften und im Internet gibt es „Flüssigleder" in Tuben. Das hilft ziemlich gut. Wie bei allen Rezepten gilt auch hier: Immer zuerst an einer verdeckten Stelle ausprobieren!

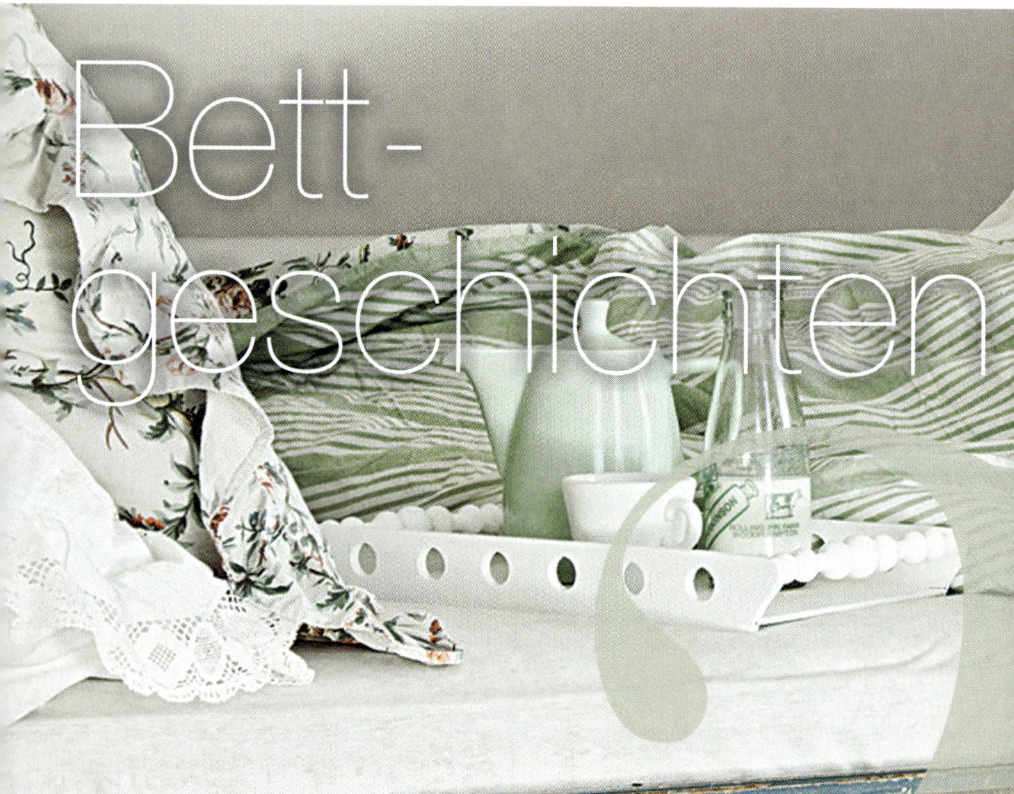

Bett-geschichten

2

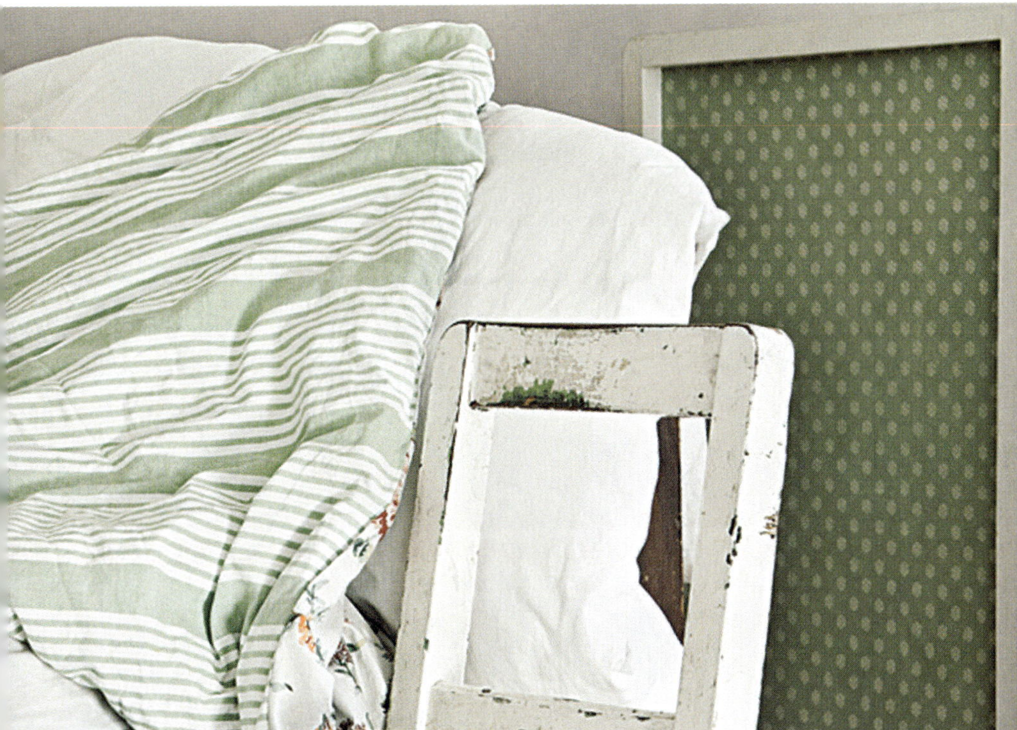

Das Schlafzimmer ist der Raum, der unserer Seele am engsten auf die Pelle rückt. Hier lassen wir die Hüllen fallen, die uns tagsüber umgeben und übergeben uns vertrauensvoll dem Schlaf. Dieser Raum sollte täglich gefeiert werden, denn in keinem anderen steckt so viel von uns selbst drin wie hier.

Der Ort, wo sich die Seele ausruht

Meine Freundin Constanze sagt, sie wohne sehr individuell. Andere sagen, bei Constanze sehe es aus, als hätte der Blitz in eine Dorfkirmes eingeschlagen. Ich tendiere zu denen mit der Dorfkirmes. Als während einer ihrer Reisen bei Constanze eingebrochen wurde, hat das keiner gemerkt. Als ihr Freund die Katze füttern kam, dachte er, sie hätte vor der Abreise keine Zeit gehabt zum Aufräumen. In den Polizeiakten war von „grobem Vandalismus" die Rede. Geklaut wurde nicht viel. Wahrscheinlich, weil die Einbrecher nichts fanden …

Die meisten von uns sind sicher ordentlicher als meine Freundin – aber, liebe Leute, in deutschen Schlafzimmern sieht es leider häufig genauso aus wie bei Constanze! Alles, was in Wohnung oder Haus vor den Blicken fremder Menschen verborgen werden soll und im Keller keinen Platz findet, wird vorzugsweise im Schlafzimmer verstaut: Umverpackungen, die man aufbewahren will, falls der Laptop, Toaster, Smoothie-Maker etc. mal umgetauscht werden muss. Bügelbrett, Rotweinflaschen, Mineralwasserkisten. Ich hab' auch schon komplette Skiausrüstungen neben dem Kleiderschrank gesehen und Umzugskisten voll mit Christbaumschmuck. Unterm Bett und neben dem Bett. Kartons und Plastikkisten mit und ohne Deckel. Besonders gern wird der Platz oben auf dem Kleiderschrank genutzt. Als sähe man die Sachen nicht, nur weil sie sich nicht auf Augenhöhe befinden. Ich kann es wirklich nicht oft genug sagen: Schlafzimmer müssen Oasen der Ruhe sein! Es gibt unzählige Tipps, wie Sie Ihr Schlafzimmer verschönern können. Aber alle sind nutzlos, wenn Sie den wichtigsten nicht beherzigen: Ihr Schlafzimmer ist keine Abstellkammer, sondern der Ort, wo sich nachts Ihre Seele ausruht!

Aktion

Meine To-do-Liste fürs Schlafzimmer

Sie wollen endlich mal in Spitzenbettwäsche träumen und statt der knisternden Plastikflasche eine schöne Wasserkaraffe am Bett stehen haben? Sie möchten, dass es in Ihrem Schlafzimmer nach Lavendel duftet und Ihr Blick vor dem Einschlafen nur noch schöne Dinge streift? Dann raffen Sie sich auf. Machen Sie eine Liste mit dem, was zu tun ist!

Was ich mit meinem Schlafzimmer alles Schönes vorhabe:

....

....

....

....

....

....

....

....

....

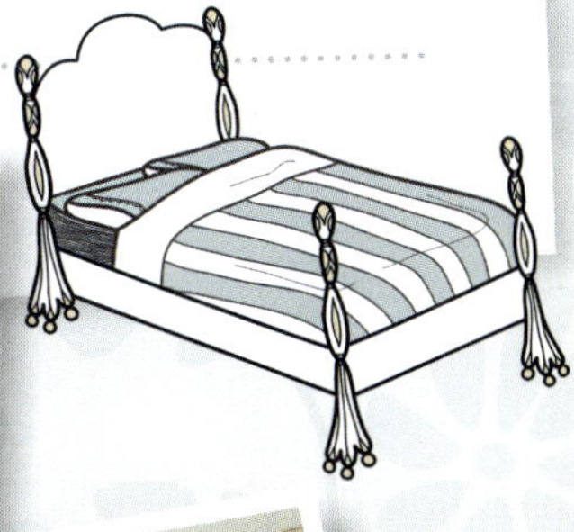

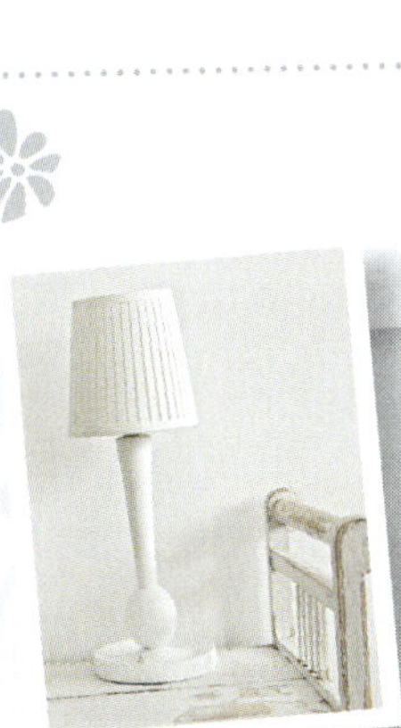

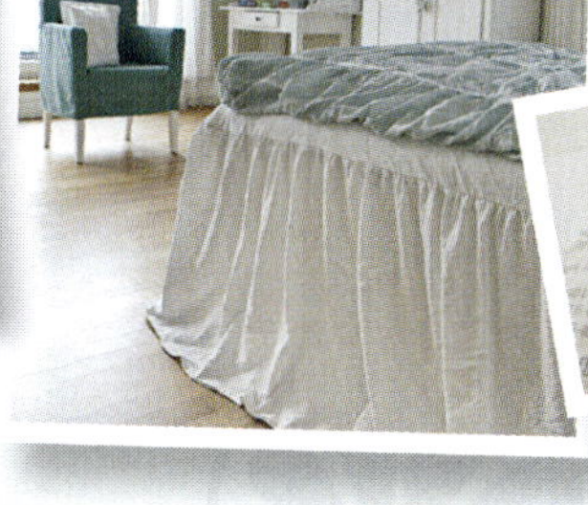

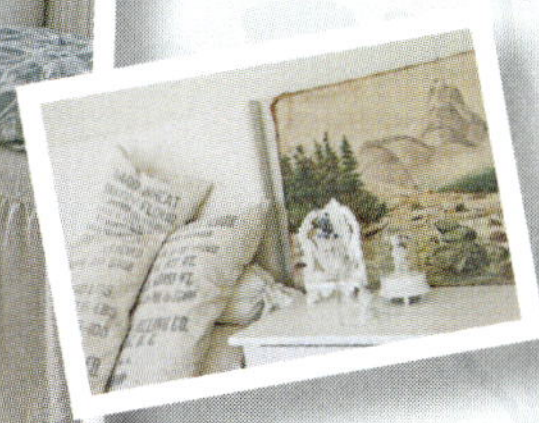

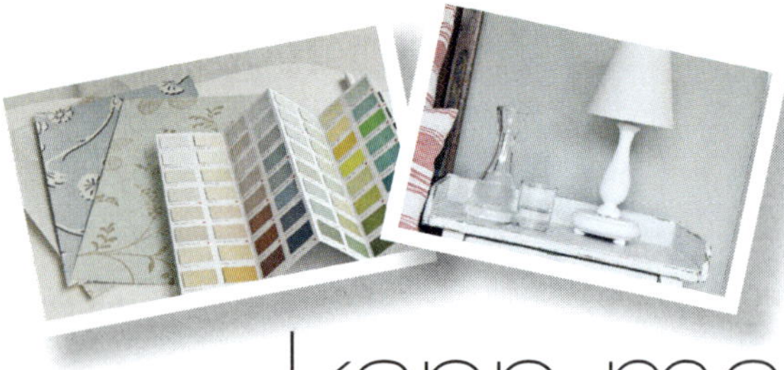

Kreativität kann man pushen

„Ich hätte so gern ein richtig schönes Schlafzimmer, aber mir fehlt die zündende Idee …!" Wenn ich jemanden diesen Satz jammern höre, werde ich ganz kribbelig. Keine Ideen haben ist unmöglich. Natürlich gibt es Ideen-Täler, Zeiten, in denen das Gehirn kurzfristig nichts Brauchbares produziert. Wer aber knapp die Hälfte seines Lebens in einem Raum verbringt, der ihm nicht gefällt, und diesen Zustand damit begründet, er habe keine Ideen, der macht eindeutig etwas falsch. Los, raus aus dem Sessel! Ich helfe Ihrem Ideenzentrum auf die Sprünge!

1. Schritt

Stimmen Sie sich ein in die Freude auf das, was kommt. Es ist großartig, wenn man seine vier Wände umgestalten darf! Suhlen Sie sich in Vorfreude und denken Sie nicht an die Arbeit. Vorfreude lässt das Belohnungszentrum im Hirn anspringen, und das erhöht den Dopaminspiegel, und der wiederum wird Sie die Schweißperlen beim Renovieren gar nicht spüren lassen.

2. Schritt

Nun schauen Sie zwei Minuten ins Grüne. Wissenschaftler an der Uni München fanden heraus, dass die Farbe Grün Menschen offenbar in einen geistigen Zustand versetzt, der beim Schöpfen neuer Ideen hilfreich ist. Wenn Sie keinen Baum oder Garten vor dem Fenster haben, schauen Sie auf ein Kilo Feldsalat oder die Blätter Ihrer Zimmerpalme. Grün ist Grün!

3. Schritt

Geben Sie sich einen Startschuss! Ich hatte mal eine Haushaltshilfe, die jede neue Aufgabe, Treppe,

Teppich, Fensterbrett … mit einem tiefen Einatmer begann, gefolgt von einem lauten Ausatmer, an dessen Ende ein nach vorne geschossenes „So!" zu hören war. Sie kam auf gut 20 „So!s" in der Stunde. Sie war eine wunderbare Putzfrau und hatte offenbar genau das intuitiv eingesetzt, was Hirnforscher heute wissen: Das Hirn braucht einen Startschuss, um anzuspringen und kreative oder intellektuelle Leistungen zu erbringen. Klatschen Sie also laut in die Hände oder feuern Sie sich an mit einem ausgeatmeten „So!", wenn Sie darangehen, Ihren alten Schlafzimmerschrank abzubauen.

4. Schritt

Füttern Sie Ihr Hirn richtig. Eiweiß und Flüssigkeit sind der Treibstoff für kluge Gedanken. Nüsse, Wasser und Kürbiskerne (da steckt viel Zink für das Kurzzeitgedächtnis drin) sind der Turbo für flottes Denken.

„Gute Einfälle sind Geschenke des Glücks!"

Gotthold Ephraim Lessing

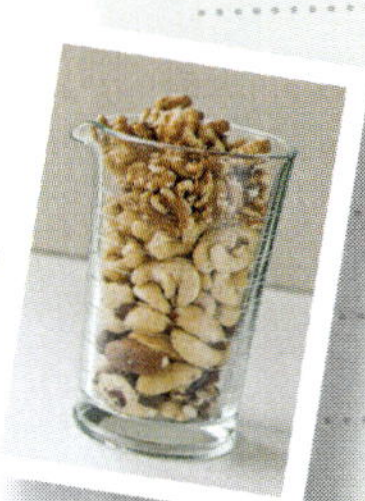

5. Schritt

Leichtes Doping! Damit Ihnen kein guter Gedanke mehr entwischt, bevor Sie einen Stift gefunden haben, um ihn aufzuschreiben, trinken Sie Salbeitee. Wenn es sein muss, literweise. Salbei hilft hervorragend gegen Vergesslichkeit – und mit zerlassener Butter schmeckt er obendrein noch superlecker auf der Pasta!

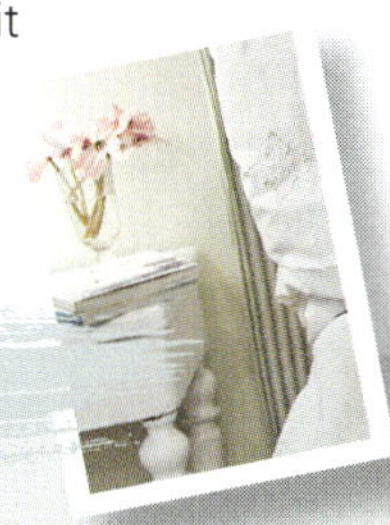

Ideensammlung für mein Schlafzimmer

………………………………………………

………………………………………………

………………………………………………

………………………………………………

………………………………………………

………………………………………………

………………………………………………

………………………………………………

………………………………………………

………………………………………………

………………………………………………

………………………………………………

Make-up fürs Bett

Ich finde, jede(r) sollte ein Bett haben, das sich so anfühlt, als wäre man in einem Fünf-Sterne-Hotel abgestiegen. Für dieses Luxusgefühl brauchen Sie weder ein dickes Portemonnaie noch ein riesiges Schlafzimmer. Glauben Sie nicht? Ich zeig's Ihnen!

Krönen Sie das Kopfende!

Im Baumarkt gibt es sogenannte Weichfaser- oder auch Pinnwandplatten. Sie sind günstig, werden auf Ihr Wunschmaß zugeschnitten und sind so leicht, dass Sie sie bequem zu Ihrem Auto tragen oder sonstwie nach Hause transportieren können.

Bemessen Sie Ihr neues Betthaupt so, dass es schön mächtig an der Wand hinter Ihrer Matratze herausschaut. Beziehen Sie es mit jeder Art Stoff, den Sie mögen. Samt sieht sehr edel aus, Streifen elegant, Blumenmuster frisch. Dazu legen Sie die Platte einfach auf den Stoff und tackern ihn auf der Rückseite rundherum fest. Die Tackernadeln kann man jederzeit leicht aus der Faserplatte entfernen, wenn Sie den Stoff waschen oder gegen einen anderen austauschen wollen. Am schönsten sieht das neue Betthaupt aus, wenn Sie ein Bett ohne Kopf- und Fußteil haben. Viele Betten kann man leider nur mit einer Säge davon befreien, deshalb ist es oft weniger aufwendig, beim Schweden ein ganz einfaches Gestell zu kaufen. Das kostet nicht viel, und Sie können es in Ihrer Lieblingsfarbe streichen. Ihre Matratze behalten Sie natürlich – wenn sie noch gut ist.

Meistens findet das neue Kopfteil schon dadurch Halt, dass das Bettgestell davorsteht. Wenn Ihnen das nicht reicht oder die Platte extrem groß ist, befestigen Sie größere Bilderösen auf der Rückseite und hängen Sie diese auf kleine Haken in der Wand.

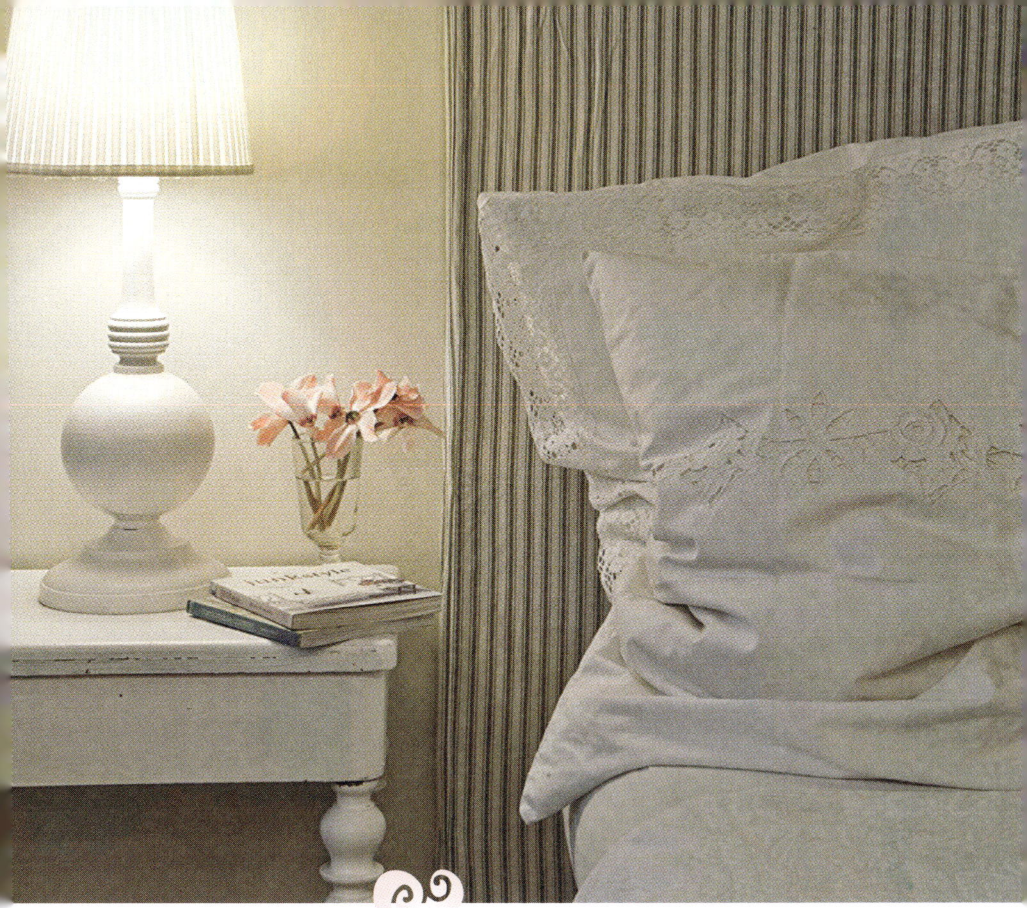

Kissenberge sind schööön!

Sie sind anlehnungsbedürftig, haben aber keine starke Schulter in der Nähe? Kissenberge sind fast genauso gut. Inlets für Kissen gibt es günstig in Matratzenmärkten und im Möbelhaus aus Schweden. Spielen Sie mit unterschiedlichen Größen. 80 x 80 Zentimeter misst das gute deutsche Standardkissen. 40 x 80 Zentimeter wird in anderen Ländern oft benutzt. Mischen Sie groß und klein. Kissenbezüge findet man oft sehr günstig auf den Flohmärkten. Mit wunderschöner Stickerei und Spitze, blütenweiß und unbenutzt. Prachtstücke haben oft 80 oder mehr Jahre auf dem Buckel, sehen aber aus wie neu, weil sie den Aussteuerschrank der Hausfrau niemals verlassen durften. Geschlafen hat man in der

„billigen" Alltagsbettwäsche mit Blümchenmuster. Machen Sie nicht denselben Fehler – schmücken Sie Ihr Bett mit allem, was schön ist! Ein bisschen Opulenz tut der Seele gut. Nicht vergessen: Kissen mit dicker Spitze müssen vor dem Einschlafen raus aus dem Bett. Wegen der Muster auf der Backe!

Ein Bett-Tablett ist nett

Sie frühstücken nie im Bett? Ich prophezeie Ihnen, das ändert sich schlagartig, sowie Sie sich ein Bett-Tablett angeschafft haben. Die kleinen Tabletts mit den herausklappbaren Beinen vermitteln ein Gefühl von unverschämtem Luxus. Sie thronen in Ihren Kissenbergen, angelehnt an Ihr neues, warmes Kopfteil und streichen Butter auf ein Milchbrötchen, das Sie in einen heißen Milchkaffee tunken. Links neben Ihnen liegt die Zeitung, und eine Klaviersonate streichelt leise Ihre Ohren. Klingt das nach einem guten Plan? Probieren Sie es aus!

Einkaufsliste

Pinnwandplatte für das Kopfteil
Maße:

Kissen, groß
Maße :

Kissen, klein
Maße :

Aktion

Mein neues Bett

Stoff für das Kopfteil

Muster:

Lack für das Bettgestell

Muster:

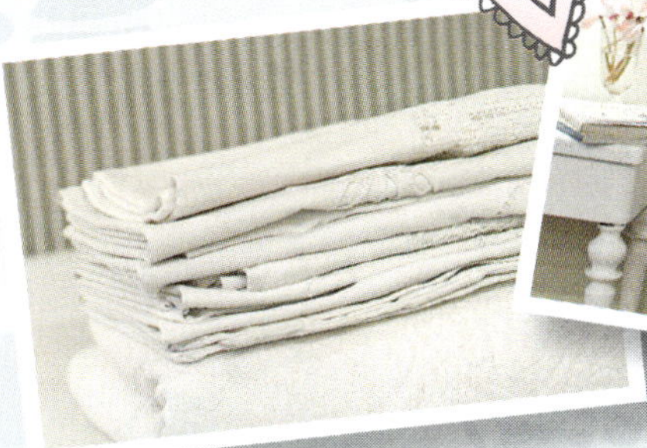

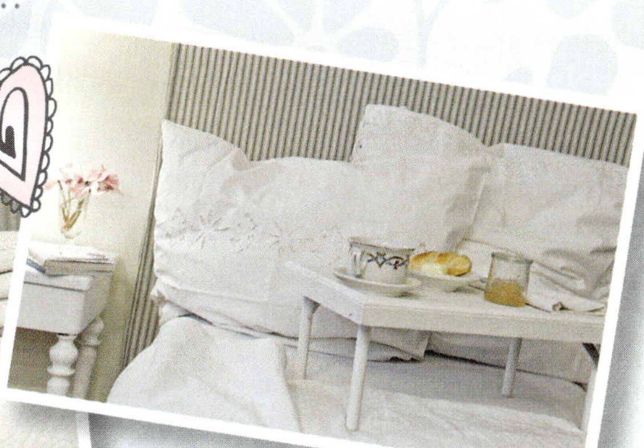

Einschlafrituale

Gespensterspray

Es gibt große Angsthasen und kleine Angsthasen. Ich gehöre zu den Mal-so-mal-so-Angsthasen. Meist schlafe ich wie der berühmte Stein, in anderen Nächten hingegen schrecke ich auf beim leisesten Knarren im Parkett. Manchmal weiß ich, dass meine Angst von dem Krimi kommt, den ich vor dem Einschlafen geguckt habe. Manchmal, dass es die vielen Sätze sind, die mit einem Fragezeichen enden und in meinem Kopf Karussell fahren: „Schaff' ich das alles?", „Kriege ich das hin?", „Mach' ich alles richtig?" Manchmal hab' ich einfach Angst in der Nacht und weiß nicht, warum!

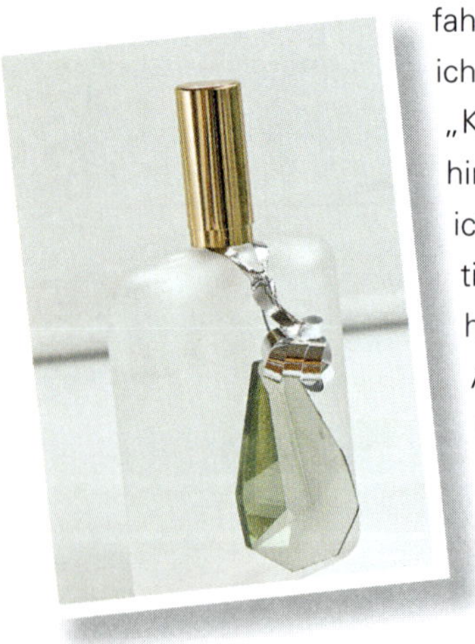

Neulich hab' ich mich an ein Ritual erinnert, das bei meinem Sohn wunderbar funktionierte, als er noch klein war und abends Angst hatte vor dem Einschlafen. Ich tat ein paar Tropfen Lavendelöl in einen Zerstäuber, goss Wasser dazu und erzählte meinem Sohn, in der Flasche sei Gespensterspray. Hergestellt nach einer Geheimrezeptur, die mir eine alte Maskenbildnerin im Bayerischen Rundfunk hinter vorgehaltener Hand verraten habe. Ich habe nicht die Spur einer Ahnung, wie ich auf die Maskenbildnerin kam, aber mein Sohn fand die Geschichte äußerst plausibel. Das Gespensterspray gehörte fortan zum Einschlafritual. Ich schritt durch das Kinderzimmer, mit dem Zerstäuber bewaffnet, und mein Sohn choreographierte die Anwendung: „Hinter der Gardine, Mama!", „Und auch unterm Bett!" Der Zerstäuber musste dann auf seinem Nachttisch stehen bleiben, für den Fall einer nächtlichen Gespensterattacke – und wenn dann noch das Licht in der Diele angeschaltet blieb, dann hatte mein Sohn kein bisschen Angst mehr! Mein Sohn braucht längst kein Gespensterspray mehr, aber es gibt eine Menge Tipps, die bei Klein und Groß helfen, wenn es mit dem Ein- oder Durchschlafen nicht so recht klappen will. Ich werde Ihnen meine allerbesten Tipps verraten.

Angel Cream

Eine Freundin in Amerika erzählte mir von ihrer „Angel Cream"! Ich finde die Idee, damit Kinder am Abend zur Ruhe zu bringen, so wunderbar, dass ich Ihnen verraten möchte, was es damit auf sich hat. Nehmen Sie eine hübsche kleine Deckeldose. Je kostbarer sie aussieht, desto besser. Füllen Sie eine familientaugliche Hautcreme hinein und rühren Sie eine kleine Menge Glitzercreme unter. Gibt es in kleinen Döschen als Lipgloss oder auch als Augen-Make-up im Drogerieregal. Wenn meine Freundin spürt, dass sich ihre Kinder beim Zubettgehen fürchten oder unruhig sind, dann lässt sie die Engel aus dem Töpfchen: Sie massiert eine kleine Menge der glitzernden Creme auf die Handrücken ihrer Kinder. Und zusammen sprechen sie dabei folgende Verse:

Es wird Zeit, mein Kind,
husch, husch in die Kissen!
Du kannst ganz beruhigt
Deine Augen jetzt schließen,
Denn die Engel haben Dir eine
Creme gemacht, sie funkelt
für Dich und bewacht
Dich heut' Nacht.

Natürlich spricht meine amerikanische Freundin diese Verse auf Englisch. Ich habe mir erlaubt, den Vierzeiler für Sie in deutsche Lyrik zu verwandeln. Sehen Sie mir die holprigen Reime bitte nach, ich hab' es nicht so mit dem Dichten. Aber ich versichere Ihnen, das Gesamtpaket wird Ihren Kindern sehr gefallen!

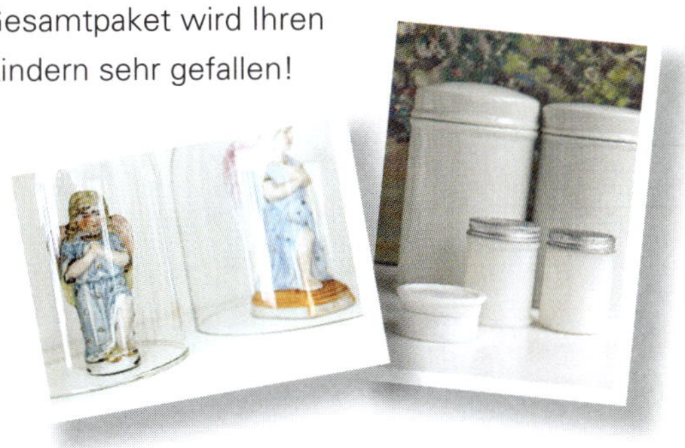

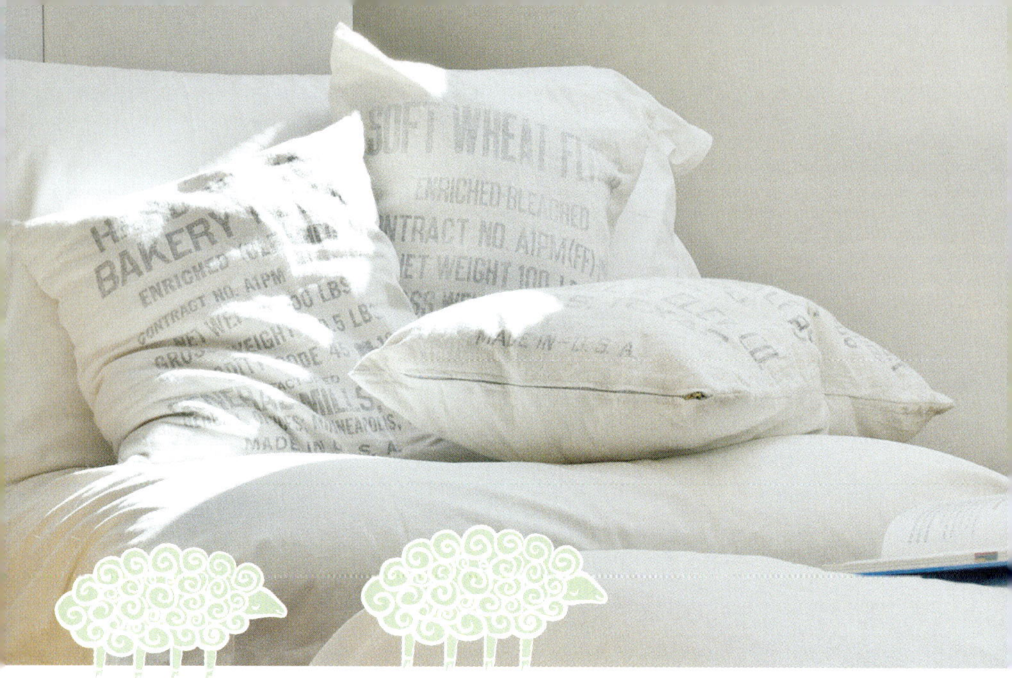

Meditation light

Streng genommen ist Meditieren nichts anderes, als für eine gewisse Zeit konsequent bei einer Sache zu bleiben. Ich selber bin nicht so gut darin. Meine Gedanken und Ideen sausen wie die kleinen Flitzpartikelchen in einer Schneekugel durch meinen Kopf. Und ganz egal, ob jemand neben mir „Ohhhhhhmmm“ brummt oder ich eine CD mit Walfischgesängen abspiele – ich befinde mich nur selten im schwerelosen Hier und Jetzt.
Mir macht alles um mich herum einfach viel zu viel Spaß! Aber ich habe eine Meditation gefunden, die wirklich zu mir passt: Wenn ich abends „runterkommen“ will, dann zähle ich Dinge auf, die ausschließlich positive Gefühle in mir auslösen. Zuckerwatte, Mintgrün, Eau Dynamisante von Clarins, S'mores, Schneegestöber in Maine, Federkissen, der Montsweag-Flohmarkt, die Oreo-Torte von Walgreens, Schuhe kaufen, Handtaschen kaufen, Marzipan, mit Tim an der Goldach fischen, getrocknete Ananas, blaue Hortensien, weiße Hortensien, grüne(!) Hortensien, rosa Hortensien … Ich bin jedes Mal aufs Neue überrascht, dass mir immer noch etwas Neues einfällt.

Ich bin glücklich, dass meine Liste von Tag zu Tag länger wird, und das macht mich ganz ruhig und dankbar. Und wenn ich ruhig und dankbar bin, dann kann ich ganz wunderbar einschlafen.

Meine „Einschlaf-Worte"

Fangen Sie auch eine Liste an und sorgen Sie dafür, dass sie von Tag zu Tag länger wird!

....

....

....

....

....

....

....

....

....

....

....

....

....

....

....

....

Fußbad zum Einschlafen

Es ist kein Geheimnis: Meine liebste Einschlafhilfe ist ein Käsebrot! Wenn ich mitten in der Nacht wach werde und nicht in den Schlaf zurückfinde, dann mache ich mir ein Käsebrot. Ich esse es im Bett – und innerhalb weniger Minuten schlafe ich wieder wohlig ein. Komischerweise funktioniert mein Käsebrot-Trick aber nur, wenn mein Schlaf unterbrochen wird. Er klappt nicht, wenn ich gar nicht erst einschlafen kann. Doch ich habe etwas Neues entdeckt: eine Einschlafhilfe mit Epsom-Salz und Wirkgarantie (siehe Seite 58)!

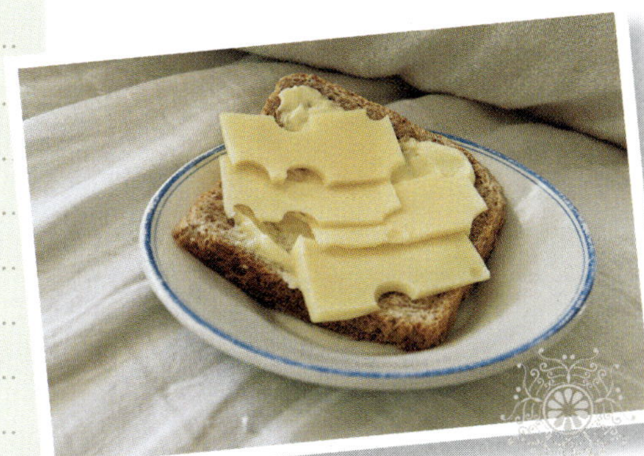

Rezept

Mein Einschlaf-Fußbad

Nehmen Sie eine Schüssel. Nicht zu groß, es müssen nur Ihre beiden Füße hineinpassen. Füllen Sie gut warmes Wasser hinein und eine halbe Tasse Epsom-Salz. Fertig. Nichts sonst. Baden Sie Ihre Füße etwa 20 Minuten lang darin, dann ziehen Sie dicke Socken an und kriechen ins Bett. Wenn Sie die Augen noch so lange offen halten können, dann cremen Sie Ihre frisch gebadeten Füße ein, bevor Sie in die Socken schlüpfen, das macht sie weich und schön.

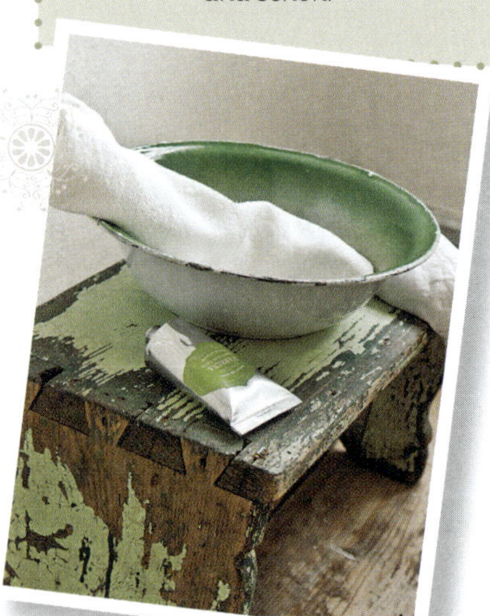

Trink dich müde!

Wenn Sie partout nicht einschlafen können und selbst die kuscheligsten Wörter Ihrer „Meditationsliste light" nicht helfen, wenn selbst dem Fußbad mit Epsom-Salz kein durchschlagender Erfolg beschieden war, dann sind Sie ein äußerst hartnäckiger Einschlafverweigerer. Jetzt gibt es nur noch einen Weg, der Sie ins Traumland führen kann: Trinken Sie! Aber trinken Sie das Richtige!

Kirsch-Vanille-Cocktail

Der reine Saft der Sauerkirsche enthält viel Melatonin. Melatonin ist unter anderem dazu da, unseren Schlaf-Wach-Zyklus zu regeln, und Vanille beruhigt. Allein der Duft lässt uns entspannen, weil die meisten Menschen mit Vanille positive Kindheitserinnerungen und damit das Gefühl der Geborgenheit verbinden.

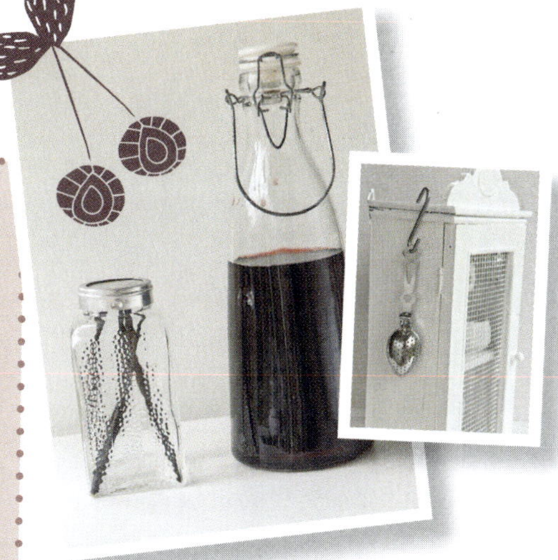

Rezept

Kirsch-Vanille-Cocktail

200 ml reiner Sauerkirschsaft
(am besten aus dem Reformhaus)
2 Prisen gemahlene echte Vanille
(ein bräunliches Pulver, das es
auch im Reformhaus gibt)

Beide Zutaten in ein Glas geben, umrühren und eine halbe Stunde vor dem Schlafengehen trinken. Am besten über einen längeren Zeitraum hinweg jeden Abend.

Heiße Milch für die, die keine heiße Milch mögen

Mit heißer Milch kann man mich jagen. Ich mag schon den Geruch nicht. Unstrittig ist aber, dass heiße Milch beim Einschlafen hilft. Was also tun? Ganz einfach: Wir geben der Milch ein paar Kollegen an die Seite, die allesamt Entspannungsförderer sind, und schon haben wir eine Mixtur, die wirkt und annehmbar schmeckt.

Rezept

Heiße Milch für zukünftige Heiße-Milch-Fans

1 Teelöffel Kamillenblüten
1 Teelöffel Lavendelblüten
1 Teelöffel Honig
Milch oder Sahne

Kamille und Lavendel – am besten in einem Tee-Ei – in eine kleine Kanne geben. Mit kochendem Wasser aufbrühen, bis die Kanne halb voll ist. Fünf Minuten ziehen lassen. Dann die Kräuter entfernen und den Honig dazugeben. Umrühren und mit Milch oder einem Schuss Sahne aufgießen.

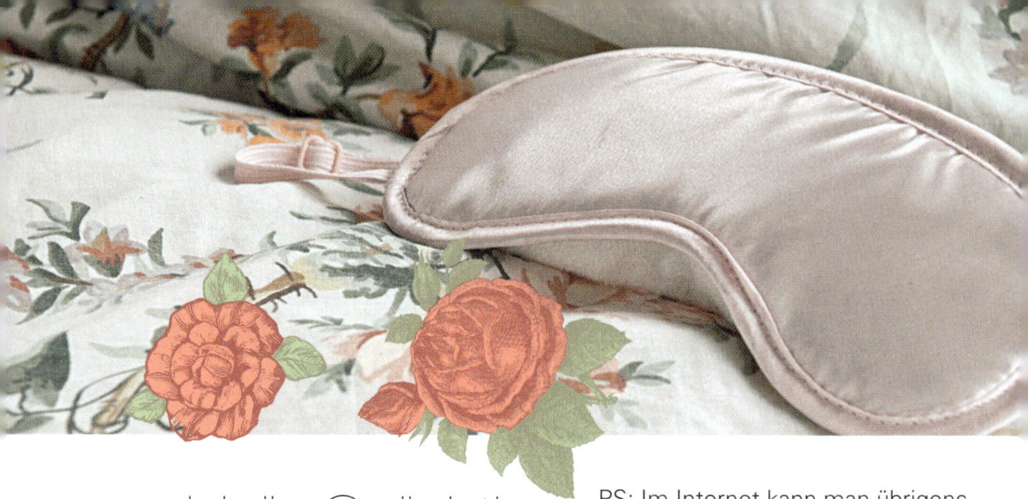

Holly Golightly hatte die schönste

Es gibt sie aus Seide und Brokat, kariert, geblümt und schlichte Exemplare aus dem Drogeriemarkt. Es gibt welche mit eingearbeiteten Kühlkissen und solche mit Troddeln und Quasten.
Die schönste aber hatte ohne Frage Holly Golightly, das melancholische New Yorker Partygirl aus *Frühstück bei Tiffany*. Gönnen Sie sich ein solches Utensil! Es gibt nichts Erholsameres als ein winziges Nickerchen zwischendurch, geadelt und vertieft durch Ihre neue Schlafbrille. Ihr Blick ist danach wieder frisch, Ihr Geist wach, und Sie fühlen sich herrlich mondän!

PS: Im Internet kann man übrigens Schlafbrillen bestellen, die exakt so aussehen wie die von Holly Golightly aus dem wunderschönen Film …

Müde bin ich, geh' zur Ruh'

Ich bete gerne am Ende des Tages. Ein paar Gedanken zu dem, was hinter mir liegt, ein bisschen „Danke!" sagen. Außerdem habe ich mich im Verdacht, dass ich versuche, mit dem Herrgott zu dealen. „Siehst Du, lieber Gott, ich merke, welche guten Dinge Du mir bescherst. Mach bitte so weiter und lass die schlimmen Sachen einfach weg, o.k.?" Ich gebe zu, das ist eine sehr kindliche Vorstellung, aber sie beruhigt mich und lässt mich besser einschlafen.

Danke sagen kann man immer, und die Adresse, an die Sie Ihren Dank schicken wollen, können Sie frei wählen. Dank ans Universum, an die Sonne, an den Mond. Es ist gut, wenn wir uns klarmachen, wie viel Gutes aus dem täglichen Chaos herauslugt. Und das sehen wir nur, wenn wir am Ende des Tages sortieren.

Versuchen Sie, so oft Sie können, abends fünf Dinge aufzuschreiben, die während des gerade vergangenen Tages Ihr Herz erwärmt haben. Bewahren Sie jede solche Liste auf wie einen kleinen Schatz! Und wenn Sie mal wieder das Gefühl beschleicht, Sie seien ein Pechmagnet, dann nehmen Sie Ihre Listen zur Hand. Manchmal bedarf es nur einer ordentlichen Buchhaltung, um den richtigen Überblick zu behalten.

„Müde bin ich, geh' zur Ruh', schließe beide Äuglein zu ... Vater, lass die Augen dein über meinem Bettchen sein!"

Die folgende Liste können Sie sich für Ihre „Dankbarkeitsbuchhaltung" kopieren oder sie unter www.mybooks-suedwest.de herunterladen.

Dafür war ich heute dankbar:

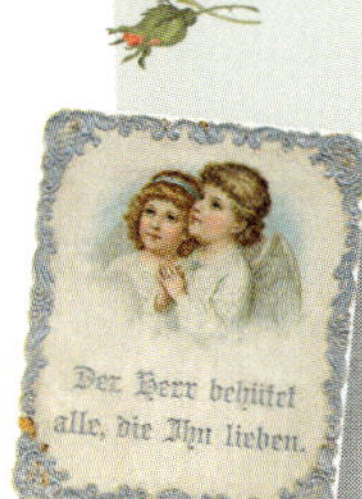

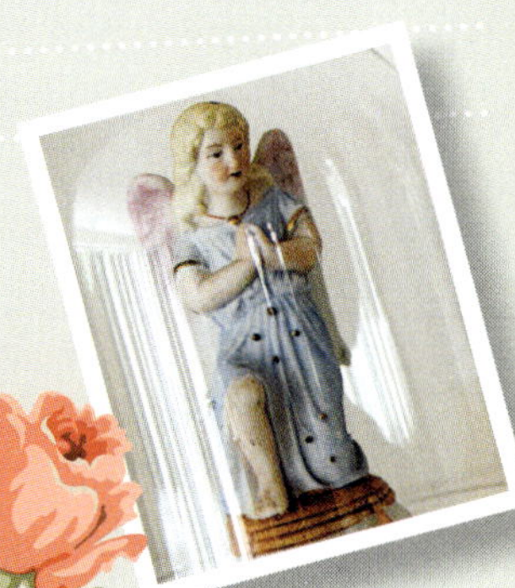

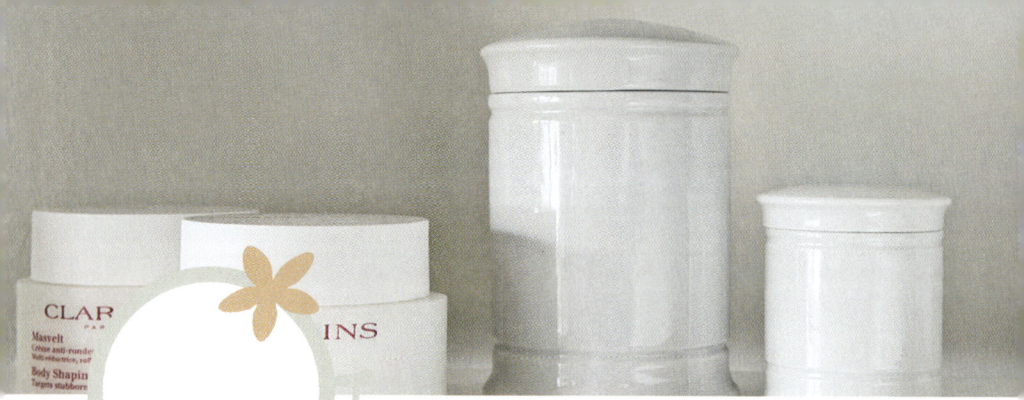

Schönheitsschlaf

Kann mir mal einer sagen, warum es „Schönheitsschlaf" heißt, wenn man am Morgen danach oft so aussieht, als wäre man mit einem Laster zusammengestoßen?

Um knautschfrei wach zu werden, braucht man vor allem Luft, die richtige Raumtemperatur und eine vernünftige Nackenrolle. Das ist schon mal der erste Schritt, damit Sie Ihr Anblick nach dem Aufstehen nicht in mittelschwere Depressionen stürzt. Die Luft in Ihrem Schlafzimmer muss zirkulieren können. Das geht am besten mit einem geöffneten Fenster. Wenn es bei Ihnen zu Hause nicht möglich ist, ein Fenster geöffnet zu halten, dann lassen Sie wenigstens Ihre Schlafzimmertür auf. Drehen Sie die Heizung runter. Im Schlafzimmer reichen 18 Grad völlig.

Sorgen Sie für gute, natürliche Düfte im Raum. Lavendel ist nach wie vor ungeschlagen, Vanille tut auch gut oder ein paar Zimtstangen auf dem Nachttisch.

Machen Sie einen Bogen um Bettwäsche mit Kunstfaseranteilen. Baumwolle ist durch nichts zu toppen und kühlt im Sommer ganz wunderbar. Rüschen und Spitze sehen nur auf Ihren Kissen schön aus, nicht aber morgens als Abdrücke in Ihrem Gesicht. Genießen Sie Ihre Kissenberge – aber vor dem Einschlafen müssen alle opulenten Exemplare raus aus dem Bett. Schlafen Sie möglichst flach, mit der bereits erwähnten Nackenrolle.

Gute Cremes sind wichtig, denn nachts hat Ihre Haut Zeit zum Entknittern und Regenerieren. Geben

Sie ihr Futter! Und wenn Sie zu verquollenen Augen am Morgen neigen, dann habe ich einen echten Geheimtipp für Sie: Hamamelis! Ich werde Ihnen später noch mehr über diese Wunderpflanze berichten, weil sie zu meinen Nothelferlein gehört, hier will ich Sie erst einmal nur mit der Hamameliscreme bekannt machen. Schießlich geht es ja um Ihren Schönheitsschlaf. Hamameliscreme steht immer auf meinem Nachttisch, und das Eincremen damit ist zu einem Abendritual geworden wie das Fensteröffnen und Zähneputzen. Hamameliscreme oder -salbe wirkt spürbar abschwellend. Tragen Sie vor dem Schlafengehen ein wenig davon um Ihre Augen herum auf und machen Sie danach mit Ihrer gewohnten Pflege weiter. Die Creme ist nicht teuer, und es gibt sie in jeder Apotheke.

Kombi-Lösungen

Ich mag die Klappe, mit der man „zwei Fliegen auf einmal" erwischt: Quitten, zum Beispiel, die erst die Raumluft verschönern und sich dann (mit meiner Nach-Hilfe) in eine vorzügliche Marmelade verwandeln. Eine andere ist folgende: Wenn die Nacht lang und der Schlaf zu kurz war, brühe ich mir morgens eine große Tasse schwarzen Tee mit zwei Beuteln auf. Mit der Teetasse in der einen Hand und einer Eieruhr in der anderen krieche ich zurück ins Bett. Wenn ich – mit geschlossenen Augen – den Tee ausgetrunken habe, blinzle ich die Eieruhr an und stelle sie auf zehn Minuten. Dann lehne ich mich zurück in die Kissen, lege die ausgedrückten warmen Teebeutel auf meine Augen – und wenn die Eieruhr klingelt, bin ich nicht nur fit, sondern sehe auch noch deutlich besser aus als vorher.

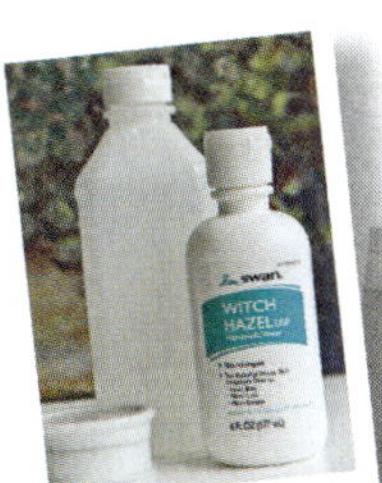

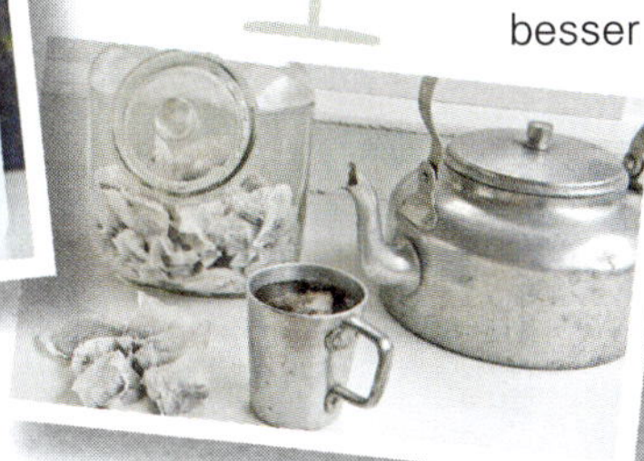

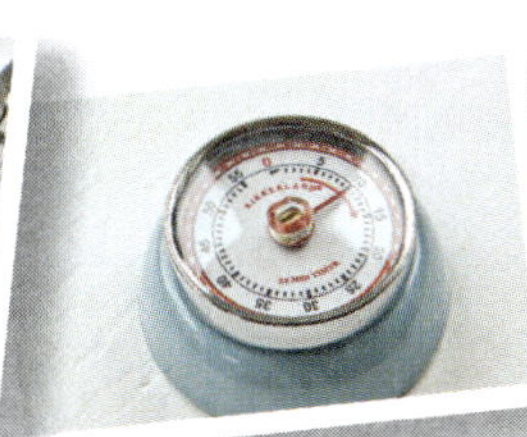

Der Luxus eines frisch bezogenen Betts

Ich bilde mir ein, dass ich im Dunkeln fühlen kann, ob ein Bett weiß bezogen ist oder in Knallfarben leuchtet. Es wäre übertrieben, zu behaupten, dass ich spüren kann, ob Palmen auf der Bettwäsche prunken oder das FC-Bayern-Logo. Aber ich kann beweisen, dass ich die Kühle von schlichter weißer Bettwäsche sogar im Stockfinsteren spüre.

Neulich habe ich bei meiner Freundin Britta im Stockbett der Kinder übernachtet. Oben schlief die Tochter, der siebenjährige Sohn wurde ins Bett der Eltern umquartiert. Ich war spät angekommen, und ein Käsebrot plus ein Stündchen Plaudern mit Britta später schlich ich mich im Pyjama ins Kinderzimmer. Ich öffnete die Tür gerade so weit wie unbedingt nötig. Nur ein winziger Lichtschein sollte kurz ins Zimmer huschen, damit ich die Kleine nicht aufweckte. Ich bin sehr gern bei meinen Freunden zu Gast, und auch am Bett fand ich nichts auszusetzen: Die Matratze war griffig, die Kissen frisch geschüttelt und rüschenfrei. Alles um mich herum roch gut, und die Atemzüge von Brittas Tochter hatten etwas wunderbar Beruhigendes.

Und dennoch tat ich kein Auge zu! Ich wälzte mich von einer Seite zur anderen, und die Bettwäsche schien auf mir zu lasten wie eine Schranktür. Als es draußen hell wurde, richtete ich mich vorsichtig auf. Ich wollte mich geräuscharm aus dem Stockbett rollen, um das schlafende kleine Mädchen über mir nicht zu wecken. Ich drehte mich zur Seite und starrte in die weit geöffneten Augen eines Mannes. Ein winziger Schrei entfuhr mir, aber meine Etagenbettgefährtin atmete ruhig und gleichmäßig weiter. Ich ließ mich auf das Kopfkissen zurückfallen, direkt neben das Strahlegrinsen des Mannes, unter dem ich aufgewacht war. David Hasselhoff hatte mit mir im selben Bett geschlafen! David Hasselhoff hatte die ganze Nacht auf mir gelastet wie ein Surfbrett. Ich schlich in die Küche, wollte schauen, ob ich die Kaffeemaschine würde in Gang setzen können, aber meine Freundin war schon wach und stellte eine Tasse heißen, duftenden Kaffee vor mich auf den Tisch. „Wie hast du geschlafen?“, wollte Sie wissen. „Ganz prima“, log ich und langte mit zitternden Händen nach meiner Kaffeetasse. „Das lag sicher an der Bettwäsche“, sagte Britta. „Ich musste sie gestern noch extra für dich waschen und frisch aufziehen. Max war nicht davon abzubringen, er wollte unbedingt, dass du in seiner Lieblingsbettwäsche schläfst …“

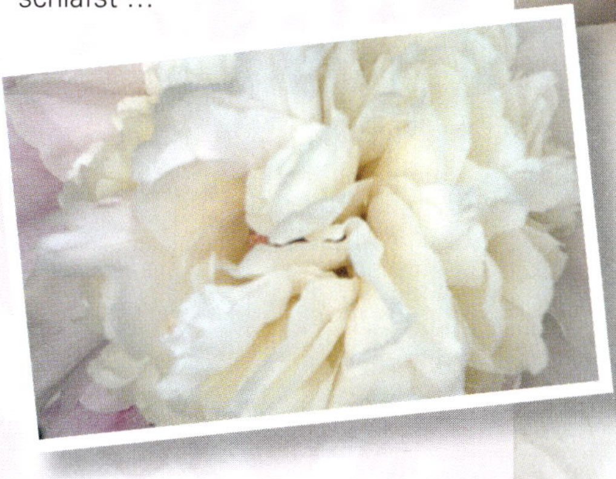

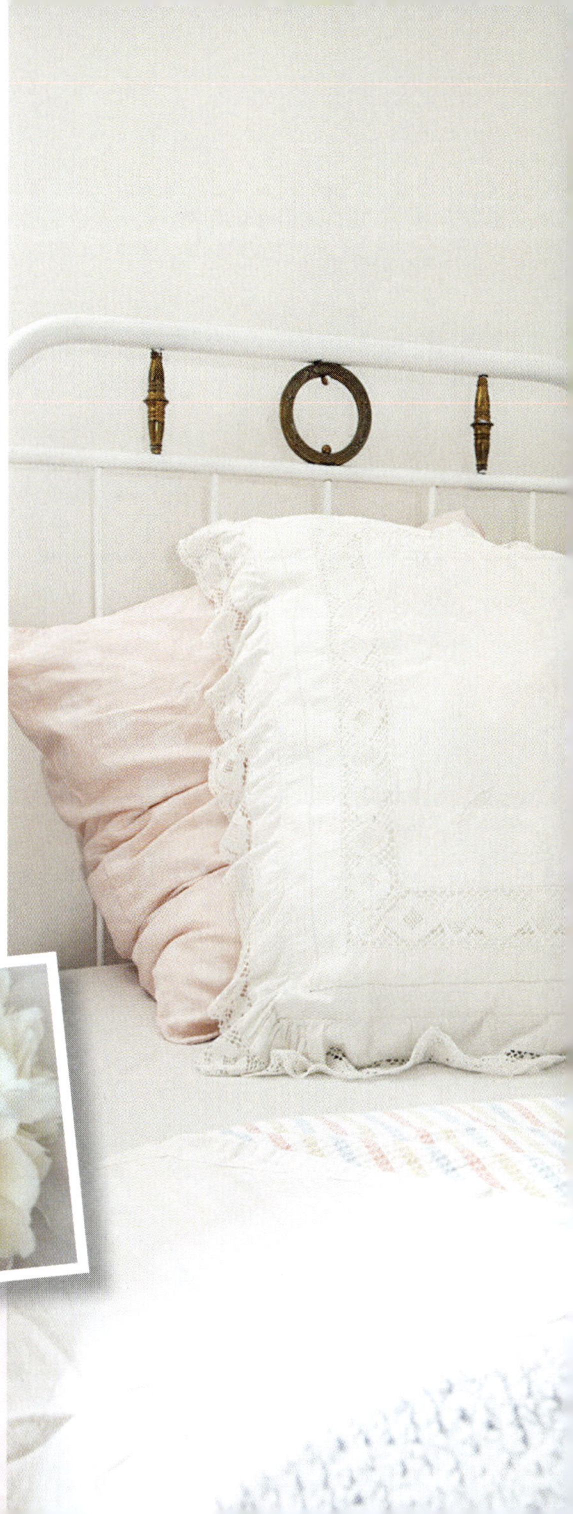

Pyjama-party

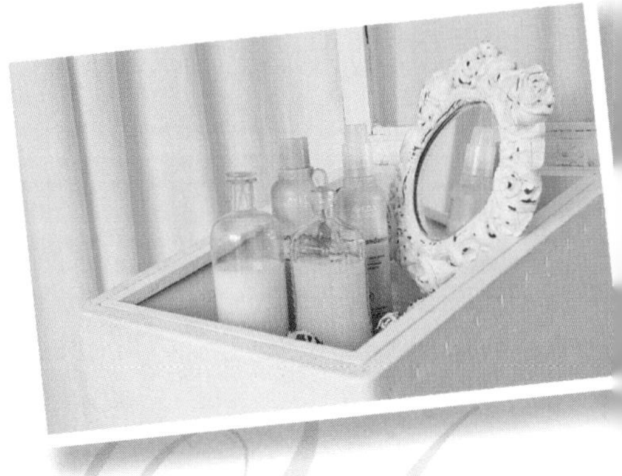

Von Zeit zu Zeit sollten Sie sich einen halben Sonntag schenken. Wer kann, auch einen ganzen. Wenn die Sonne lacht und Sie aufs Fahrrad locken will, lachen Sie zurück und schnappen sich ein paar Bücher. Steuererklärung, Bügelwäsche, Fenster putzen ... Papperlapapp! Heute haben Sie (mindestens einen halben Tag) frei! Schicken Sie Ihre Familie in den Zoo und verordnen Sie sich Pyjamazwang. Cremen Sie Ihre Füße dick ein und schlüpfen Sie in weiche Socken. Kaffee, Kekse, Lieblingsbücher – alles, was nicht nach Arbeit aussieht, darf mit ins Bett. Thronen Sie in Ihren Kissen. Legen Sie eine Gesichtsmaske auf und ein fettes Grinsen dazu.

Fleddern Sie die Magazine, die sich seit Wochen auf dem Fußboden stapeln, und kochen Sie die schönsten Rezepte im Kopf mit. Wenn Sie das Bild aufhängen wollen, das schon ewig an der Wand lehnt, dann greifen Sie zu Nagel und Hammer. Wenn Ihnen nicht danach ist, dann bleibt es dort stehen. Heute wird nichts unternommen, was Sie „eigentlich endlich mal erledigen müssten", sondern nur das, was Sie „unbedingt machen wollen".
Wenn Sie einen Kuchen backen wollen, dann tun Sie es, und wenn nicht, bestellen Sie sich nachmittags eine Pizza. Kneten Sie eine Kur in Ihre Haarspitzen und baden Sie Ihre Hände in warmem Olivenöl. Ein entspannendes Vollbad zum Schluss, und wenn Ihre Familie zurückkommt, stehen Sie tief entspannt in der Tür und riechen wie ein Veilchenstrauß. Möglicherweise ist ja bei Ihrer Pyjamaparty sogar ein Kuchen für die Lieben herausgekommen. Wenn nicht, schicken Sie sie noch mal los, um beim Bäcker ein paar Tortenstückchen zu holen.

Love *You* *baby*

Wenn es Ihnen wirklich gelungen ist, alles zu tun, was Ihnen Freude macht – und das ganz ohne schlechtes Gewissen! –, dann werden Sie am Montag mit glänzendem Haar und unglaublich entspannten Gesichtszügen im Büro erscheinen. Und wenn sich Ihre Kollegen erstaunt fragen, ob Sie möglicherweise frisch verliebt sind, dann können Sie leise lächeln und denken: „Ja, in mich selbst!"

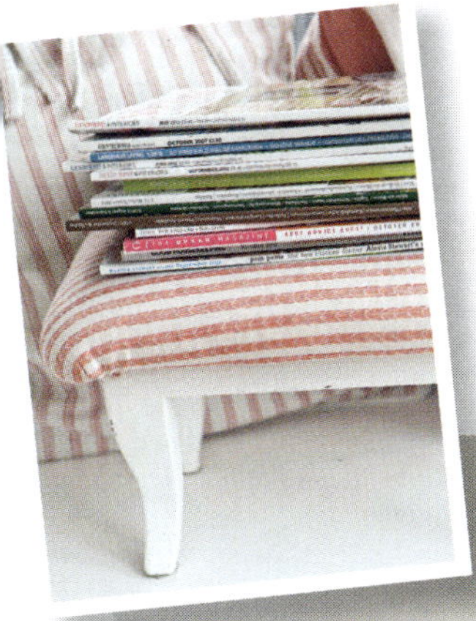

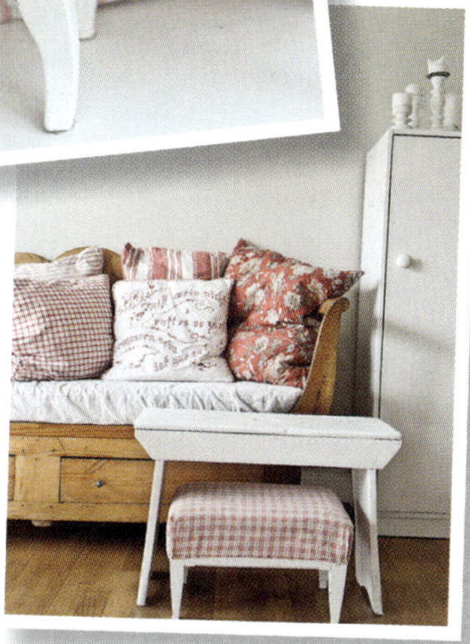

Alles was ich WILL, nicht MUSS:

Aktion

Stören verboten!

Manchmal muss man Grenzen setzen. Auch – oder vielleicht gerade – bei Menschen, die man von ganzem Herzen liebt.

Hier ist Ihr persönlicher Grenzposten.

Fotokopieren oder aus dem Internet herunterladen (www.mybooks-suedwest.de), ausschneiden und auf Pappkarton kleben. Hängen Sie das Schild immer dann an die Klinke, wenn Sie eine Auszeit brauchen.

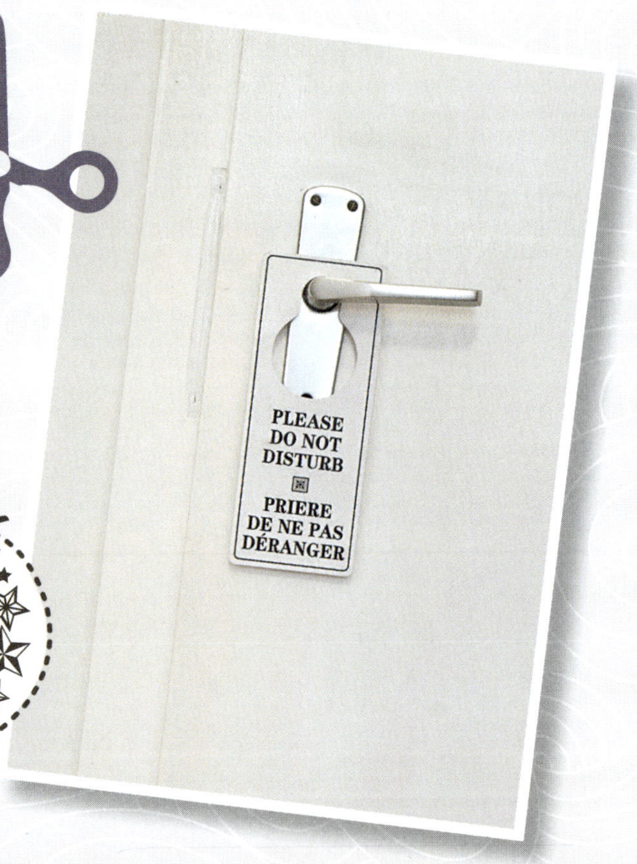

Do it yourself

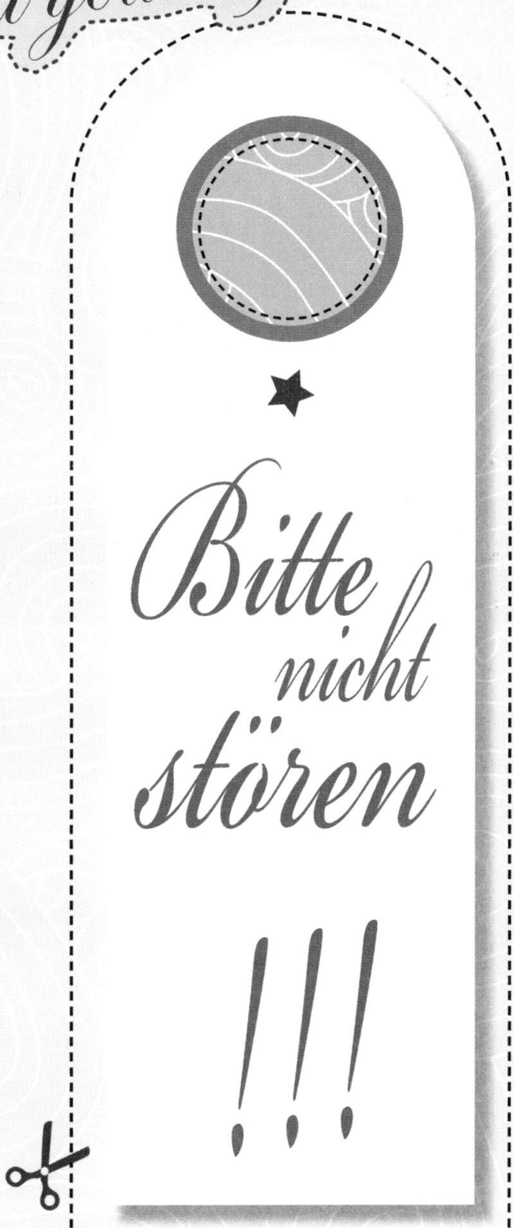

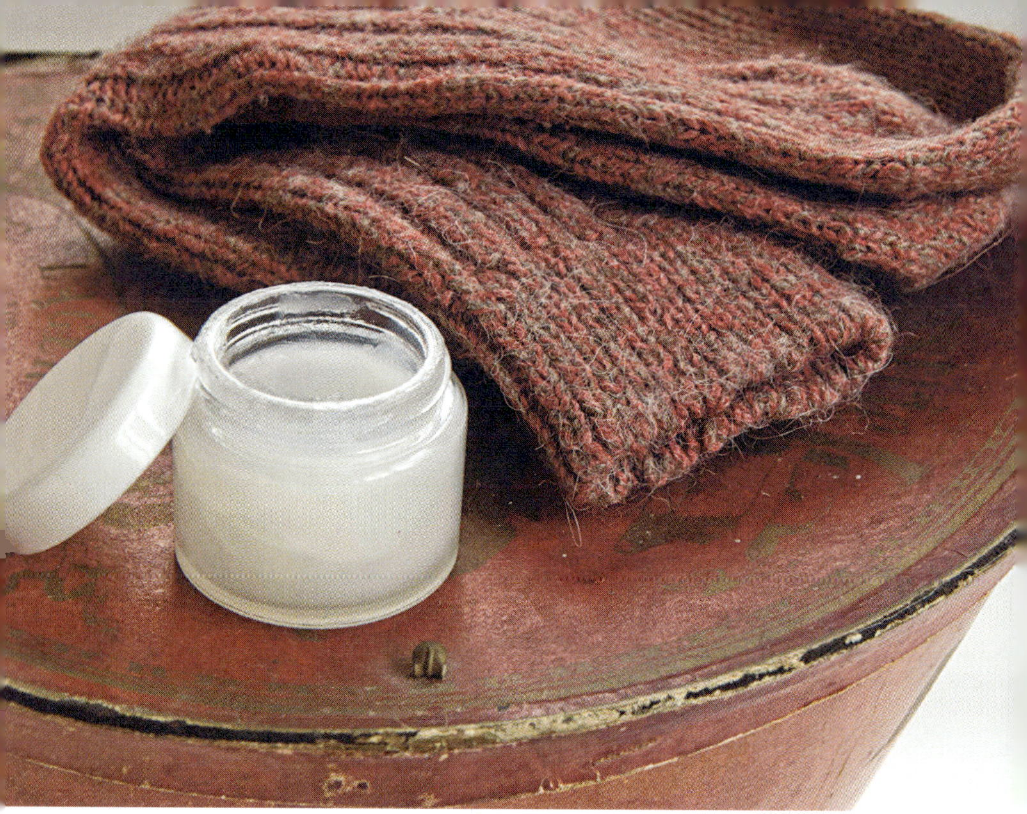

Erkältungs-Hau-abs

Sie werden mir zustimmen, wenn ich sage, dass ein Bett auf vielerlei Einsatzgebieten nützlich ist. Eines will ich endlich einmal lobend hervorheben: Die Bekämpfung von Erkältungskrankheiten. Wenn Triefnase und Halskratzen Sie erwischt haben, können Sie sich mit Medikamenten vollstopfen und sich tapfer ins Büro schleppen, oder Sie greifen zu den guten altbewährten Hausmitteln und gehen einfach mal schön früh ins Bett. Die Chancen stehen gut, dass Sie am nächsten Tag wieder topfit sind.

Innerlich & äußerlich

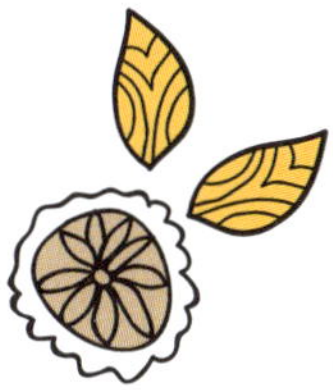

Zutaten:

2 EL Honig
2 EL Zitronensaft, frisch gepresst
2 EL Apfelessig

in eine große Tasse füllen und mit kochend heißem Wasser überbrühen. Eine Zimtstange etwa 5 Minuten darin ziehen lassen. Die Stange können Sie aufbewahren und später für eine zweite Tasse benutzen. Den Erkältungsvertreiber in kleinen Schlucken trinken – so warm wie möglich.

Cremen Sie vor dem Zubettgehen jeden Fuß großzügig mit Erkältungsbalsam ein. Ziehen Sie dicke Socken drüber – und ab ins warme Bett. Sie werden in diesem Aufzug nicht besonders erotisch aussehen (und auch nicht so duften), aber Sie werden schlafen wie ein Baby und sich am nächsten Morgen deutlich besser fühlen. Angenehmer Nebeneffekt: Ihre Füße sind butterweich, weil in Erkältungscremes jede Menge Vaseline steckt.

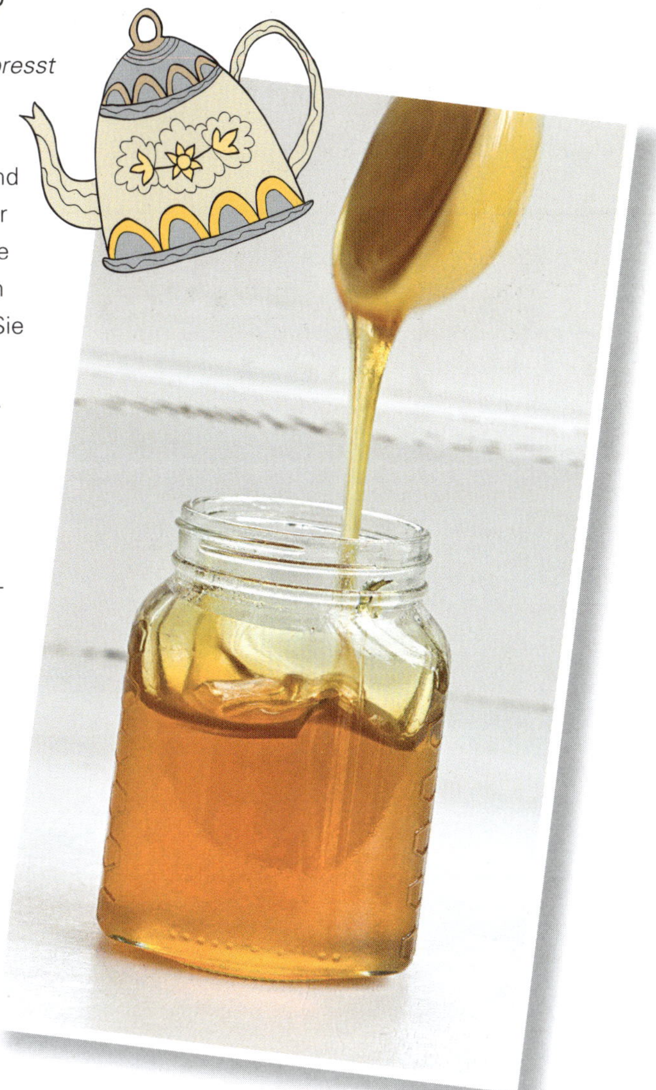

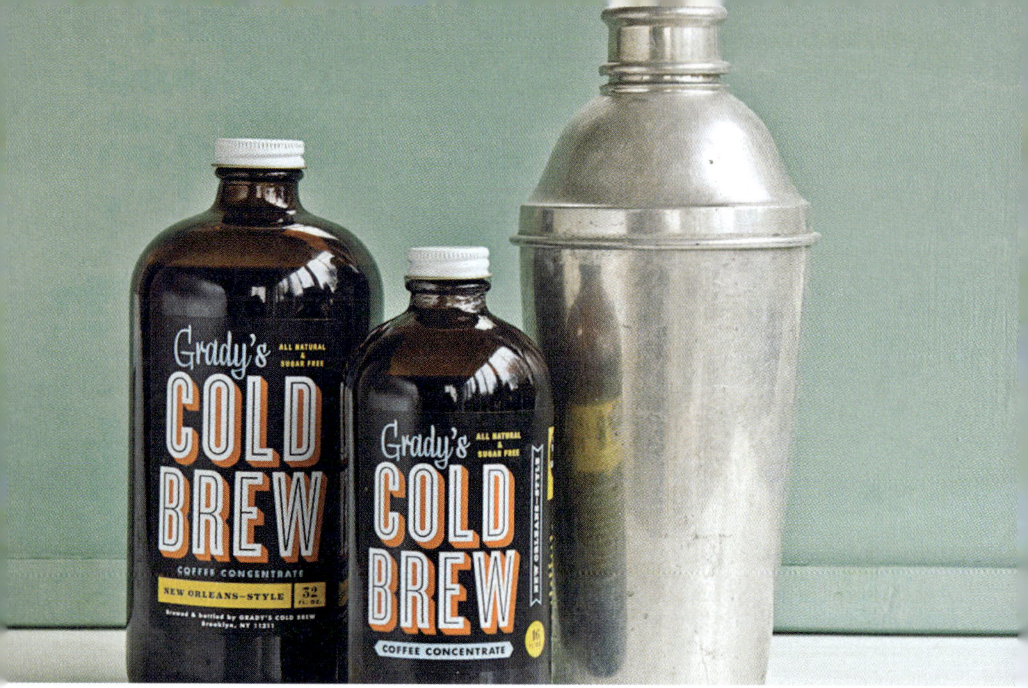

Das Gegenteil von Einschlafen ...

Was ist das Gegenteil von Einschlafen? Richtig! Aufwachen!
Und welches sind die besten Mittel, um wach zu werden? Küsse? Kalte Dusche? Kaffee?
Alles brauchbar, aber manchmal ist etwas Stärkeres nötig: Cold Brew!

Cold Brew ist die Geheimwaffe der New Yorker Partypeople. Ein Kaffee, der mit kaltem Wasser „aufgebrüht" wird. Richtig gebraut hat er pro Portion die Wirkung von fünf(!) Espressi. Also ein Muntermacher für den frühen Morgen oder für den kleinen Durchhänger am Nachmittag.

In New York ist das Getränk so beliebt, dass man es (ziemlich teuer) fertig gebraut in (sehr schicken) Flaschen kaufen kann.

Rezept

Cold Brew

5 gehäufte Esslöffel gemahlener Kaffee, 4 Tassen Wasser

Das Kaffeemehl in eine Karaffe schütten und das kalte Wasser darübergießen. Gut umrühren und 12 Stunden bei Raumtemperatur stehen lassen. Nach 12 Stunden durch einen Kaffeefilter abseihen und in eine Flasche füllen. Die Flasche verschließen und im Kühlschrank aufbewahren, dort hält sich der Cold Brew ungefähr eine Woche. Cold Brew wird wie Eiskaffee getrunken: Einen Teil Cold Brew mit einem Teil kaltem Wasser mischen. Milch und Zucker nach Belieben und Eiswürfel dazu.

Für die ganz hartgesottenen Party-Opfer stand in der New York Times neulich folgender Tipp: Wem der Cold Brew in der klassischen Version zu wenig Zündstoff hat, der soll die Prozedur wiederholen. Das heißt, die fertige Flüssigkeit wird erneut mit 5 Esslöffeln Kaffeemehl eine ganze Nacht oder 12 Stunden lang angesetzt. Das Ergebnis, der „Cold Double Brew", hat die Lizenz zum Herzrattern. Sagen Sie also nicht, ich hätte Sie nicht gewarnt!

Noch ein Rezept für Erwachsene gefällig?

Versuchen Sie mal das hier:

Rezept

Cold Brew für Fortgeschrittene

1 Schnapsgläschen Rum
1 Schnapsgläschen Cold Brew
2 Schnapsgläschen Orangensaft

Alle Zutaten in einen Cocktailshaker geben, Eiswürfel dazu und schütteln. Zusammen mit den Eiswürfeln in ein Cocktailglas geben und mit einer Orangenscheibe garnieren.

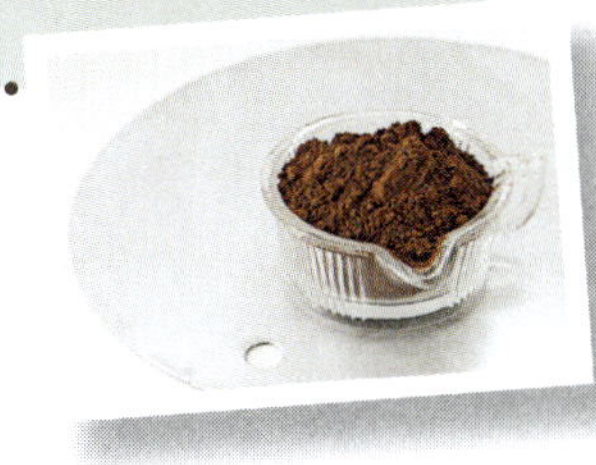

Couch-geschichten

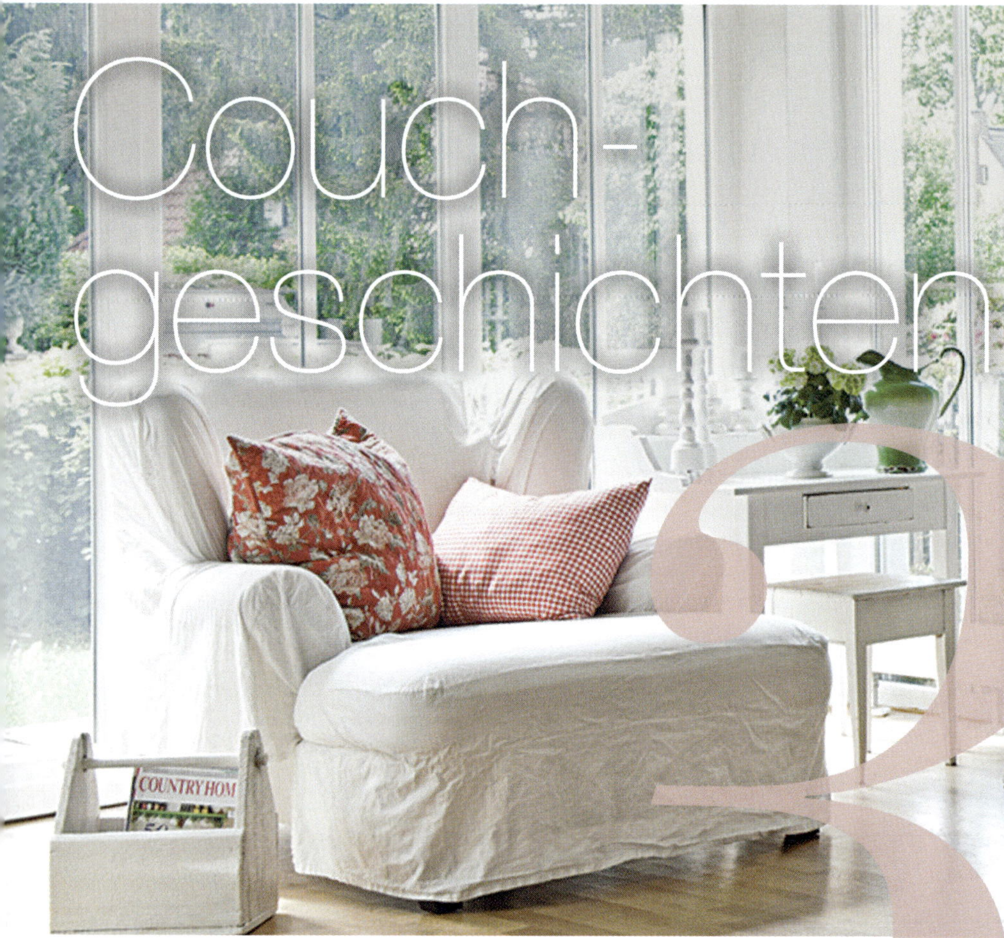

3

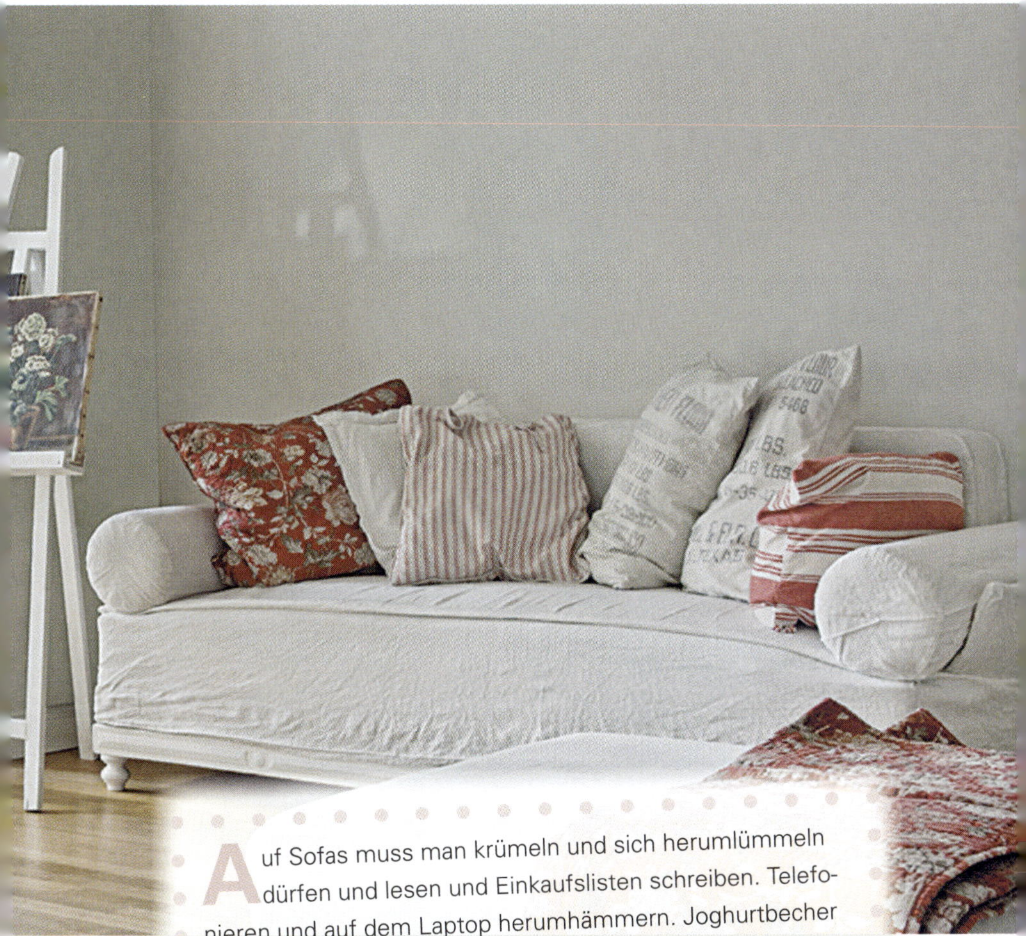

Auf Sofas muss man krümeln und sich herumlümmeln dürfen und lesen und Einkaufslisten schreiben. Telefonieren und auf dem Laptop herumhämmern. Joghurtbecher auslöffeln und Kekse essen. Beine hoch, Kissen im Kreuz! So geht wohnen!

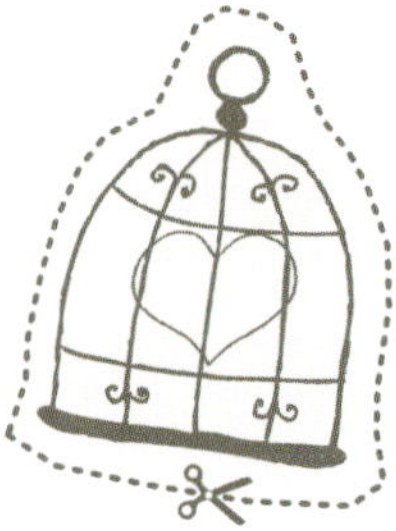

Wer bin ich und wie zeig' ich's?

Ich würde zu gern wissen, wie Ihr Wohnzimmer aussieht! Viel Farbe und viele Kissen? Blockstreifen und Blümchen? Chrom und Leder? Darf man bei Ihnen krümeln, oder gehören Sie zu denen, die stets den Handstaubsauger griffbereit haben? Wohnen ist so herrlich individuell. Es ist der Ausdruck unserer Persönlichkeit. Zeigen Sie, wer Sie sind und scheren Sie sich nicht darum, ob Ihr Wohnglück gerade super angesagter Trend oder mega-out ist. Ihre Freundinnen finden Ihr Wohnzimmer kitschig? Kühl? Farblos? Papperlapapp! Hören Sie nicht hin. Wichtig ist, dass SIE Ihr Wohnzimmer nicht kitschig, kühl oder farblos finden. Sollte dies der Fall sein, müssen Sie raus aus dem Sessel, denn dann ist handeln angesagt!
Setzen Sie Ihrem Wohnzimmer Ihre Persönlichkeit entgegen. Lassen Sie sich nicht von ein paar Quadratmetern Wohnfläche fertigmachen. Sie sind der Boss!

Sie dürfen sentimental sein! Die Dinge um Sie herum sollen Bedeutung für Sie haben. Lassen Sie nur Möbel ins Haus, mit denen Sie eine Geschichte verbindet!

Sie dürfen abenteuerlustig sein! Besuchen Sie Flohmärkte und trauen Sie sich auch mal, etwas mitzunehmen, von dem Sie (noch) nicht wissen, wo Sie es hinstellen oder wie Sie es einsetzen werden. Vertrauen Sie sich selbst: Ihr Flohmarkt-Fund wird seinen Platz finden!

Sie dürfen strukturiert sein! Klarheit ist kein Zeichen von Langeweile! Zeigen Sie Ihrem Zuhause, wo's langgeht. Mit einer Farbwelt oder einer Stilrichtung. Wenn die Struktur stimmt, können Sie beim Drumherum mutige, fröhliche Bocksprünge machen.

Sie dürfen glücklich sein! Zeigen Sie, was Sie glücklich macht. Sie verraten damit viel von sich, und das braucht etwas Mut. Der Vorteil: Wenn jeder erkennen kann, wie Ihr Wohnglück aussieht, bewahrt Sie das in Zukunft vielleicht vor Verlegenheitsgeschenken, die so gar nicht zu Ihnen passen …

Sie dürfen sichtbar sein! Jeder Raum verdient gutes Licht, denn gutes Licht macht alles und jeden noch ein bisschen schöner.

Sie dürfen wandlungsfähig sein!
Ihre Sicht auf die Dinge ändert sich, Ihre Frisur, Ihr Freundeskreis, Ihr Leibgericht. Wenn Ihnen Ihr Sofa nicht mehr gefällt, dann ist das Ihr gutes Recht! Lassen Sie sich eine Husse nähen oder fangen Sie sofort damit an, für neue Sitzmöbel zu sparen. Ausreden gelten nun nicht mehr!
Fangen Sie damit an, alles aufzuschreiben, was Ihr Zuhause verschönern könnte. Nicht kneifen, denn: *Es gibt nichts Gutes, außer man tut es …*

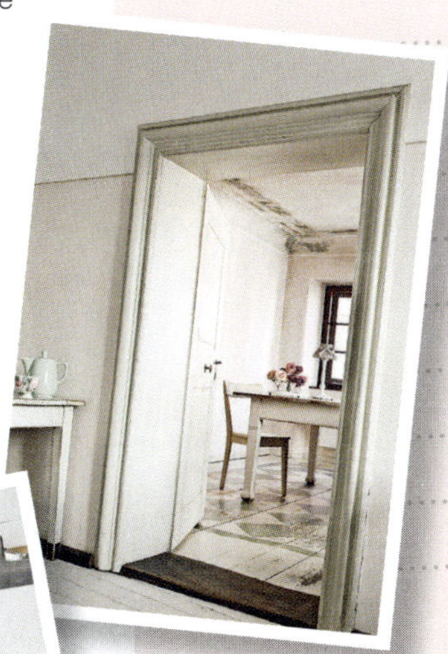

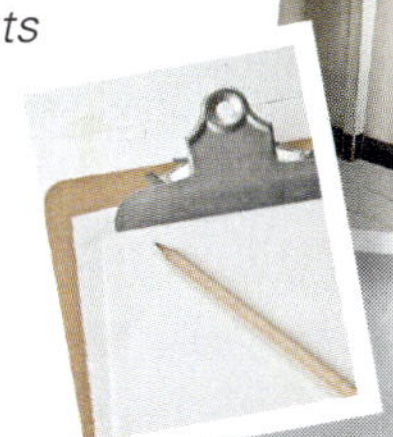

Meine Wohnträume …

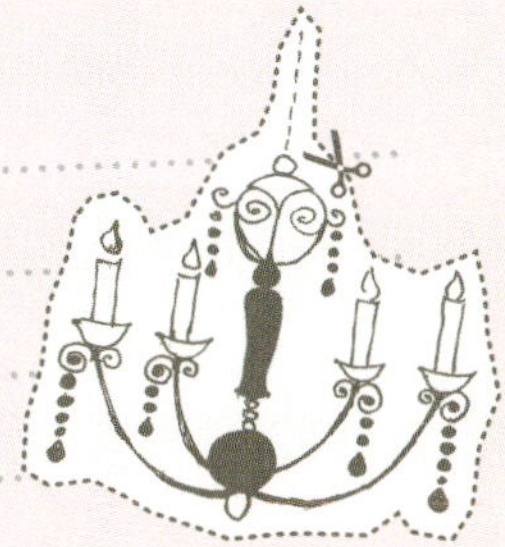

Aktion

Was mag ich an meinem Zuhause?

Es gibt Tage, da würde man am liebsten auf der Stelle ausziehen. Das eigene Zuhause gefällt einem nicht mehr. Alles erscheint langweilig, eng und grau. Die Wahrheit ist: Es ist das eigene Ich, mit dem man hadert. Die Wohnung muss nur den Kopf dafür hinhalten, wenn man sich in seiner eigenen Haut nicht wohlfühlt.

Falls Sie in einer solchen Frust-Spirale feststecken, können Sie eigentlich nur zwei Dinge tun: Entweder lassen Sie die Rollos herunter und kriechen ins Bett, oder Sie zünden sich eine Duftkerze an und setzen sich mit Ihrem myBook aufs Sofa. Stopp! Einen Stift brauchen Sie auch noch! Und nun schauen Sie sich in Ruhe um. Es ist ganz und gar unmöglich, dass es um Sie herum überhaupt nichts gibt, das hübsch anzuschauen ist. Hören Sie auf zu meckern und schreiben Sie lieber auf, was bei Ihnen schön ist. Machen Sie Ihr Zuhause nicht schlecht. Loben Sie es! Machen Sie ihm Komplimente! Und wenn es Ihnen gelungen ist, wenigstens fünf Highlights in Ihrer Wohnung ausfindig zu machen, dann rücken Sie automatisch auch wieder näher an sich selbst heran. Und wenn Sie noch fünf weitere Glanzlichter in Ihrem Zuhause gefunden und aufgeschrieben haben, dann sollte sich Ihr Frust gelegt haben. Richtig? Gut, denn nun sind Sie bereit für die zweite Zündstufe … Was mögen Sie an sich? Schreiben Sie es auf!

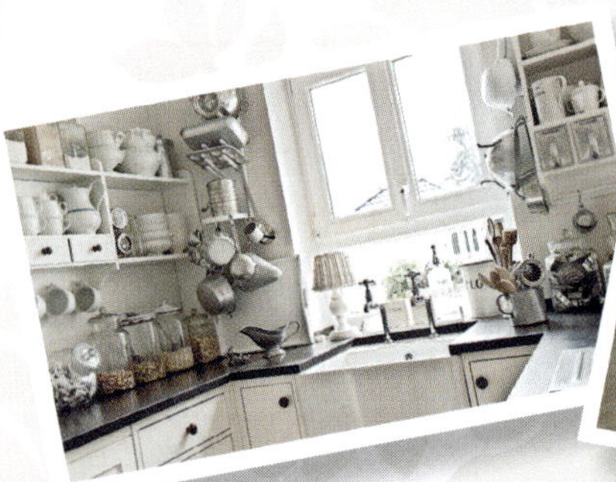

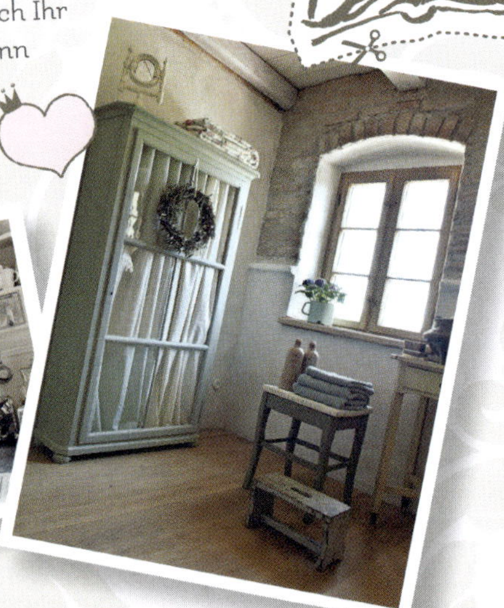

Was mag ich an meinem Zuhause?

Was mag ich an an mir?

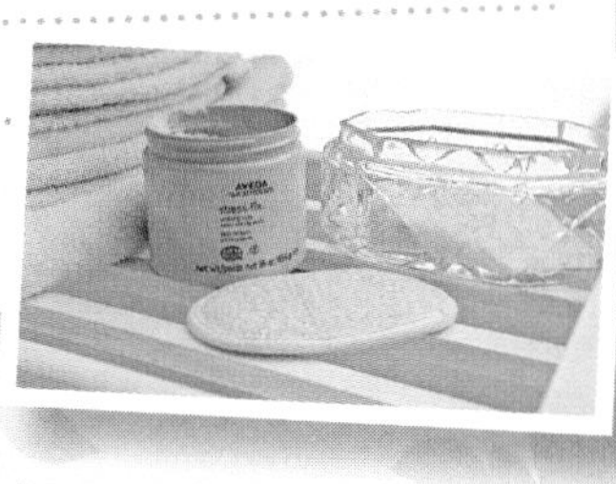

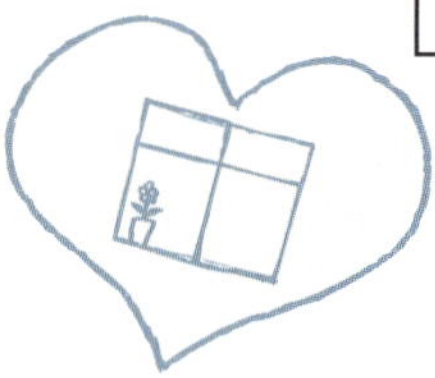

Der Schrank geht doch noch ...

„Dieser schreckliche Schrank im Wohnzimmer macht mich wahnsinnig, aber er geht doch noch!" Sätze wie diesen haben Sie bestimmt schon gehört. Oder – noch schlimmer – selbst gesagt!
Es gibt sie auch in der Version mit Stehlampe oder Einbauküche. Ganz besonders häufig höre ich Stoßseufzer dieser Art im Zusammenhang mit Sitzmöbeln: „Das Sofa ist so hässlich, aber es geht noch!" Ich fürchte, ich muss Sie enttäuschen: Sofas gehen nicht! Ehemänner vielleicht oder Uhren. Aber wenn Sie Ihr Sofa loswerden wollen, müssen Sie es schon rausschmeißen.

Nehmen Sie Ihre Bedürfnisse ernst, denn Sie verbringen die meiste Zeit Ihres Lebens mit Wohnen. Möbel, die ein Erbfall in Ihre Wohnung gespült hat oder die „mal unglaublich teuer" waren, haben nicht das Recht, Ihnen die Laune zu vermiesen. Menschen verändern sich und der Wohnstil auch. Oder haben Sie den Verkäufer beim Erwerb Ihrer Schrankwand sagen hören: „Bis dass der Tod euch scheidet"? Trennen Sie sich von der Hälfte der Dinge, die in Ihrem Wohnzimmerschrank hausen, und dann trennen Sie sich von dem Schrank. Kaufen Sie einen kleineren Schrank und schauen Sie zu, wie Ihr Wohnzimmer schlagartig größer wird. Der Gruselfaktor Ihres Sofas verschwindet, wenn Sie ihm eine lockere Husse nähen. Sollten Sie das nicht selber können, fragen Sie im Büro. Sie werden sich wundern, wie viele heimliche Nähkünstlerinnen es gibt! Sparen Sie das Geld für teuren Polsterstoff, ein preiswerter Baumwollstoff in einer Farbe, die Ihr Herz lächeln lässt, ist völlig in Ordnung.

Bisweilen passiert es, dass sich Ehemänner breitbeinig in den Türstock stellen, während Sie dabei sind, die Schrankwand abzubauen.

Falls Ihr Mann ein knappes: „Wenn er geht, gehe ich auch!“ durch die Zähne presst, sollten Sie sich noch mal genau überlegen, wie wichtig Ihnen schönes Wohnen ist. Ich rate in solchen Fällen zur Deeskalation mittels Farbe und Pinsel. Frisch gestrichen wirken die schrecklichsten Schrank-Ungeheuer meist ganz passabel.

Ein Tipp noch: Wenn Sie sich dafür entschieden haben, Ihren Mann zu behalten, sehen Sie von Pastelltönen im Wohnzimmer ab. Nehmen Sie Weiß und knöpfen Sie sich den Schrank vor, während Ihr Mann auf Geschäftsreise ist.

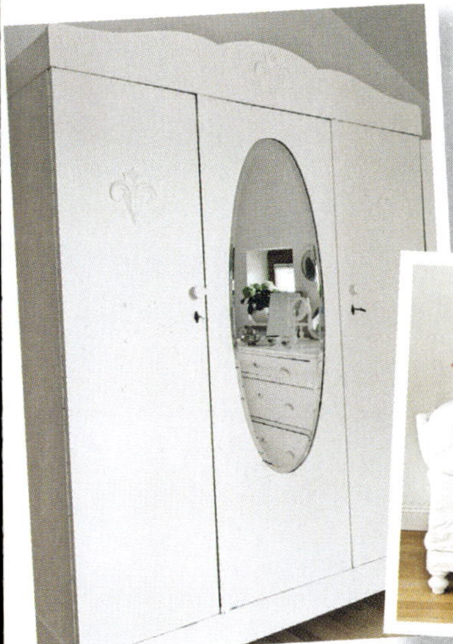

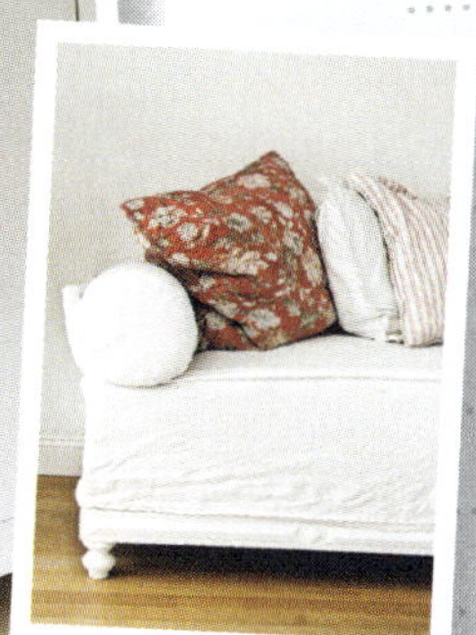

Heimliche Liste der Veränderungen in meinem Wohnzimmer

Als Allererstes muss verschwinden:

....

....

....

....

....

....

....

Außerdem muss weg:

....

....

....

....

....

....

....

Wenn möglich, sollte auch noch weg:

....

....

....

....

....

....

....

Die Macht des Unterbewusstseins

Lassen Sie sich bei Wohnentscheidungen von Ihrem Unterbewusstsein helfen! Sofa oder Kuschelsessel? Parkett oder Teppichboden? Neuengland-Stil oder Schweden-Bausatz? Wenn man umzieht oder umbaut, sind Hunderte von Entscheidungen zu treffen.
Am schwersten fallen die mit einer langen Laufzeit. Auch wenn nichts für die Ewigkeit gemacht ist: Ein neues Sofa wird zum Familienmitglied, mit dem man eine ganze Weile zusammenleben wird. Es ist also völlig normal, dass man sich eine solche Kaufentscheidung gut überlegt. Soll es eher praktisch sein oder eher herzerwärmend? Muss es zum übrigen Mobiliar passen, oder soll es willkommener Anlass sein, die restlichen Möbel endlich zu entsorgen?
Es ist oft besser, eine Entscheidung nicht auf Biegen und Brechen zu erzwingen. Warten Sie, bis die Entscheidung, die wirklich zu Ihnen passt, aus Ihrem Unterbewusstsein aufsteigt. Das klingt nach Hokuspokus? Ist aber keiner! Der Verstand ist präzise, kann aber nicht allzu viele Dinge gleichzeitig bewältigen. Ungefähr fünfzig Bits, sagen die Wissenschaftler. Dann ist beim Verstand Schluss mit dem gleichzeitigen Verarbeiten von Informationen. Das Unterbewusstsein des Menschen arbeitet schludriger. Das aber ist Ihre Chance, denn dafür wird es mit Millionen Bits gleichzeitig fertig.

Was lernen wir daraus? Umbaupläne machen, dann im alten(!) Sofa zurücklehnen und das Unterbewusstsein multitasken lassen. Wenn es fertig ist, klopft es bei Ihnen an, und plötzlich wissen Sie ganz genau, was zu Ihnen passt!

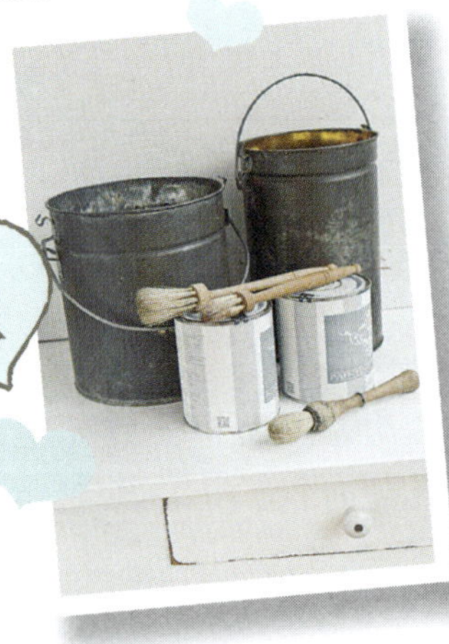

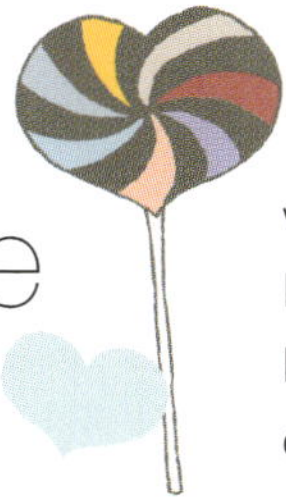

Lassen Sie sich nicht bequatschen!

Kennen Sie die Regel Nummer 1 für schönes Wohnen? Man braucht einen Inneneinrichter? Falsch! Mindestens 200 Quadratmeter Wohnfläche? Auch falsch! Reichlich finanzielle Mittel? Besonders falsch!

Die einzige Regel, die Sie sich einprägen müssen und die – sofern eisern befolgt – schönes Wohnen garantiert, ist die: Lassen Sie sich nicht bequatschen!
Nicht von Ihrer besten Freundin, nicht von den Wohnmagazinen. Unter keinen Umständen vom Verkäufer im Möbelhaus, von mir nicht und von Ihrer Mutter schon gar nicht.

Gehen Sie Ihren eigenen Weg und lassen Sie sich unterwegs nicht mutlos machen. Seien Sie nicht traurig, wenn Sie sehen, wie die Reichen und die Schönen in der Toskana oder in den Hamptons wohnen. Schön wohnen ist eine Frage der inneren Harmonie und keine Frage von Landhausküche oder Whirlpool im Wohnzimmer.

Gehen Sie Ihren eigenen Weg. Mixen Sie mutig und stellen Sie alles in Reichweite, was Sie glücklich macht. Hören Sie nicht hin, wenn Ihnen jemand einreden will, das was Sie machen, sei „nicht praktisch" oder „zu gewagt" oder „einfach unvernünftig". Versuchen Sie, stets so schön zu wohnen, wie Sie können. Nicht mehr und nicht weniger! Versprochen? Gut!

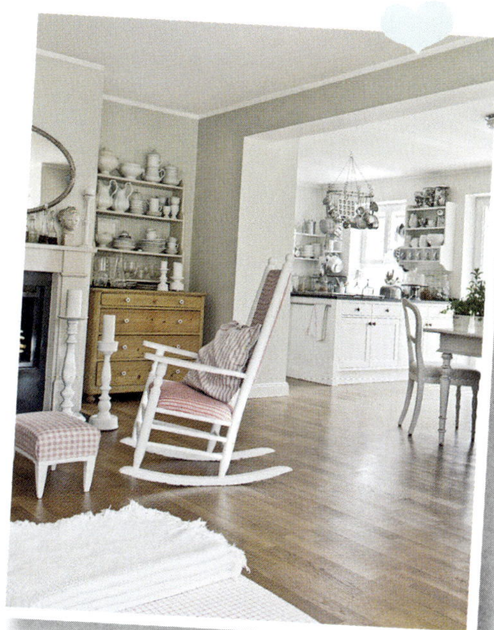

Meine Herzensfarben

Sammeln Sie alle Farben, die Sie lieben. Ab heute ist Schluss damit, sie nur still aus der Ferne zu bewundern. „Ach, ich hätte auch gerne so eine erbsengrüne Wand im Bad …“, „Meine Küchenstühle würden in Hellblau bestimmt toll aussehen …!“ Kennen Sie solche Sätze? Warum, um Himmels willen, haben Sie dann immer noch nicht angefangen zu streichen? Weil Sie befürchten, es könnte Ihnen vielleicht eine noch schönere Farbe über den Weg laufen, wenn Sie gerade mit dem Umlackieren fertig sind?

Wenn Sie so weitermachen, kriegen Sie Ihre Stühle nie gestrichen. Fangen Sie gleich heute mit dem ersten Schritt an: Sammeln Sie Ihre Lieblingsfarben!

Farben können Sie überall finden. Ich habe mein Lieblings-Graublau für zu Hause gefunden, als mir am Strand von Greenport Long Island ein verwittertes Knäuel Angelschnur vor die Füße kullerte. Und das schönste müde Grün fand ich beim Spazierengehen an der kanadischen Küste in Nova Scotia. Ich gebe zu, Schnurknäuel und Steine lassen sich in Ihrem myBook nur schwer sammeln. Aber Sie könnten Fotos machen und einzelne Fäden einkleben, Blätter pressen, und Dutzende von Magazin-Fetzen einkleben. Verschaffen Sie sich einen Überblick, denn das gibt Ihnen Sicherheit, und so tasten Sie sich Schrittchen für Schrittchen an Ihren Herzensfarbton heran.

Tipp

Lieblingsfarbton messen lassen!

Wenn Sie Ihren Lieblings-Farbton eingekreist und ermittelt haben, werden Sie ihn mit großer Sicherheit auf einer der vielen Farbskalen finden, die Sie im Fachhandel studieren können. Wenn nicht, lassen Sie Ihren Herzensfarbton messen und dann individuell mischen. Das geht sogar mit Steinen oder verwitterten Holzstücken!

Lieblingsfarbtöne

Aktion

Meine Herzensfarbtöne für die Küche:

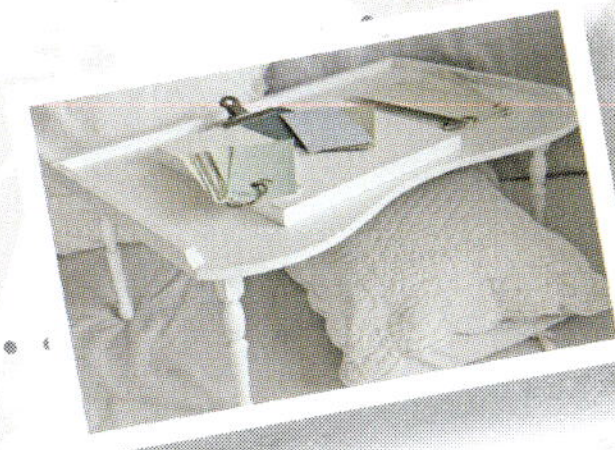

Meine Herzensfarbtöne für das Wohnzimmer:

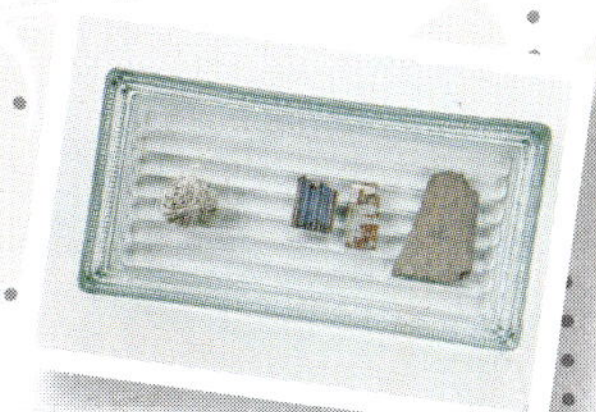

Meine Herzensfarbtöne für das Schlafzimmer:

Meine Herzensfarbtöne für das Bad:

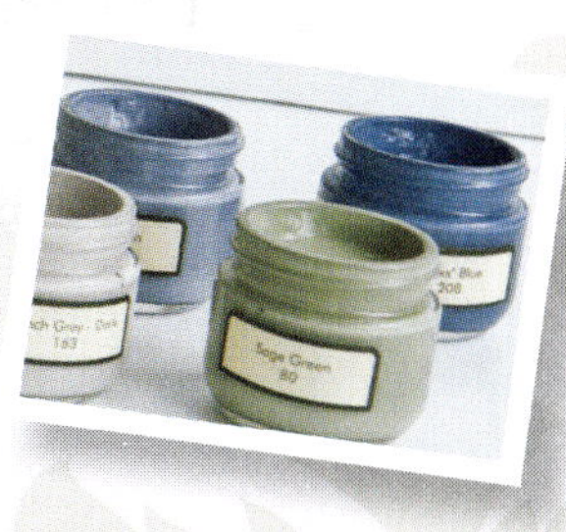

Kamingefühl ohne Kamin

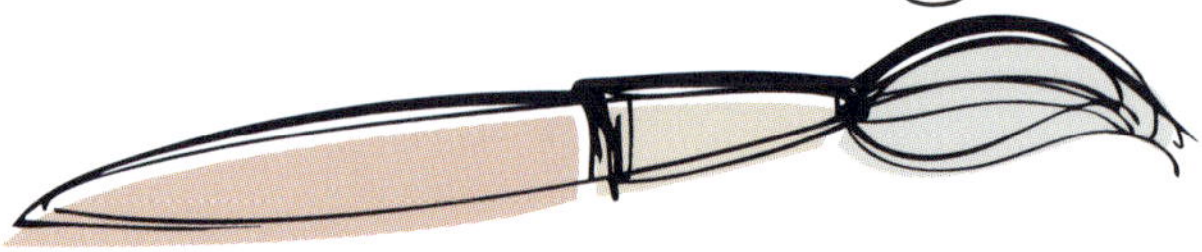

Ich kenne niemanden, der nicht von einem Kamin in seinem Wohnzimmer träumt. Wenigstens ein Kaminöfchen … Aber es ist nicht überall möglich, so ein Schmuckstück einbauen zu lassen, auch nicht überall erlaubt, und außerdem muss man für diesen Spaß ziemlich tief ins Portemonnaie greifen.

Ich hab' die Lösung für Sie – und der Weg dorthin führt, wie so oft, über den Flohmarkt. Sammeln Sie gedrechselte Kerzenleuchter aus Holz. Dünne, dicke, hohe, kleine. Die meisten sind im Rohzustand nicht mehr sehr ansehnlich. Aber genau deshalb werden Sie sie für ein paar Euro bekommen. Wenn Sie eine schöne große Gruppe beieinanderhaben, legen Sie eine gute Musik auf und fangen Sie an mit dem Streichen.

Wenn Ihnen nach einem Meer von Leuchtern in Lila ist, dann nehmen Sie Lila. Lila in unterschiedlichen Nuancen oder alle gleich? Folgen Sie einfach Ihrem Gefühl. Lila Kerzen obendrauf oder vielleicht doch weiße? Oder Kerzen in Mintgrün? Wenn Farbe, dann ist mein Lieblingsmix tatsächlich Brombeermilchlila mit Mintgrün. Die Farbe spielt aber keine Rolle, denn das Kamingefühl entsteht ja dadurch, dass Sie viele Leuchter in einer üppig wirkenden Gruppe aufstellen! Ich muss Ihnen nicht sagen, dass Holzleuchter leicht brennen – und ein Feuerlöscher eine gute Investition ist?
Am allerschönsten ist aber – meiner Meinung nach – immer noch ein Meer aus weißen Kerzenleuchtern. Das hat nämlich einen unschätzbaren Vorteil gegenüber allen anderen Farbkreationen. Die Leuchter sind elegant-neutral, und Sie haben es in der Hand, mit den Farben der Kerzen eine Stimmung zu schaffen, die zur Jahreszeit paßt: Weiße Leuchter mit hellblauen und rosa Kerzen machen Ostern.

Weiße Leuchter mit goldenen und/ oder roten Kerzen machen Weihnachten.

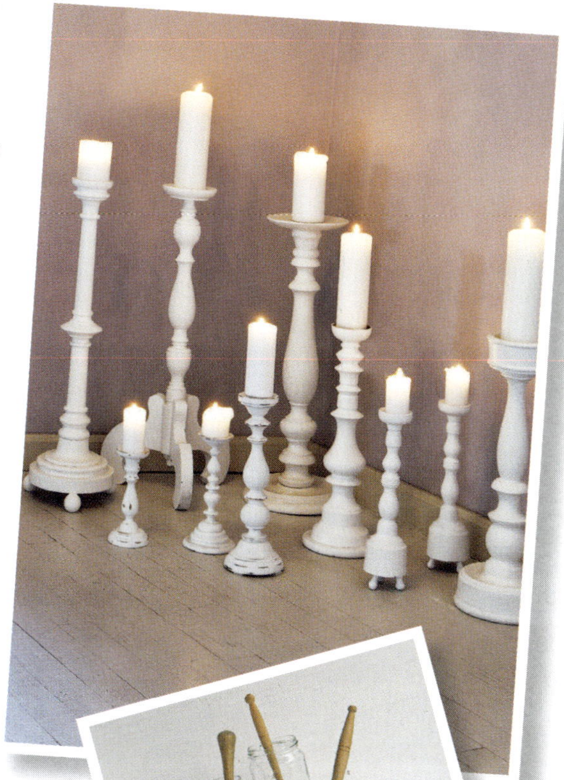

Zutaten:

- Ihre Leuchter,
- saubere, leere Marmeladengläser mit Deckel
- Lieblingsfarbton/-farbtöne
- weiße Farbe
- schwarze oder dunkelgraue Abtönfarbe
- Rührstäbchen
- und jede Menge Küchenrolle!

Denn leider geht Farbenmischen nicht ohne Geklecks ab, doch das Ergebnis wird Sie überzeugen, und Sie sparen eine Menge Geld!

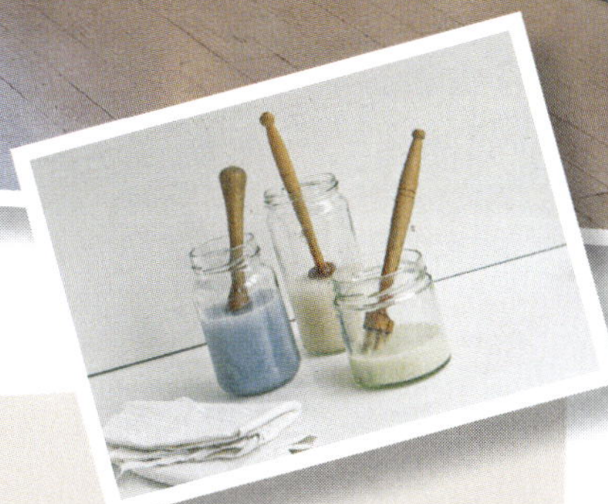

Tipp

Farbnuancen herstellen!

Um Ihre Lieblingsfarbe in verschiedenen Schattierungen zu haben, brauchen Sie keine Dutzende Farbtöpfchen zu kaufen. Mischen Sie selbst! Sie können Ihre Grundfarbe mit mehr oder weniger Weiß immer zarter werden lassen, und wenn Sie der Pastellmixtur etwas Schwarz oder Dunkelgrau beimischen, dann werden die Töne pudriger und „müder". Mixen Sie jede Nuance speziell in einem eigenen Marmeladenglas, damit Sie später genau mit diesem Ton nachstreichen können. Wichtig: Bleiben Sie in einer Materialfamilie: nicht Acrylfarben und solche mit Kunstharzen mixen!

Ich finde immer was bei …

„Komm, lass uns irgendwo was Leckeres essen gehen!" Und dann weiß man auf die Schnelle nicht recht wohin und landet wieder beim Chinesen, dessen Speisekarte man schon blind aufsagen kann. Warum? Weil einem die Restaurants, die man unbedingt mal ausprobieren möchte, immer erst dann einfallen, wenn man sich gerade beim immer gleichen Italiener satt gegessen hat.
Genauso geht es mir mit Läden in meiner Stadt. Wo gab es gleich noch diese riesigen weißen Kerzen? Die unglaublichen Tapetenmuster? Tafelfarbe, Möbelstoffe, kleinen Geschenke?
Auch unser allwissender Freund Google wird uns in solchen Spezialfällen nicht viel weiterhelfen. Aber Sie können es ja mal versuchen und „ … wo hatte Diana neulich das tolle Möbelwachs gekauft?" eingeben.
Schluss mit der Grübelei! Ab heute haben Sie eine Lieblingsläden-Liste! Hier finden Sie Platz für alle Adressen, die Sie sich unbedingt merken wollen und für ein paar Stichworte dazu. Ein Tipp noch: Die meisten Geschäfte haben Visitenkarten. Wenn nicht ohnehin welche an der Kasse zum Mitnehmen bereitstehen, fragen Sie danach. Dann müssen Sie die Karte zu Hause nur noch in Ihr myBook kleben …

Name Laden: ……………………………

Name Inhaber(in): ……………………………

Adresse: ……………………………

Telefon: ……………………………

Öffnungszeiten: ……………………………

Homepage: ……………………………

Besonderheiten/Stichworte:

……………………………

……………………………

……………………………

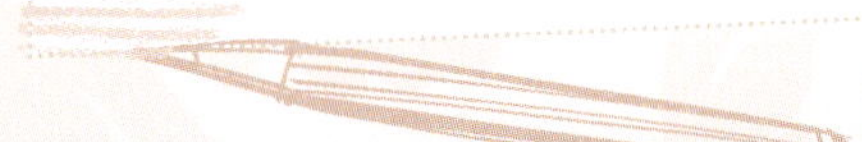

Name Laden: ....

Name Inhaber(in): ....

Adresse: ....

Telefon: ....

Öffnungszeiten: ....

Homepage: ....

Besonderheiten/Stichworte:

....

....

....

Name Laden: ....

Name Inhaber(in): ....

Adresse: ....

Telefon: ....

Öffnungszeiten: ....

Homepage: ....

Besonderheiten/Stichworte:

....

....

....

Platz zum Einkleben von Visitenkarten:

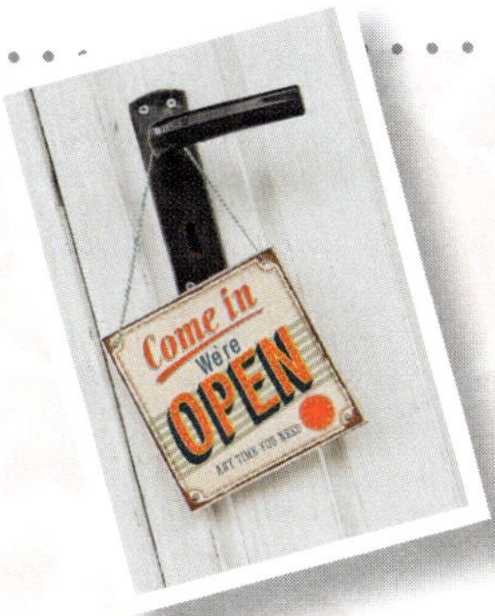

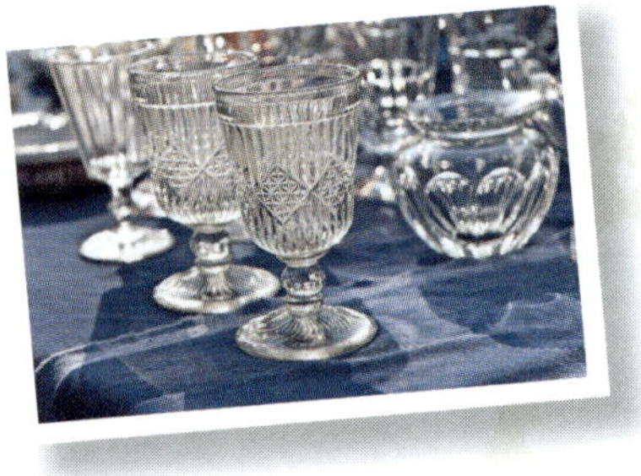

Flohmärkte sind wie das Leben

Flohmärkte sind für mich die Welt im Kleinen. Hier kann man alle Charaktere des täglichen Lebens in Reinkultur beobachten. Die Gierigen, die Sparbrötchen und die Ellenbogen-Ausfahrer. Man kann Respekt üben lernen, wenn man mit den Habseligkeiten eines ganzen Lebens in Pappkartons konfrontiert wird und die Sensibilität, die uns fühlen lässt, wer Dinge aus Not verkauft oder nur, weil sein Keller überquillt.

Ich liebe Flohmärkte. Nicht zuletzt deshalb, weil ich ausrangierten Dingen, die ein hartes Arbeitsleben hinter sich haben, einen würdigen Ruhestand ermögliche. Arbeiten müssen die Flohmarktschätzchen bei mir zu Hause zwar immer noch, aber sie werden gehegt, gepflegt, geölt und geliebt. Ich bin ganz sicher: Die mögen das!

Feilschen macht Spaß, muss aber nicht immer sein!

Schauen Sie sich die Leute gut an, bei denen Sie kaufen. Mancher braucht das Geld, das er auf dem Flohmarkt einnimmt, wirklich dringend. Man erkennt diese Menschen meist daran, dass sie sich bereitwillig im Preis drücken lassen. Widerstehen Sie diesem Drang – gönnen Sie dem Verkäufer (s)ein kleines bisschen Gewinn!

Frieren erhöht das Vergnügen!

Frieren erhöht das Vergnügen! Wer mit Coffee-to-go-Becher in der Hand auf Highheels in der Mittags-

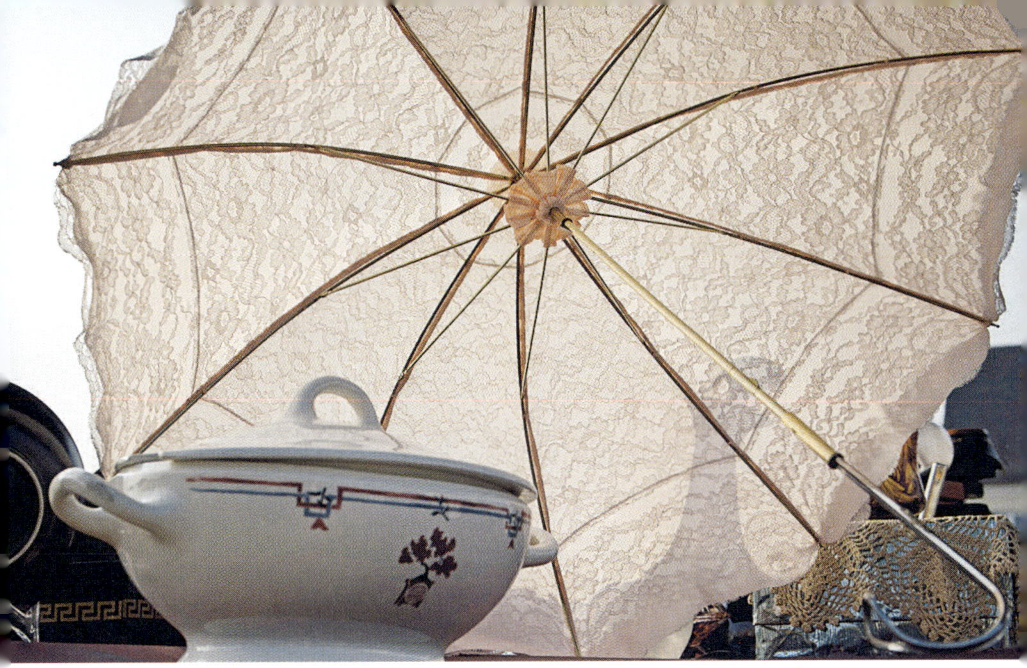

sonne über den Flohmarkt stöckelt, der geschieht es ganz recht, wenn Händler mit verdreifachten Preisen reagieren. Wer Raritäten finden will, muss sich das wirklich verdienen und bei Wind und Wetter raus. Wer dann mit einem einzigartigen Fundstück unterm Arm an der Kaffeebude steht und seine klammen Finger an einer heißen Tasse aufwärmt, fühlt sich belohnt für seine Mühen und glücklich.

Behandeln Sie jedes Ding mit Sorgfalt!

Haushaltsauflöser bringen ihre Ware oft in Kartons mit, die in langen Reihen auf dem Flohmarkt präsentiert werden. Gehen Sie sorgfältig mit den Sachen um, wenn Sie in den Kisten nach Schätzen suchen. Bloß weil Sie die lila Likörgläschen nicht interessieren, dürfen die trotzdem heil bleiben, bis sie einen Liebhaber finden.

Leben und leben lassen

Auf Flohmärkten geht es darum, Dinge zu finden, denen das Herz zufliegt. Ich gehe nicht dorthin, um mich an Spottpreisen zu erfreuen. Natürlich bin ich glücklich, wenn ich etwas finde, dessen Schönheit sich anderen Kunden nicht erschließt. Wunderbar, wenn ich solche Schätze günstig bekomme! Aber manche Menschen ahnen nicht, dass sie Kostbarkeiten verchleudern. Neulich bot ein blasser junger Mann einige äußerst seltene Schokoladenformen an. Vom Speicher seiner Oma, so erzählte er mir. 10 Euro wolle er haben, wenn ich gleich alle Formen nähme. Ich verriet ihm, dass Sammler für jede einzelne Form mindestens 100 Euro zahlen würden. Hoffentlich haben ihm mein Tipp und Ebay ein nettes Sümmchen in die Kasse gespült! Mein Schnäppchen an diesem Tag war die ungläubige Freude in den Augen des Jungen – mein „Beutestück fürs Herz".

Wo und wann?

Die besten Flohmärkte finde ich, wenn ich handgeschriebenen Schildern am Straßenrand folge. Das ist bei Wochenend-Ausflügen übers Land besonders schön und manchmal ein richtiges Abenteuer. Auf solchen Trödelmärkten kann man außerdem Kuchen für den guten Zweck futtern, denn Flohmarkt und Torten-Theke finden meist zugunsten der freiwilligen Feuerwehr statt oder um der Dorfkirche eine neue Tür zu kaufen. Oder man geht ins Internet. Dort kann man auf verschiedenen Seiten seine Postleitzahl eintippen und angeben, wie weit man äußerstenfalls fahren würde. Dann wird man per E-Mail über entsprechende Trödelmärkte informiert. Zum Thema „Wann?" Ahnen Sie meine Antwort? Genau! Ich kann es Ihnen leider nicht ersparen: Die beste Uhrzeit für den Flohmarkt ist so früh wie möglich!

Tipp

Einer meiner liebsten Flohmärkte ...

... ist in Pfaffenhofen an der Ilm. Er findet stets am vierten Sonntag im Monat statt. Früh ankommen lohnt sich. Ich habe dort schon die schönsten Schätze gefunden. Allein der Weg dorthin ist herrlich, wenn man durch die Holledau fährt. Und wer nicht auf dem Flohmarkt eine leckere Dampfnudel essen mag (Bratwurst gibt es auch), der findet auf dem Rückweg jede Menge Biergärten. Ein tolles Ziel für einen Sonntagsausflug!

Meine liebsten Flohmärkte

Name: ....

Ort: ....

Termine ....

Adresse: ....

Besonderheiten: ....

....

Schöne Restaurants in der Nähe:

....

....

Memos & Co.: ....

....

....

Name: ....

Ort: ....

Termine ....

Adresse: ....

Besonderheiten: ....

....

Schöne Restaurants in der Nähe:

....

....

Memos & Co.: ....

....

....

Name: ....

Ort: ....

Termine ....

Adresse: ....

Besonderheiten: ....

....

Schöne Restaurants in der Nähe:

....

....

Memos & Co.: ....

....

....

Name: ....

Ort: ....

Termine ....

Adresse: ....

Besonderheiten: ....

....

Schöne Restaurants in der Nähe:

....

....

Memos & Co.: ....

....

....

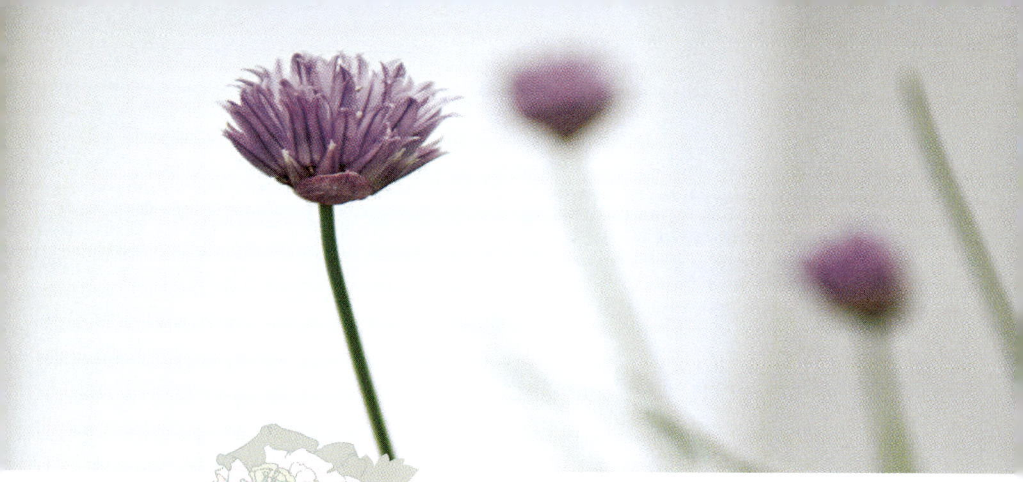

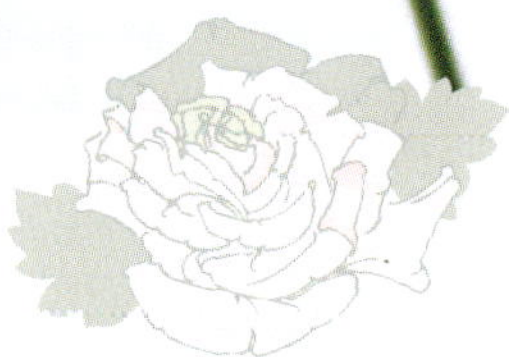

Wohnglück

„Um Glück zu sehen, brauchst du eine Lupe!“, habe ich neulich irgendwo gelesen. „Superspruch!“, knurrte ich. Hat nicht jeder eine fette Portion Glück verdient, anstatt verzweifelt nach einzelnen Glücksatomen zu suchen?! Vielleicht ja sogar nach Glücksatömchen, denn warum sonst wird ein Vergrößerungsglas empfohlen? „Trübe Aussichten!“, dachte ich entrüstet. Am frühen Abend fiel mein Blick auf den riesigen alten Sessel, den ich so liebe. Das starke Licht der Abendsonne verfing sich in der weißen Husse, die sein abgewetztes Polster verbirgt, und es sah aus, als hätte der Sessel plötzlich einen Heiligenschein. Ich strahlte mit meinem Sessel um die Wette, und ein kaum hörbares, klitzekleines „Pling!“ erreichte meine Ohren. Mir war tatsächlich ein winziges Glücksatömchen vor die Füße gefallen. Als ich später mit Freunden auf der Terrasse Spaghetti aß … „Pling!“, als ich die erste Schnittlauchblüte in meinem Kräuterkasten entdeckte … „Pling!“, als ich ein Frühstück ans Bett gebracht bekam … „Pling! Pling! Pling!“

Wissen Sie was? Das Glück liegt nicht in den Die-kann-ich-mir-sowieso-nicht-leisten-Häusern, die man in aufwendig gemachten Büchern bestaunen kann. Sie können aufhören, sich nach Kitzbühel oder an die Côte d’Azur zu träumen oder die Villa am Ende der Straße anzuschmachten. Sie brauchen kein Fernglas, denn das wahre Glück

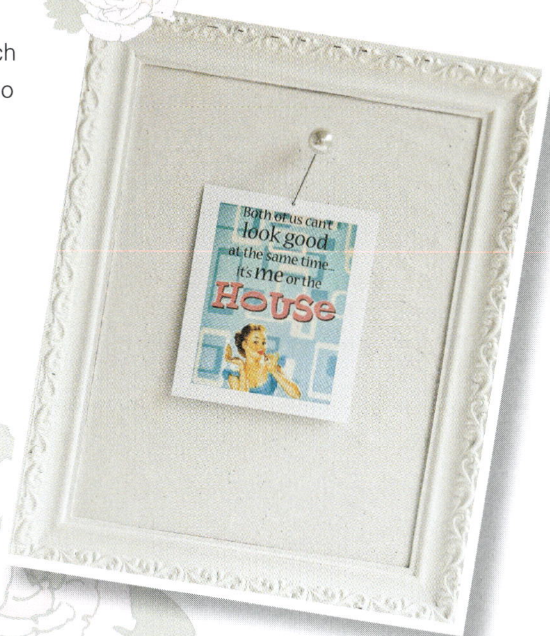

sieht man tatsächlich besser durch das Vergrößerungsglas: Es liegt so nah und ist oft winzig. „Pling! Pling!" – tragen Sie täglich Ihre Glücksatömchen zusammen. Wenn Sie eifrig dabei sind, kommen dicke, fette Glücksbrocken für Sie dabei heraus.

Schön wohnen macht schön!

Eine Freundin von mir hat bei sich ein Schild hängen, über das ich jedesmal lachen muss: Es zeigt eine hübsche Frau, die Puderdöschen und Lippenstift in der Hand hält, und über ihr steht geschrieben: „Both of us can't look good at the same time … it's me or the house!" Das bedeutet ungefähr: „Es kann immer nur einer von uns beiden gut aussehen! Entweder ich oder das Haus!" Ich mag das Schild, weil es so schöne Fünfziger-Jahre-Farben hat. Aber jedes Mal, wenn ich es sehe, frage ich mich, wie der Spruch wohl gemeint ist? Soll es heißen, dass Frauen die ganztags hinter dem Staubsauger herlaufen und in Kochtöpfen rühren, keine Zeit für Minirock und Make-up haben? Oder eher: „Wenn du willst, dass ich gut aussehe, Schatzi, dann musst du lernen, mit den Wollmäusen zu leben!"

Ich habe eine andere Theorie: Ich finde, ein Haus kann sehr wohl gut aussehen, auch wenn man nicht täglich gegen Staub und schmutzige Waschbecken kämpft. Es ist die Harmonie in den Räumen, die ein

Haus schön macht. Ich finde, schönes Wohnen entspannt, und nichts macht hübscher als entspannte Gesichtszüge.
Es können eben doch beide gut aussehen: Sie und Ihr Zuhause. Also machen Sie es sich schön und lassen Sie sich kostenlos und schmerzfrei von Ihrem Zuhause ein Lifting verpassen!

Lieblingsstücke

Gehören Sie auch zu den Frauen, die eher ihrer Tochter einen neuen Turnbeutel kaufen als sich selbst einen schicken neuen Lippenstift? Eher ein Körbchen für die Mieze erstehen als die Wildlederstiefel, die zum grünen Mantel so schön aussehen würden? Eher die Autowäsche mit Unterbodenschutz als das Anti-Aging-Serum gegen die Stirnfalten?

Es ist ja nicht so, als ließen Sie Schuhe, Lippenstift oder Antifaltencreme einfach links liegen. Nein, Sie haben nur stets die richtige Ausrede parat, warum Sie das Teil, von dem Sie schon seit Monaten träumen, gerade jetzt nicht mitnehmen können: Beim Gesichtsserum sind Sie plötzlich unsicher, ob es wirklich das ist, worüber Ihre Kollegin Wunderdinge erzählt. Die Stiefel passen vielleicht doch nicht so gut zum Grün des Wintermantels, und hat der Lippenstift das wirklich das Goldbraun, das Ihnen auf den Lippen Ihrer Freundin so gut gefallen hat? Sie möchten sicherheitshalber lieber noch mal nachfragen?

Wollen Sie nicht endlich anfangen, sich wichtiger zu nehmen als Miezes neues Körbchen? Damit Ihnen die Ausreden ausgehen, wenn Sie mal wieder an sich selber knausern, sollten Sie sich eine Liste machen.

Alle Dinge, von denen Sie (in der Theorie) träumen, können Sie hier notieren. Mit Typbezeichnung und Herstellername. Wenn's sein muss, schnipseln Sie ein winziges Farbmuster aus dem Saum Ihres Wintermantels und kleben es hier ein … Dann haben Sie beim nächsten Mal keine Ausrede mehr, wenn Sie wieder davor flüchten wollen, nett zu sich selbst zu sein.

Davon träume ich insgeheim ...

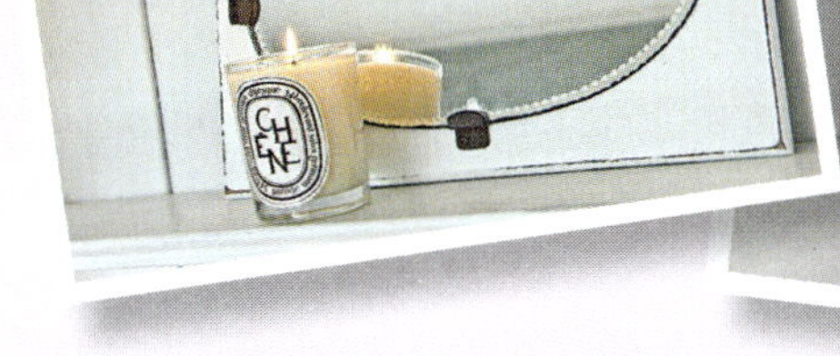

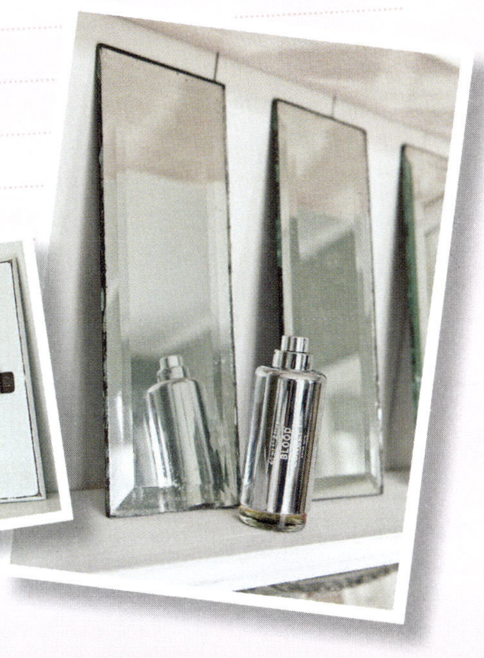

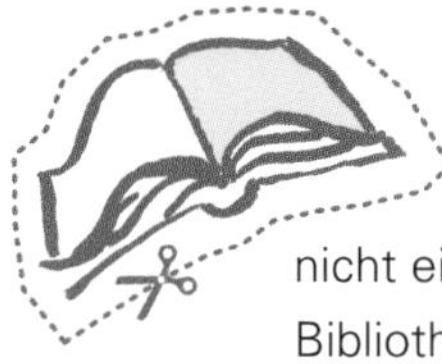

Lesen Sie noch, oder wischen Sie schon?

Meine Freundin Franziska ist die Einzige, die auf unserem Gästeklo applaudiert. Zumindest hört sich das so an. In Wahrheit klatscht sie in die Hände, weil sie das Licht anmachen will. Franziska ist es gewohnt, in einem vollautomatischen, volldigitalisierten Haus zu leben. Sie kann mit ihrer Heizung telefonieren und ihren Rollos SMS schreiben. In meinem Haus müssen die Lichtschalter altmodisch mit dem Finger angetippt werden, denn wir sind ein analoger Haushalt. Ich lese die Zeit von meiner Armbanduhr ab, nicht vom Handy; und wenn ich ein richtig leckeres Frühstück zubereite, dann benutze ich eine Eieruhr, die schnarrt, wenn man die Zeit einstellt. Dann tickt sie laut und sendet später einen Ton in die Küche, der klingt wie ein ungeöltes Gartentor im Wind. Stellen Sie sich vor: Ich besitze nicht einmal eine elektronische Bibliothek! Ich blättere die Seiten beim Lesen noch richtig um! Ich mag Pinnwände für meine Memos und richtige Kalender. Dick und abgeschabt mit vielen, vielen Zetteln und Visitenkarten drin. Ich verwalte meine Termine weder on- noch offline. Ich schreibe sie mir auf.

Damit hier kein falscher Eindruck einsteht: Ich liebe E-Mails & Internet und skype mit meinen Freunden. Aber ich leiste mir den Luxus, ein paar Telefonnummern auswendig zu kennen, und ich will meine Haustür mit meinem Schlüssel öffnen und nicht durch das Abgleichen meines Fingerabdrucks. Wohnen und Leben verlieren meiner Meinung nach an Genuss und Sinnlichkeit, wenn der „Digitalismus" wahllos um sich greift.

Neulich hat mich Franziska mit ihrem brandneuen Auto zu einer Landpartie abgeholt. Irgendwo weit draußen bei Fuchs und Hase kehrten wir in einem Biergarten ein. Ich bestand darauf, dass wir unsere Handys im Auto ließen. Als wir nach einer herrlichen Stunde ruhi-

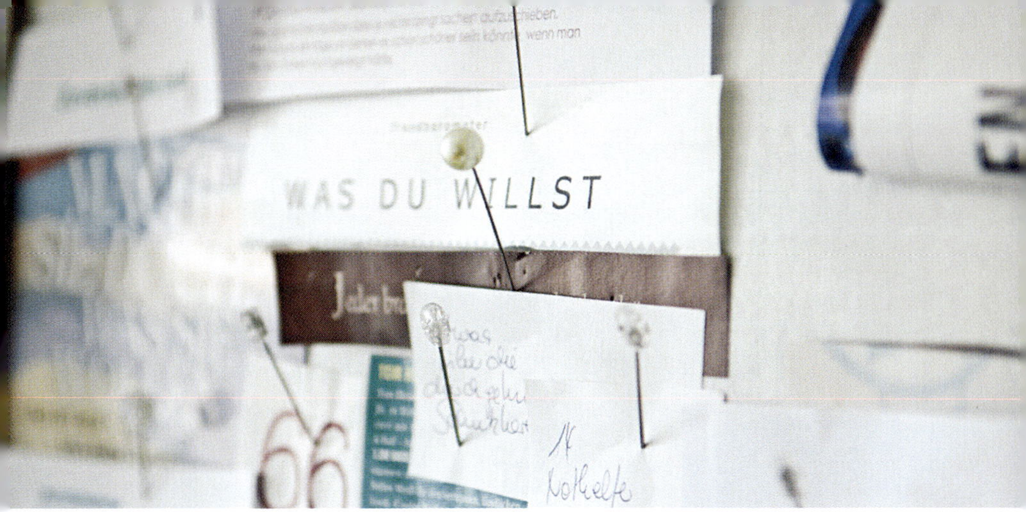

gen Genießens unter stahlblauem Himmel zu Franziskas Auto zurückkehrten, erkannte der Luxusschlitten seine Besitzerin nicht mehr und verweigerte das Öffnen der Türen. Rütteln half gar nichts, vielmehr sprang die Alarmanlage an, und die Türen blieben zu.

Franziska wollte zu Hause anrufen, damit man die Werkstatt benachrichtigen könne. Aber die Handys lagen ja im Auto. Wir rannten zum Biergarten, in der Hoffnung, dass uns dort jemand sein Telefon leihen würde. Gleich der erste Gast war so freundlich. Franziska riss das Telefon ans Ohr und ließ die Hand gleich wieder sinken. Sie kannte die Nummer von zu Hause nicht. Die kannte nur ihr Handy, und das lag im verriegelten, hupenden Auto. Ich hab' ihre Telefonnummer auf einen Bierdeckel geschrieben und ihn ihr diskret zugeschoben. Manchmal ist es eben gar nicht so schlecht, analoge Freunde zu haben.

Nerven-schoner

Ein bisschen Unordnung ist sympathisch und gehört zum Leben. Von ein paar Flusen unter dem Vertiko oder einem Schokoladenfleck auf dem Sofa geht die Wohnwelt nicht unter. Aber es gibt den Punkt, an dem gelebte Unordnung kippt und sich in Richtung Chaos entwickelt. Bei uns passiert das manchmal, wenn in vielen Tagen hintereinander mehr drin ist als eigentlich hineinpasst. Wenn dieser Moment gekommen ist, werde ich nervös.

Böse Zungen behaupten sogar, ich würde zickig. Dann bringen mich ein paar Krümel auf dem Esstisch zur Raserei, und wenn ich zwanghaft die Schuhe ordentlich und paarweise aufstelle, die bei uns täglich in hohem Bogen in den Flur fliegen, weiß ich, dass das Maß voll ist. In diesen Phasen bin ich ziemlich unausstehlich … und deshalb habe ich bei uns zu Hause „Nervenschoner" eingeführt.

Treten Sie den Naturgesetzen entgegen

Ich hab' eine ganze Weile gebraucht, bis ich die Naturgesetze des Wohnens begriffen habe und bereit war einzusehen, dass sie unabänderlich sind: Teenager sind schlampig, Katzen nehmen keine Rücksicht auf Polster, Hunde schmutzen, Wollmäuse vermehren sich unablässig, und wenn Sie eine aufgeräumte Küche sehen wollen, dann stellen Sie sich ein Foto hin.

Und Sie tun sich einen guten Dienst, wenn Sie so viele Nervenschoner wie möglich in Ihrem direkten Umfeld in Stellung bringen.

Baumwollhussen für die Polster

Mir raubt kein Fleck auf Sofa oder Sessel mehr die Nerven. Auf den Polstern liegen lockere(!) Hussen, die ohne Geruckel und Gerüttel mit einer Hand abziehbar sind, sobald sich ein Fleck darauf niedergelassen hat. Und weil meine Hussen alle weiß und aus Baumwolle sind, lassen sie sich bequem bei 90 Grad waschen und sogar bleichen.

Pflegeleichte Zimmerpflanzen

Ich bin – das ist bekannt – keine große Freundin von Grünpflanzen innerhalb des Hauses. Umso unverschämter kam mir der Ficus Benjamini vor, den wir einst besaßen. Er schien aus purer Respektlosigkeit seine Blätter auf den Boden zu streuen. Kaum hatte ich eine Ladung weggefegt, da lagen schon die nächsten Blätter da. Manchmal glaubte ich, er grinste mich an!

Bevor ich ernsthaft in Erwägung zog, den Ficus mit dem Handfeger zu verdreschen, habe ich Blätter abwerfenden Zimmerpflanzen ein für allemal Hausverbot erteilt.

Ein gefesseltes Telefon

Wir haben fünf (in Worten: fünf) drahtlose Telefone im Haus. Falls Ihnen die Zahl hoch erscheint, darf ich Ihnen sagen, dass stets mindestens drei davon ohne Akku irgendwo stumm und unauffindbar vor sich hindümpeln. Es dauert meist eine Ewigkeit, bis ich ein Telefon gefunden habe, das noch Töne von sich gibt. Teenager verbuddeln Telefone. Punkt.
Dieser Tatsache habe ich mich gestellt und aufgehört zu meckern. Bei uns im Wohnzimmer thront nun zusätzlich ein Telefon, das fest verkabelt ist und bei dem nach alter Sitte Hörer und Basis untrennbar verbunden sind. Das ist jederzeit auffindbar!
Überlegen Sie mal, welche Nervenschoner Sie brauchen könnten …

Meine Nervenschoner …

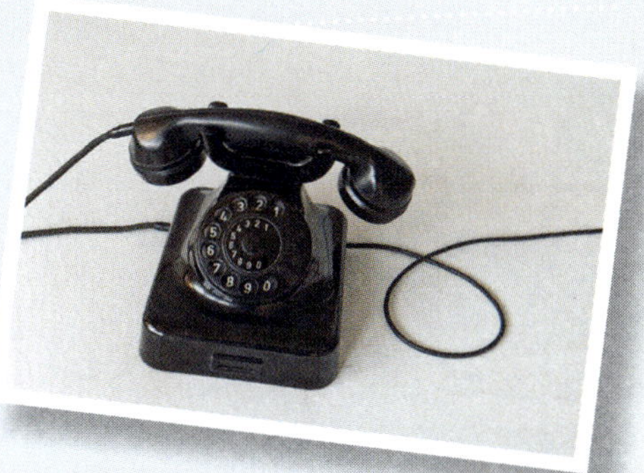

Strategisch günstige Plätze

Es gibt Lieblingsplätze und Plätze, die strategisch günstig sind. Beim Essen ist zum Beispiel der Platz auf der Bank gut, weil man nicht so schnell rauskommt, wenn beispielsweise Salz auf dem Tisch fehlt. Bei Gesprächen, die möglicherweise schwierig werden könnten, tun Sie gut daran, sich mit dem Rücken zum Fenster zu setzen, damit Ihr Gesicht – und damit jede Gefühlsregung – vom Tageslicht nicht bis ins Kleinste ausgeleuchtet wird. Dann gibt es den Platz an der Sonne. Ihre Wohnung hat ganz sicher mehrere. Nutzen Sie sie nach Möglichkeit alle! Ihr Schreibtisch sollte zum Beispiel dort stehen. Finden Sie eine Stelle, wo er besonders viel Sonnenlicht abbekommt. Bedenken Sie dabei, wann Sie üblicherweise an Ihrem Schreibtisch sitzen. Wenn Sie Vollzeit außer Haus sind, dann werden Sie ihn meist am Ende des Tages aufsuchen. Rechnungen bezahlen ist schrecklich genug, aber sollte dann nicht wenigstens die Abendsonne auf die Aktenordner scheinen? Wählen Sie also die Standorte für Ihre Möbel nicht nur danach aus, wo Platz ist, sondern auch nach dem Lichteinfall während der Tageszeit, zu der sie meist genutzt werden. Stellen Sie Ihr Bett so, dass Sie sich beim Aufwachen am schönen Ausblick aus dem Fenster erfreuen können. Nicht Ihr Kleiderschrank soll die Aussicht genießen, sondern Sie! Falls der Ausblick aus Ihrem Schlafzimmerfenster nicht besonders hübsch ist, dann sorgen Sie dafür, dass Ihr Blick beim Aufstehen auf ein schönes Bild oder ein schönes Möbel fällt.

Tipp

Wissen Sie übrigens, wo der strategisch günstigste Platz während geschäftlicher Meetings ist? Jeweils an den Stirnseiten des Tisches. Warum? Weil das Knabberzeug und die Schokotäfelchen meist in der Mitte der langen Tafel platziert werden. Wenn Sie weit genug davon entfernt sitzen, also weiter, als Ihre Arme reichen, fällt es Ihnen leichter, der Versuchung zu widerstehen.

Helligkeit macht hilfsbereit!

Wenn Sie Ihren Nachbarn überreden wollen, Ihre Küche zu streichen oder Ihren Mann darum bitten, das Vertiko in den Keller zu schleppen, dann sollten Sie vorher ein paar stärkere Birnen in die Lampenfassungen schrauben. Und warum das?
Psychologen in Taiwan haben Folgendes herausgefunden: Testpersonen, mit denen die Versuche in hell erleuchteten Räumen durchgeführt wurden, waren deutlich hilfsbereiter und sogar spendabler als solche, die in schummrigem Licht saßen. Die Gründe dafür sind noch unerforscht, aber es lohnt sich, darüber nachzudenken. Falls es Ihnen aber nur um behagliches Wohnen geht und nicht darum, die Gutmütigkeit Ihrer Mitmenschen auszureizen, dann empfehle ich warmes Licht. Und zwar aus möglichst vielen Lichtquellen in unterschiedlichen Höhen. Greifen Sie zu Stehlampen, Tischlampen und Wandlampen. Mischen Sie mutig. Ein ruhiger Look entsteht trotzdem, wenn Sie darauf achten, dass entweder die Lampenfüße oder die Lampenschirme eine gemeinsame Klammer haben. Es muss nicht alles aus einem Guss sein. Sehr witzig kann es aussehen, wenn Sie Proportionen verschieben: einen kleinen Lampenfuß mit einem „zu großen" Schirm kombinieren oder umgekehrt einen üppigen Fuß mit einem winzigen Hütchen krönen.

Eine Deckenlampe, die den Raum komplett ausleuchtet, brauchen Sie ja eigentlich nur dann, wenn Sie die Gebrauchsanweisung Ihres neuen Druckers studieren müssen – und das passiert ja Gott sei Dank nicht täglich!

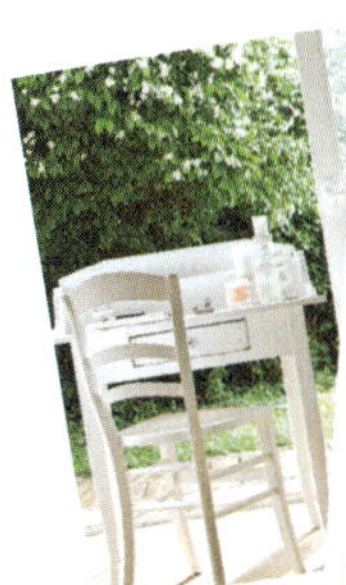

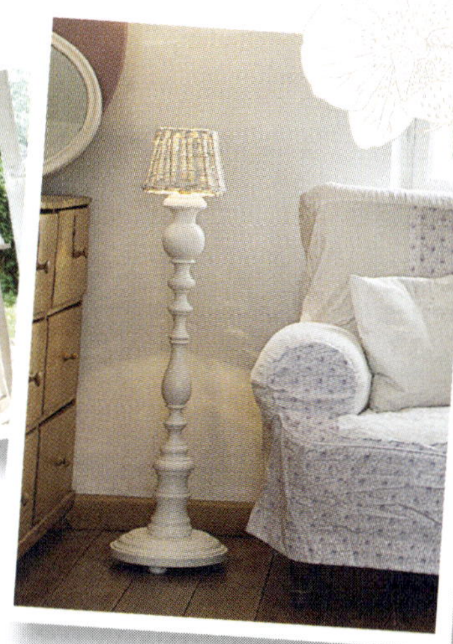

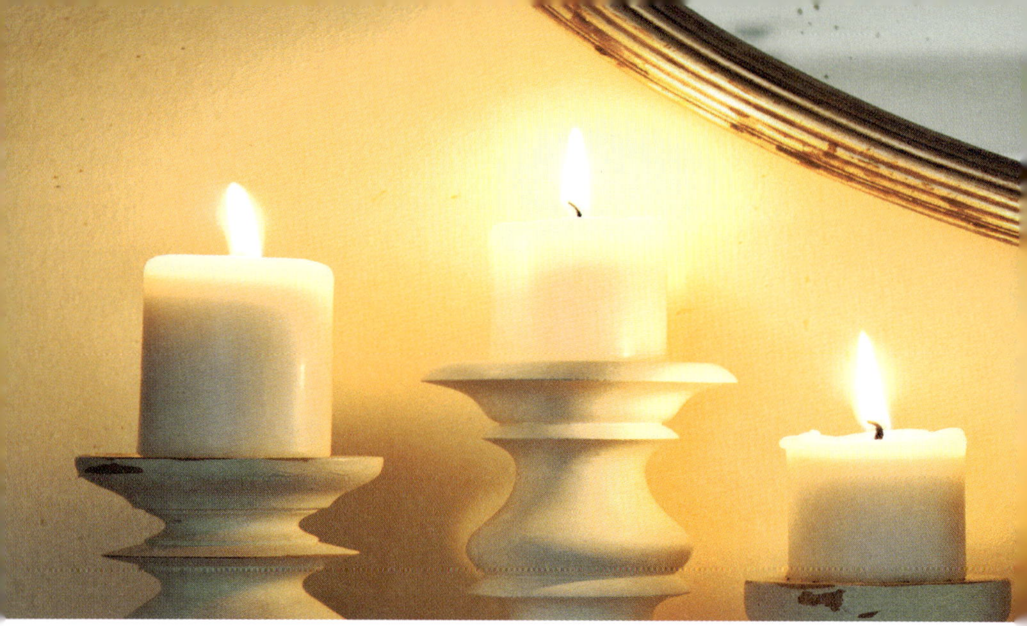

Achtung, Wohnraumgifte!

Kerzen, die nie angezündet werden. Herzen mit Trockenblumenrand, auf denen „WC" steht, Klobrillen aus Acryl mit eingearbeitetem Stacheldraht ... Für mich allesamt „Wohnraumgifte". Unstrittig aber eine Frage des individuellen Geschmacks und glücklicherweise unschädlich für die Gesundheit.
Die echten Wohnraumgifte kann man leider nicht als „Geschmackssache" abtun, denn es wabbert so einiges um uns herum: Teppichkleber, Heizkörperfarben, Pressspanplatten, Bodenbeläge, alte Leuchtstoffröhren, Fugendichtungsmaterial ... und aus allem kriecht ein bisschen was in unsere Raumluft.
Aber Sie müssen keine Angst haben. Sie sollten einfach ein paar DOs und DON'Ts kennen:

Kaufen Sie Vollholzmöbel und streichen Sie sie selbst mit unbedenklichen – weil lösungsmittelfreien – Farben. Wachsen geht auch. Die besten (und preiswertesten) Vollholzmöbel finde ich stets auf Flohmärkten. Die alten Weichholzteile dünsten garantiert keine Schadstoffe aus. Höchstens ein bisschen Mief der Vergangenheit, der lässt sich ja mit Natron … bekämpfen. Dazu später.

Nehmen Sie gesunde Wandfarben. Schadstoffarme Farben und solche, die einen guten Luftaustausch ermöglichen. Kreidefarben sind wunderbar, Kaseinfarben (oder Milkpaints) auch. Bio-Farben sind teuer, aber Sie tun sich damit wirklich etwas Gutes.

Lüften! Morgens und abends mindestens zehn Minuten lang die Fenster auf und zwar richtig! Nicht nur ein bisschen. Auch im Winter. Im Sommer je länger, desto besser. Brennen Sie keine billigen Kerzen ab. Kerzen, die die Raumluft nicht belasten, tragen ein RAL-Gütezeichen. Greifen Sie nur zu Produkten vertrauenswürdiger Hersteller – das gilt auch für Duftkerzen! Und das angenehmste Mittel gegen Raumluft-Verpester? Von Zeit zu Zeit ein wunderbares Detox-Bad! Das entgiftet Ihren Körper und verschönert obendrein Ihre Haut.

Rezept

Detox-Bad

2 Tassen Epsom-Salz
125 ml Apfelessig
2 gehäufte EL Heilerde (gibt's in der Apotheke)
5–10 Tropfen ätherisches Lavendelöl

Temperieren Sie Ihr Badewasser so, wie Sie es am liebsten mögen, und geben Sie alle Zutaten hinein. Gut umrühren und ab in die Wanne. Maximal 30 Minuten drinbleiben. Danach viel Wasser trinken, ein bisschen ausruhen oder besser gleich schlafen gehen.

Tipp: Sie können statt des Lavendelöls auch ein paar Zutaten aus Ihrer Küche mit in die Wanne nehmen: eine aufgeschlitzte Vanilleschote oder eine Handvoll Ingwerscheiben.

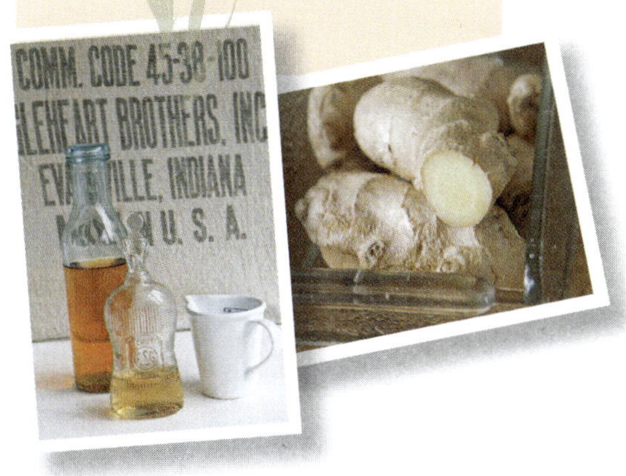

4

Küchenzauber

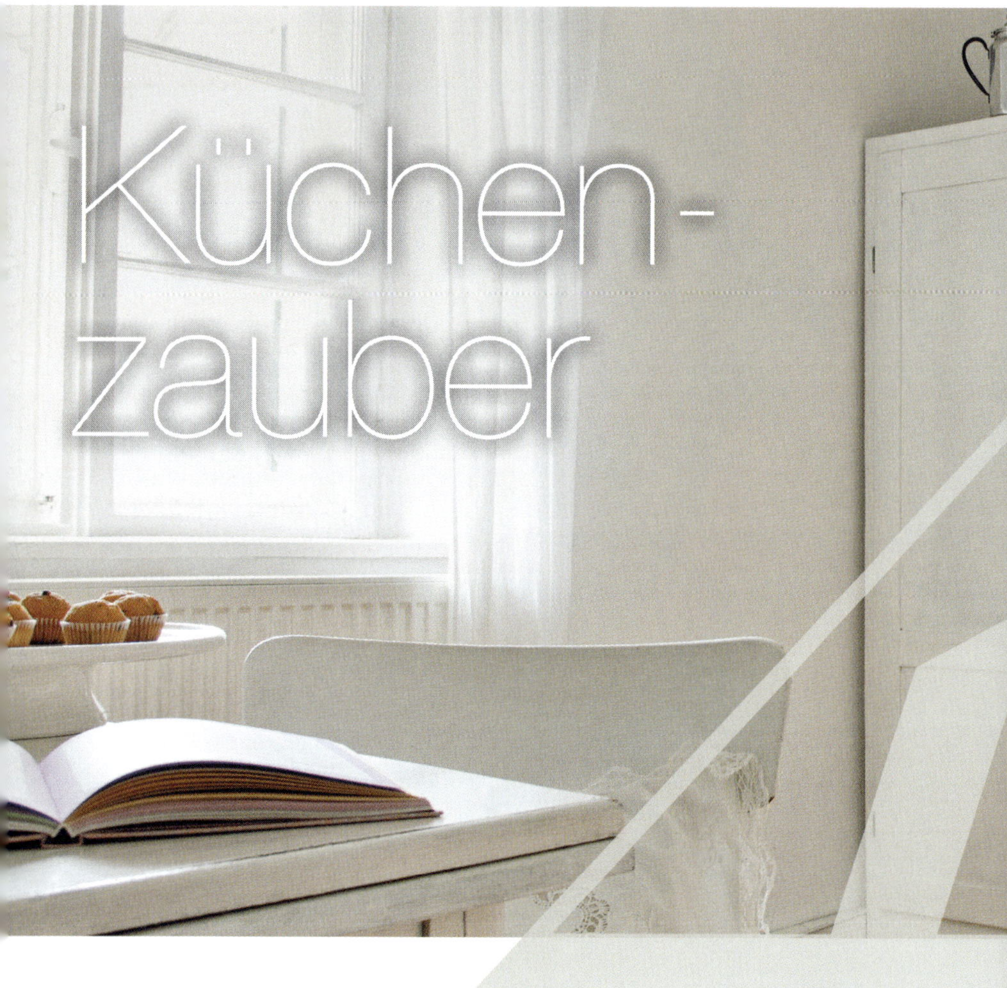

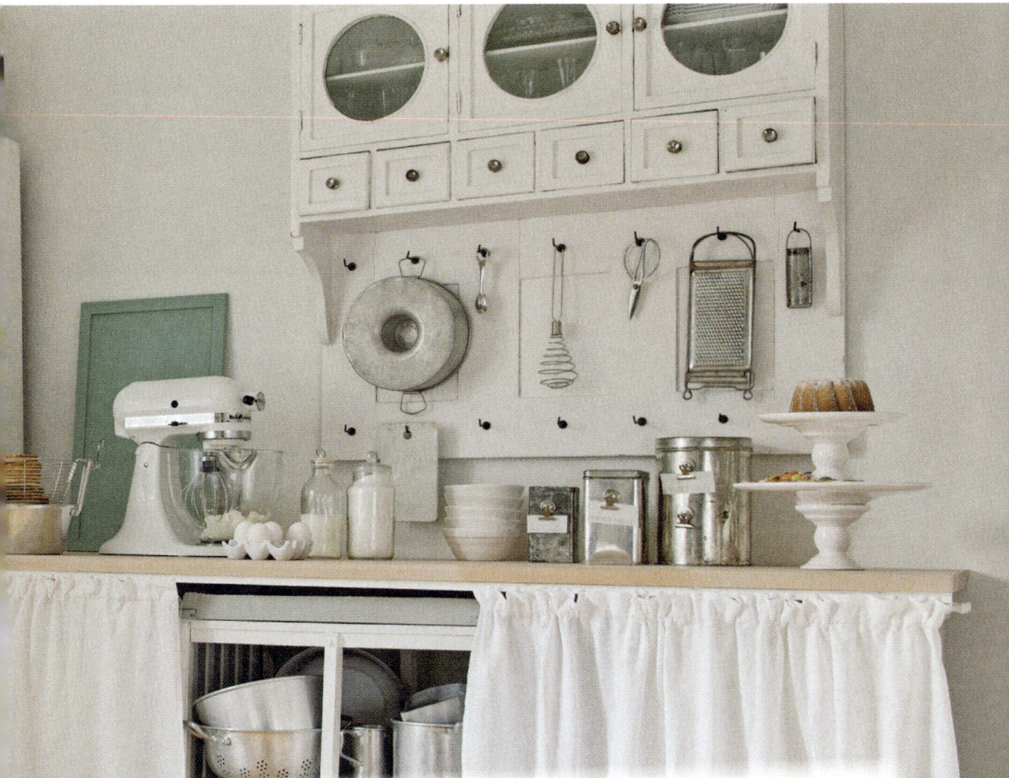

Die Küche ist das „Filetstück“ des Wohnens! Hier sitzen die Lieblingsgäste und essen das Lieblingsessen. Am Küchentisch malen Kinder die schönsten Bilder, und unterm Küchentisch liegt der Hund und träumt mit zuckenden Pfoten. Ein anderes Wort für Gemütlichkeit? Küche!

Die Magie einer guten Küche

Wo enden die Partys, wenn sie gelungene Partys waren? Wo werden Hausaufgaben gemacht, Zeitungen gelesen, Einkaufslisten geschrieben? Richtig! Wo werden Krisen ausdiskutiert und Kalorien vernichtet? Wo wird gekocht, gestritten, geweint und gelacht? Genau: in der Küche!

Die Küche ist der *meeting point* des Hauses, die Kantine und der Infostand. Wo findet auf mysteriöse Weise alles, was im Haus herumirrlichtert, einen Hafen? Fahrradventile, Katzenimpfpass, Garantieschein vom Toaster, Lipgloss mit Maracujageschmack … Wenn bei uns irgendein Utensil verzweifelt gesucht wird – in der Küche taucht es wieder auf. Ich halte es für ein physikalisches Gesetz, dass vermisste Kleinteile weltweit in Küchen an Land gespült werden. Ein Wunder, dass noch niemand diesem Phänomen einen wissenschaftlichen Namen gegeben hat. Eine gute Küche hat etwas Beruhigendes. Hier sind die Zutaten zu finden, aus denen sich Grießbrei oder Kartoffelpüree herstellen lässt, wenn die Seele Trost braucht. Hier umtosen herrliche Gerüche die Nase und knipsen die schönsten Gefühle an. Man sollte seiner Küche von Zeit zu Zeit Blumen hinstellen als Dankeschön, für alles, was sie für uns tut.

Sie können Ihren Dank aber auch einfach damit zum Ausdruck bringen, dass Sie Ihre Küche gut behandeln. Machen Sie es ihr nett. Schmücken Sie sie mit Schönem und Nützlichem, kaufen Sie ihr gute Geräte und spendieren Sie ihr einen Tisch, an den mindestens zwei Stühle passen.

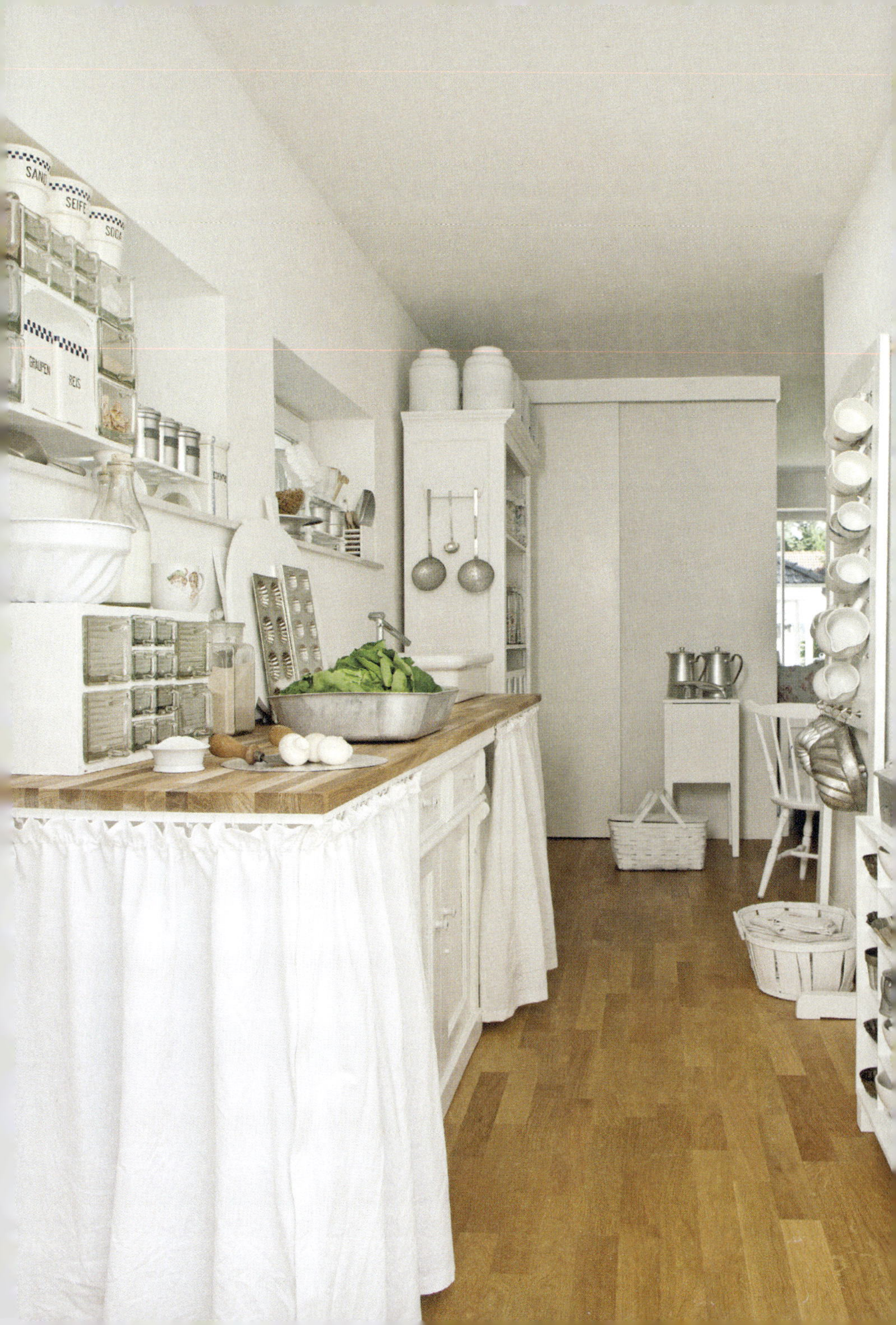
SEIFE
GRAUPEN
REIS

Noch mehr Glücklich-macher für Ihre Küche

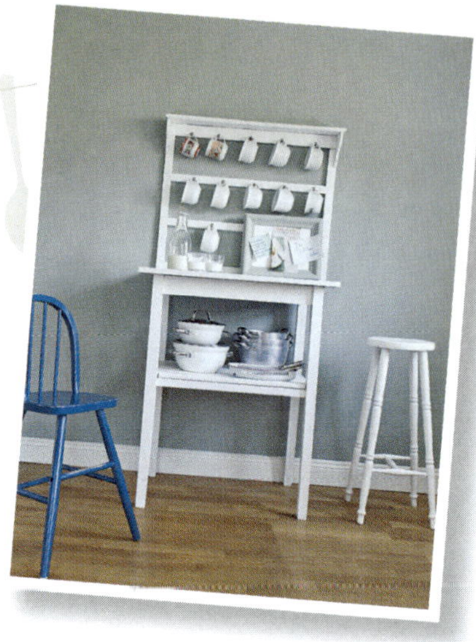

Schrauben Sie Ihre **Hängeschränke** ab und nehmen Sie stattdessen Regale. Das macht die Küche luftig.
Ihre **Dunstabzugshaube** ist ein in die Jahre gekommenes Ungeheuer? Weiß gestrichen oder in einem Farbton, der in der Küche vorkommt, wird sie erheblich hübscher. Grauer Boden mit grauer Abzugshaube oder Abzug und Küchentisch in Erdbeerquarkrosa. Für das Metall gibt es Speziallacke. Sie müssen nur darauf achten, dass die Abzugshaube vor dem Anstrich hundertprozentig entfettet ist, sonst hält die Farbe nicht.
Gönnen Sie sich eine schicke **Armatur** anstatt des Wasserhahns aus dem Baumarkt!
Die **Lampe** aus Schweden war Ihnen ein langjähriger, treuer Begleiter? Trennen Sie sich trotzdem von ihr und tauschen Sie sie gegen einen kleinen **Lüster** aus. Das bringt Stimmung über dem Esstisch!
Schenken Sie Ihren **Schranktüren neue Knäufe.** Das hat eine ganz beachtliche Wirkung.
Noch größer ist die Wirkung, wenn Sie die **Schrankfronten neu streichen.** Trauen Sie sich endlich an Ihren Traumfarbton heran oder nehmen Sie Weiß, damit kann man nichts falsch machen!
Landhaus-Flair im Handumdrehen bekommen Sie durch halbhohe **Wandpaneele,** die (am allerschönsten) matt weiß oder grau gestrichen werden. Versuchen Sie, mindestens **ein altes Möbelstück** in Ihrer Küche unterzubringen. Eine Kommode oder wenigstens ein

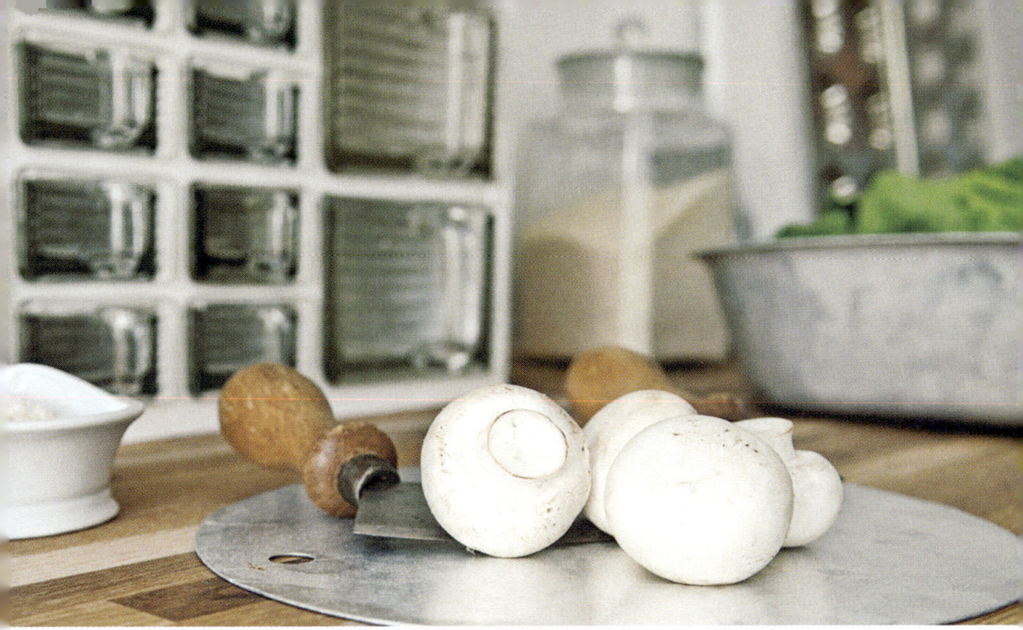

kleines Tischchen. Alte Küchenmöbel erschaffen unvergleichlich viel Behaglichkeit, auch wenn sie in modernen Farbtönen gestrichen sind.

Brauchen Sie wirklich eine **Gardine?** Oft wirkt die Küche viel größer, wenn man den Behang vor dem Küchenfenster weglässt. Stellen Sie üppige Kräutertöpfe auf die Fensterbank, dann wirkt es nicht kahl, bleibt aber hell und offen. Schaffen Sie Ordnung, indem Sie alles, was herumvagabundiert, in großen **Bonbongläsern** aufbewahren. So behalten Sie den Überblick, und Ihre Küche gewinnt unwiderstehlichen Tante-Emma-Charme.

Experimentieren Sie mit **Tafelfarben.** Man bekommt sie inzwischen in allen erdenklichen Tönen, und Sie können große Flächen damit die Langeweile austreiben.

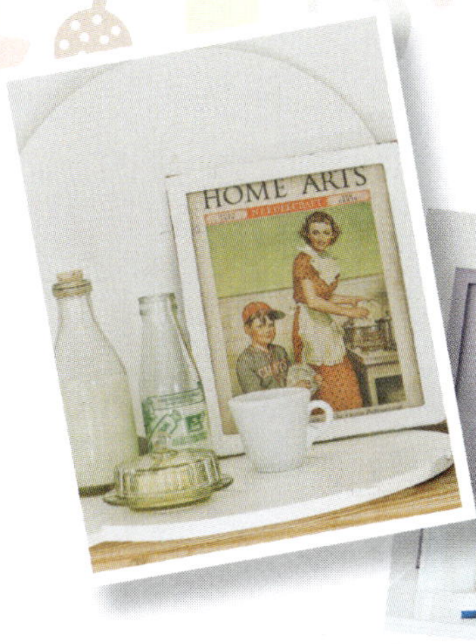

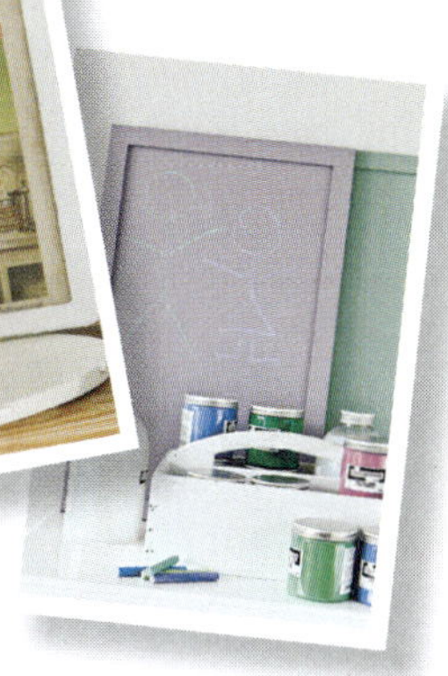

Aktion

So soll meine Küche aussehen

Wie Sie gesehen haben, ist es ziemlich einfach, Ihrer alten Küche den Frischekick zu verpassen, und viel Geld muss es auch nicht kosten. Bevor Sie nun anfangen, zu schrauben und zu streichen, sollten Sie noch ein Weilchen sammeln. Ideen sammeln! Alles das, was genau zu Ihnen und Ihrer Küche passt. Schauen Sie bei Freunden mal genauer in die Küche. Fragen Sie Ihre Kolleginnen, was sie in ihren Küchen anders machen würden oder besonders toll finden. Schneiden Sie Bilder aus Wohnmagazinen aus, von denen Sie sich verstanden fühlen. Und halten Sie jeden noch so kleinen Gedanken fest. Hier finden Sie Platz dafür!

Meine Küchenträume:

Platz für Traum-Küchen-Fotos

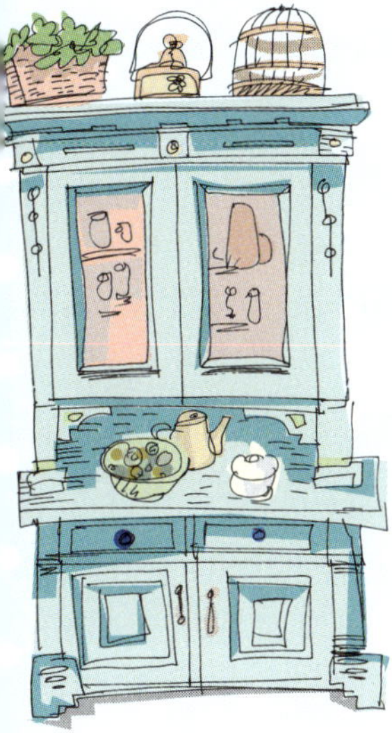

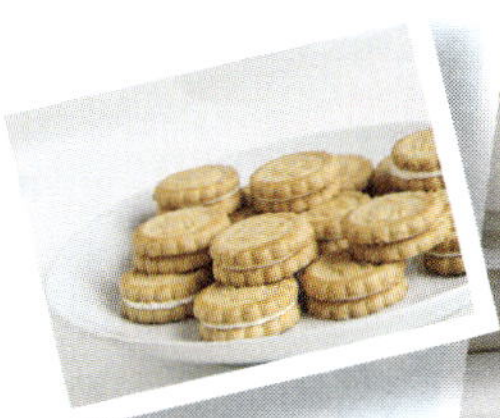

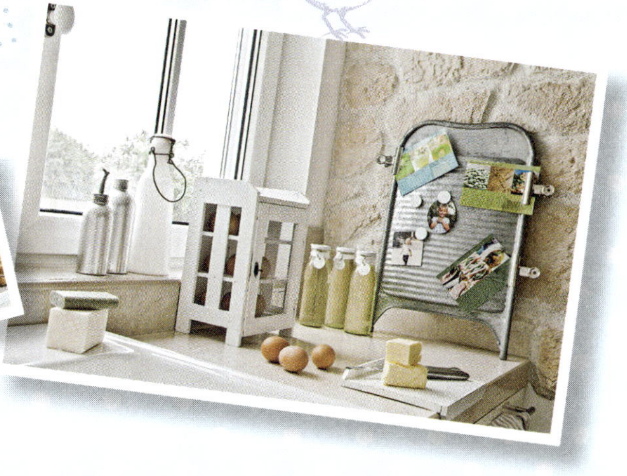

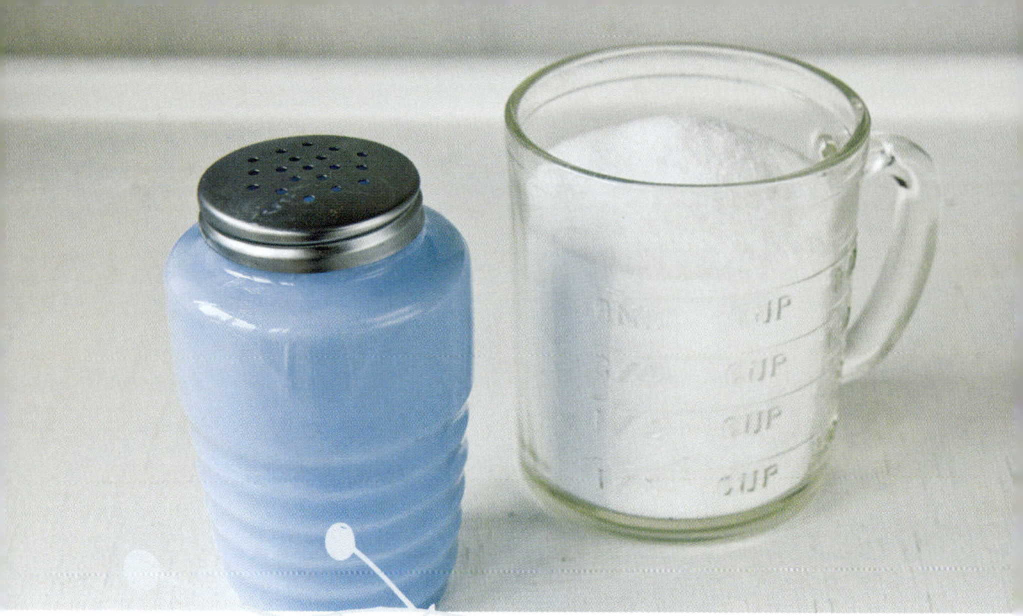

Ratzfatz Platz!

Neulich habe ich meine Gewürzschublade aufgeräumt. Das ist eine ziemlich große Schublade, weil ich ziemlich gerne koche. Zwei Drittel der Dosen und Tütchen und Röhrchen habe ich weggeworfen. Ich bin wirklich keine Verschwenderin. Ich bin einfach nur schlau geworden: Gewürzmischungen braucht nämlich kein Mensch! Dutzende Male bin ich den tollen Beschreibung auf den Leim gegangen. Alles drin und lecker, versprechen die! Paellagewürz und Mozzarellasalz, Fischfondor und Suppenveredler. Ich hab' den großen Befreiungsschlag unternommen! Indische, italienische und chinesische Würze … ohne mich! Nicht nur, dass in den Pülverchen unterschiedliche Geschmacksverstärker drin sind und Stoffe mit irgendwelchen Nummern, deren Bedeutung ich erst ergoogeln muss. Gewürzmischungen sind auch Platzvernichter in meinem Küchenschrank!

Ich hab' jetzt nur noch solche Gewürze, wo vorne draufsteht, was hinten drin ist: Chilipulver, Kurkuma und Zimt. Muskat für das Kartoffelpüree und ein paar getrocknete Kräuter für den Winter, wenn die Töpfe auf der Fensterbank mit dem

Wachsen nicht nachkommen. Pfeffer natürlich! Grüner und schwarzer in der Mühle und im Curry. Streng genommen ist auch das eine Würzmischung, aber auf die kann ich nicht verzichten. Gutes Currypulver ist ein Gedicht! Bei Salz muss ich mich als Snob outen: Ich habe Speisesalz für das Nudelwasser und gegen mein Unkraut im Garten, aber unsere Tomatenbrote werden vornehm mit Salzflakes aus Maine gewürzt. Meine Freundin Renate sagt, sie schmecke da keinen Unterschied … Egal, ich gönn' mir meine Spleens, solange sie mich glücklich machen!

Apropos glücklich machen: Ich benutze auch Ahornsirup zum Würzen. Probieren Sie mal Rosenkohl damit. *Al dente* gedünstet mit einem Stich Butter auf den dampfenden Knöllchen und als Highlight ein paar Löffel Ahornsirup obendrüber. Honig geht auch. Lecker!!!

Wie unnötig meine zig Gewürzmischungen waren, konnte ich übrigens daran ablesen, dass bei fast allen Fläschchen und Beutelchen das Haltbarkeitsdatum überschritten war …

Tipp

Das Frauengewürz Kurkuma

Kurkuma ist mit dem Ingwer verwandt und wird auch „Gelbwurz" und „Safranwurzel" genannt. In Indien gilt Kurkuma als heilig, die Knolle wird dort frisch verwendet. Bei uns benutzt man das aus der getrockneten Wurzel gewonnene Kurkumapulver. In der ajurvedischen Medizin wird die Kurkuma als Heilmittel eingesetzt. Ihr wird eine reinigende und Energie spendende Wirkung zugesprochen. Sie wirkt entzündungshemmend und unterstützt offenbar die Knochengesundheit, weil sie nachweislich den Knochenabbau durch Östrogenmangel reduziert. Wir Frauen sollten Kurkuma also in unsere Rezepte einbauen, wo immer wir können!

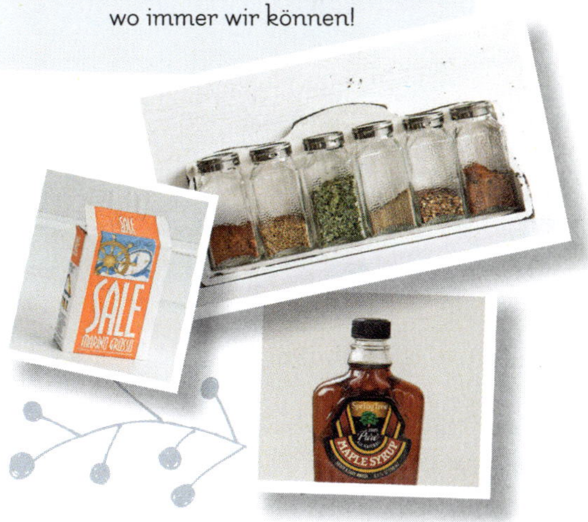

Lieblings-Labels

Es hat sich herumgesprochen, dass ich eine bekennende Umfüllerin bin. Bei mir wird alles befreit, was in einer hässlichen oder auch unpraktischen Verpackung gefangen ist. Meine diversen Mehlsorten zum Beispiel. Aus den Tüten rieselt es aus allen Ecken, es ist umständlich, wenn man nur einen Teelöffel voll braucht, und außerdem mag ich keine Lebensmittelmotten als Untermieter in meinem Küchenschrank! Für die meisten meiner Umfüllaktionen nehme ich meine alten Bonbon- und Vorratsgläser vom Flohmarkt, manchmal müssen es aber auch Dosen sein. Und dann braucht man praktische und hübsche Etiketten.

Hier sind ein paar für Sie. Kopieren, aus dem Internet herunterladen (www.mybooks-suedwest.de) oder einscannen und ausschneiden. Viel Spaß!

Tipp

Magnet-Etiketten

Sie können sich Ihre Etiketten natürlich auch selber machen oder Slogans, die Ihnen gefallen, aus Illustrierten ausschneiden. Schon und praktisch ist es, wenn Sie Ihre Lieblingslabels mit Magneten an den Dosen befestigen.

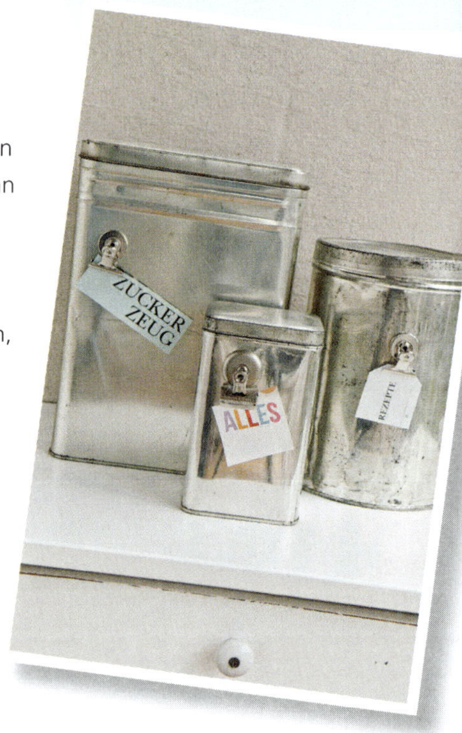

PUDDING & CO.

ROGGENMEHL

MÜSLI

KEKSE

ZUCKER

MEHL

ROSINEN

HAFERFLOCKEN

NÜSSE

NUDELN

LEINSAMEN

KAKAO

DINKELMEHL

KLEINKRAM

Einfach dufte

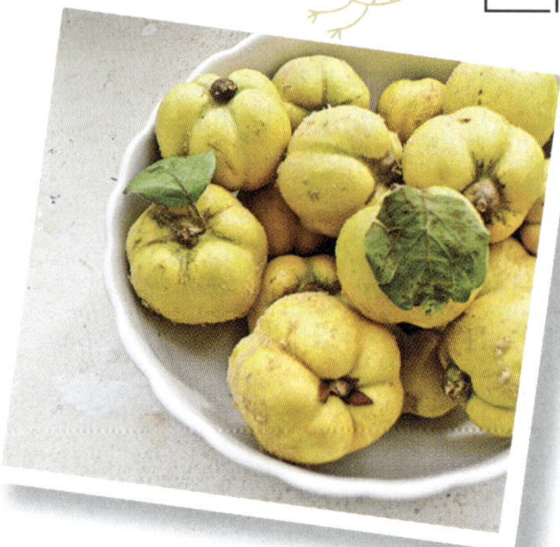

Der simpelste Raumduft der Welt

… und wahrscheinlich einer der schönsten: Quitten.
Diese hübschen harten Dinger sind ein wunderbares Wohnaccessoire. Sie sehen auf dem Tisch so hübsch aus, dass Blumenschmuck unnötig wird, und sie sind ein herrlicher Duftspender. Einfach hinlegen, den Rest besorgen die Quitten allein.
Und das Beste kommt am Schluss: Nach einer glücklichen Zeit der Duftberieselung werden Ihre Quitten mit ein paar braunen Fleckchen andeuten, dass sie in den Topf wollen. Erfüllen Sie ihnen den Wunsch und bereiten Sie aus Ihrem Raumbedufter eine vorzügliche Quittenmarmelade.

Olivenöl aromatisieren

Der schnellste Weg, Olivenöl in ein herrliches Orangenöl zu verwandeln, ist der folgende: Bio-Orangenschalen mit einem Zestenreißer von der Frucht nehmen. Vorsicht, nicht die weiße Haut abschaben, die macht das Öl bitter. Die Zesten noch mal mit dem Messer zerkleinern und mildes Olivenöl in einem Töpfchen sehr sanft erwärmen. Es soll nur lauwarm sein. Auf je einen halben Liter Öl kommen die Zesten von zwei Orangen.
Die Schalen in das lauwarme Öl geben, einen Moment noch auf der Herdplatte lassen und dann mindestens zwei Stunden stehen lassen. Über Nacht ist noch besser. Dann durch ein Sieb filtern und in

eine Flasche füllen. Sie können Olivenöl auch anders aromatisieren. Zum Beispiel mit Bio-Zitrone, Bio-Limone, Rosmarin, Oregano und Ingwer.

Duftwasser aus der Espressokanne

Pflanzen-Duftwasser kann man leicht selber machen. Fachleute nennen das vornehm „ein Hydrolat herstellen". Mir ist der Name egal, Hauptsache, es riecht gut. Man kann Pflanzen-Duftwasser aus vielerlei Pflanzen herstellen: Rosmarin, Lavendelblüten, Zitronenmelisse, Pfefferminze, Bio-Orangenschalen, Quitten …
Füllen Sie eine Espressokanne bis zur Markierung mit Wasser und legen Sie die Pflanzenteile, die Sie sich ausgesucht haben, in den Siebeinsatz. Bis ganz oben hin füllen, Kanne zudrehen und auf den Herd stellen, als wollten Sie sich einen Espresso kochen. Der heiße Wasserdampf löst die Duftmoleküle aus den Pflanzen und gibt sie ins Wasser ab. Den Sud der ersten Verdampfung können Sie mit neuen Pflanzenteilen erneut durchlaufen lassen. So lange, bis Ihnen die Intensität des Dufts gefällt. Sie können obendrein einige Tropfen ätherisches Öl hinzufügen, um Ihre eigene Duftmischung zu kreieren. Rosmarin verträgt sich gut mit Grapefruit, Pfefferminz mit Mandarine und Lavendelblütenwasser mit einem Hauch Zitronenöl. Das Ganze in eine Sprühflasche füllen und als erfrischendes Raum- oder Körperspray benutzen.

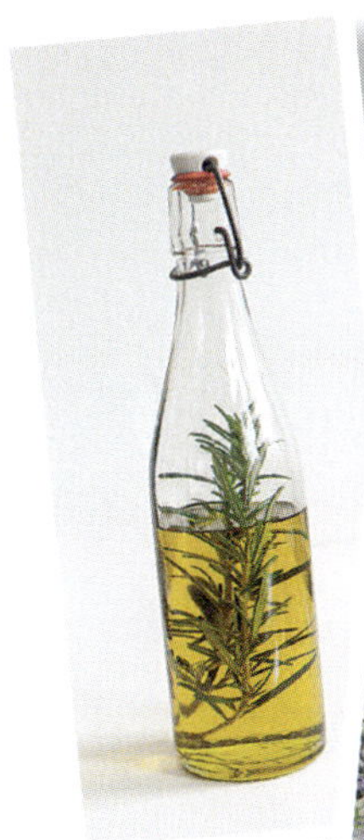

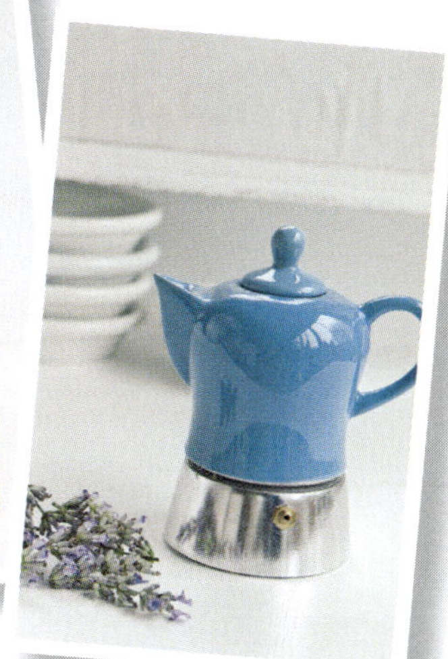

Für die Schönheit ... auf in die Küche!

Wenn Ihnen der Weg in die Parfümerie zu weit oder der Griff ins Portemonnaie zu tief ist für gute Kosmetik, dann begeben Sie sich in die Küche. Sollten Sie nicht auf Anhieb alles finden, was wir für unsere Beauty-Kur brauchen, dann müssen Sie noch kurz zum Gemüsehändler oder ins Kräuterbeet. Auf geht's! Wir beginnen mit einem sanften Peeling und einer Gesichtsmassage. Legen dann eine Maske auf und klären Ihre Haut anschließend mit dem Gesichtswasser.

Peelings & Co.

Zutaten:

Mixer

1 Handvoll Mandeln mit Schale

1 Esslöffel Honig

2 Aprikosen

1 Becher Magerquark

1 Bund Petersilie

Sie sollten einen guten Mixer haben, der auch Nüsse vermahlen kann, der Honig muss flüssig sein, und wenn keine Aprikosensaison ist, dann können Sie auch die Softaprikosen aus der Tüte nehmen. Dann nehmen Sie drei statt zwei und achten bitte darauf, dass sie nicht geschwefelt sind.

Beginnen wir mit dem **Mandelpeeling!** Geben Sie die Mandeln in den Mixer. Die Kerne müssen nur ein paar Umdrehungen tanzen, denn sie sollen ja nicht zu Mandelstaub, sondern nur zu grobem Mandelmehl werden. In ein Schälchen füllen und mit dem Honig zu einer Paste verrühren. Mit den Fingern auf das trockene Gesicht auftragen und mit kreisenden Bewegungen ein Peeling machen. Vergessen Sie nicht die Partie unterm Kinn, die braucht auch mal Süßes! Lassen Sie die Paste nach dem Rubbeln noch 5 Minuten einziehen. Der

Honig ist pures Gold für Ihr Gesicht. Mit warmem Wasser abwaschen.

Nun kommt die **Aprikosenmaske!** Die Aprikosen werden im Mixer püriert und das Mus mit dem Quark vermischt. Die Mischung auf das trockene Gesicht auftragen. Die Augenpartie bitte aussparen. Sollte von der Maske etwas übrig bleiben, können Sie sie auslöffeln, bevor Sie sich für 15 Minuten entspannt hinlegen … Vielleicht legen Sie sich doch besser gleich in die Waagerechte und schlecken die Schüssel später aus, sonst rutscht Ihnen die Quarkspeise vom Gesicht!

Zum Schluss das **Petersiliengesichtswasser:** Die Petersilie grob hacken. Die Hälfte der Stängel nehmen Sie mit, den Rest werfen Sie weg. Alles in eine Schüssel geben und mit 250 ml heißem Wasser übergießen, als wollten Sie einen Tee machen. Fünf Minuten ziehen lassen und dann durch einen Kaffeefilter oder durch ein sehr feines Sieb abgießen. Die Flüssigkeit abkühlen lassen und in eine Flasche füllen. Im Kühlschrank hält sich das Gesichtswasser eine Woche. Geben Sie etwas davon auf einen Wattebausch und reiben Sie Ihr Gesicht damit ab, wann immer Sie wollen.
Vor allem gut, wenn Ihre Haut mal zu Unreinheiten neigt: denn Petersilie klärt und enthält heilungsförderndes Vitamin C.

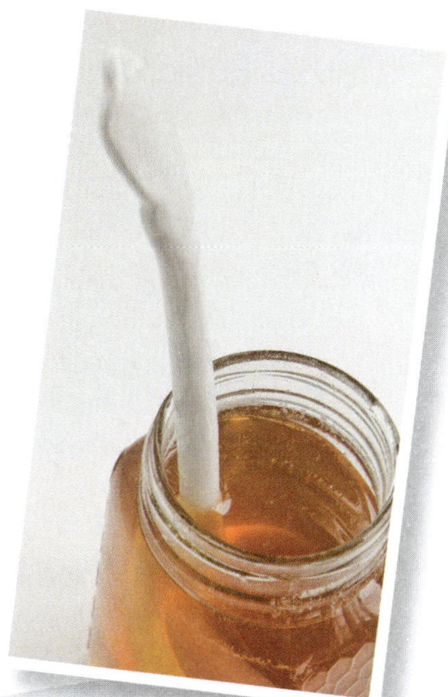

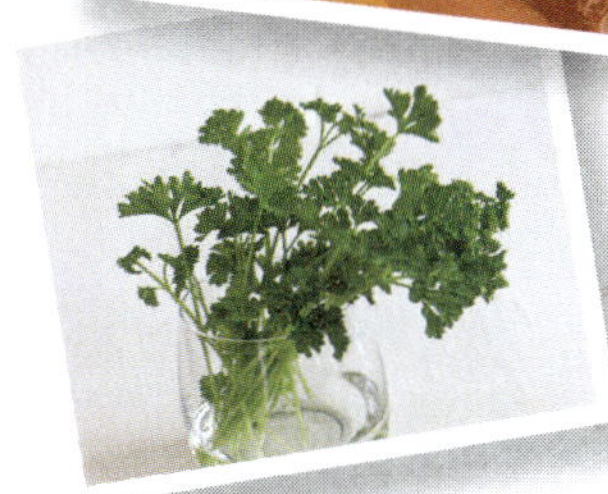

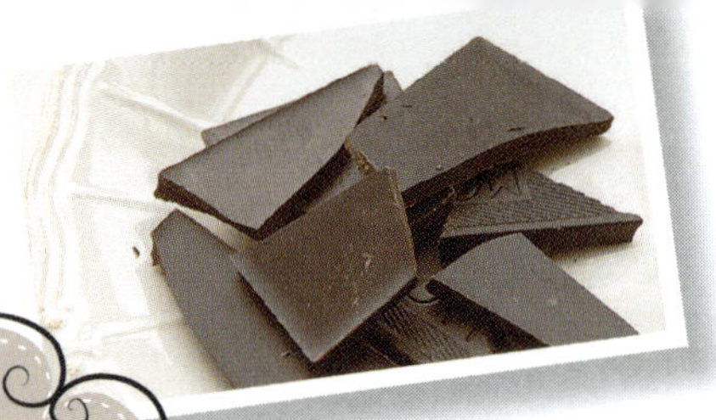

Die volle Dröhnung Glück

Keiner ist davor gefeit, dass es ihm von Zeit zu Zeit die Stimmung verhagelt. Man weiß oft nicht einmal, warum es losgeht. Sicher ist nur: Es fühlt sich schrecklich an! Man sitzt in dem berühmten Tunnel, und weit und breit ist kein Licht und auch kein Ende in Sicht. Schluss damit – ich schnüre Ihnen ein echtes Happiness-Paket!

Schokolade macht glücklich. Das weiß jeder. Dass heiße Schokolade besonders wohltuend ist, wenn die Seele Wärme braucht, ist auch nicht neu! Aber wussten Sie, dass Orange die Farbe ist, die die Glückshormone tanzen lässt? Wissenschaftler fanden das heraus: Testpersonen, die Kakao in orangefarbenen Tassen serviert bekamen, empfanden das Heißgetränk als besonders wohltuend. Diesen Wissensvorsprung wenden wir sofort nutzbringend gegen trübe Tage an. Hier kommt das Rezept für die volle Dröhnung Glück!

Rezept

Orangen-Kakao

1 Bio-Orange, ½ Liter Milch
½ Tafel Bitterschokolade
(mindestens 70% Kakao),
1 dicker Klecks Schlagsahne
(Sprühsahne geht auch!)

Orangenschale mit einem Sparschäler abziehen, ohne das bittere Weiße. Schale in die Milch geben und kurz aufkochen.
Den Topf von der Platte nehmen und 5 Minuten stehen lassen. Die Schokolade zerhacken und die Orangenschale aus der Milch entfernen. Die Schokolade in die Milch geben und die Milch erneut erhitzen, bis sich die Schokolade aufgelöst hat. Den Orangenkakao in Tassen füllen und den Sahneklecks obendrauf setzen. In schwierigen Lebenslagen rate ich dringend zu orangefarbenen Tassen – und ein bis zwei Schokoladenkekse können auch nicht schaden!

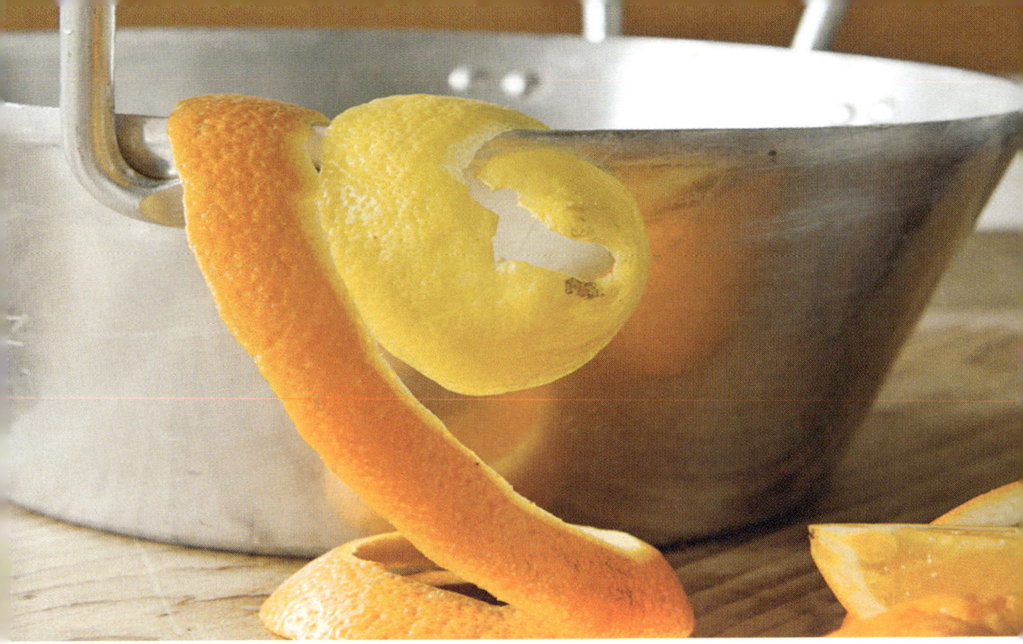

Schärfe ist kein Geschmack, sondern ein Gefühl

Es gibt Zeiten, da ist man so weit entfernt von sich selbst, dass man sein eigenes Ich nicht wiederfindet. Wenn die Freunde dann sagen: „Du musst auch mal was für dich selbst tun!“, dann weiß man nicht einmal, wo man dieses „Selbst“ suchen soll. Es ist verloren gegangen – irgendwo zwischen den Quartalszahlen für das Meeting, den zwei Maschinenladungen Wäsche nach Feierabend und dem Zitronenkuchen für das Schulfest.

Tipp

Finden Sie sich wieder …

… indem Sie scharf essen. Ich meine nicht „ein bisschen würzig“, ich meine wirklich scharf. So scharf, dass Ihnen Schweißtropfen von Nase und Stirn perlen. Beginnen Sie den Tag mit einem leckeren Chili-Rührei, mittags ist Sushi mit einer Extraportion Wasabi angesagt und abends ein Hähnchen-Curry für Erwachsene. Schärfe ist kein Geschmack, sondern ein Gefühl, und das führt Sie zu sich selbst zurück.

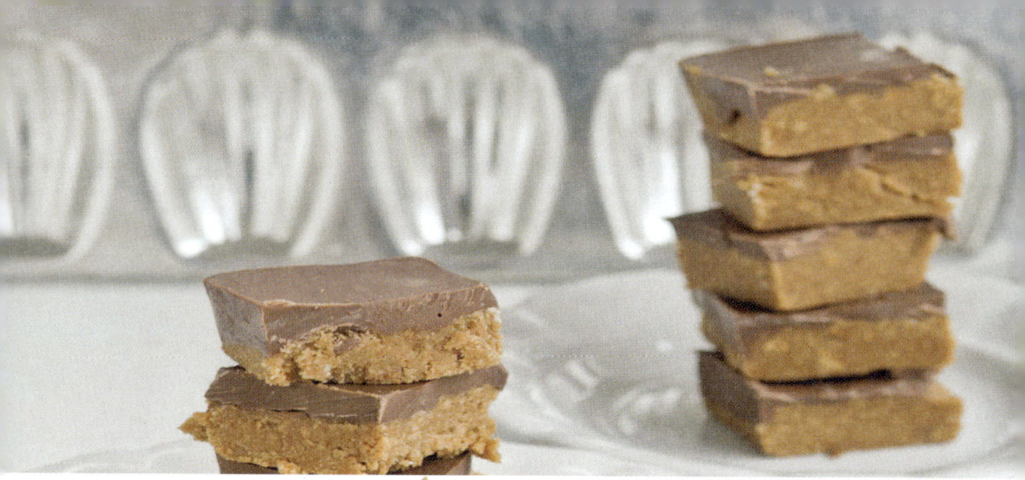

Seelenfutter made in USA

Ich bin jedes Jahr für einige Wochen in den USA. Mir ist keine andere Nation bekannt, wo eine so hohe Nährstoffdichte in so kleine Kuchenstücke passt. Jeder kennt den „New York Cheesecake", der pro Stück so viele Kalorien mitbringt wie ein durchschnittlicher Europäer für den ganzen Tag benötigt. Aber das Wunderding mit dem Keksboden ist zum Dahinschmelzen lecker. Oder „S'mores", die Zuckerbomben aus Graham Crackers, viel Schokolade und einem dicken geschmolzenen Marshmallow in der Mitte. Ich liebe es, meiner Seele Zucker zu geben, während ich in den Staaten bin. Ohne schlechtes Gewissen fritiertes, coloriertes und manipuliertes Essen zu essen, denn ich weiß: Zurück daheim lege ich wieder Gesundfutter nach!

Man kann in Amerika übrigens auch ganz wunderbare gesunde Sachen essen – aber wer will das schon, wenn es dort das beste Soulfood der Welt gibt! Die süßen Sachen sind mein Sündenfall, und das beste Rezept habe ich Ihnen mitgebracht: Ersparen Sie es uns beiden, nach den Kalorien dieser Seelenfutter-Stückchen zu fragen. Genießen Sie sie einfach still und glücklich!

Rezept

Long Island Peanutbutter Bars

Blitzschnell gemacht und besser als Medikamente, wenn die Seele mal quietscht

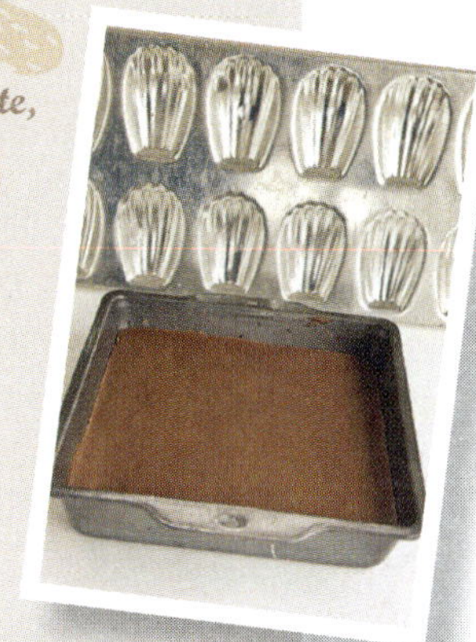

150 g gesalzene Butter, geschmolzen
200 g Butterkekse, zerbröselt
200 g Puderzucker
200 g Erdnussbutter
300 g Vollmilch-Schokoladenchips
oder Kuvertüre, gehackt.
Wer möchte, gibt zusätzlich Vanillearoma
oder gemahlene Vanilleschote dazu.

Die Butterkeksbrösel müssen wirklich fein sein. Das geht am besten, wenn man die groben Brösel in eine Plastiktüte gibt und mit einem Nudelholz noch einmal fein „überarbeitet". Alle Zutaten – bis auf die Schokolade – in einer Schüssel gut verrühren, bis eine cremige Masse entsteht. In eine mittelgroße eckige Form – am besten eine Springform – füllen und gut festdrücken. Die Schokolade im Wasserbad schmelzen und warm – nicht heiß! – über die Masse in der Form gießen. Für mindestens eine Stunde in den Kühlschrank stellen. Dann stürzen und – gut gekühlt – in Riegel schneiden.
Tipp: Lässt sich am besten schneiden mit der weichen Schicht nach oben und der knackigen Schokolade nach unten. Kühl aufbewahren … Falls es etwas aufzubewahren gibt!

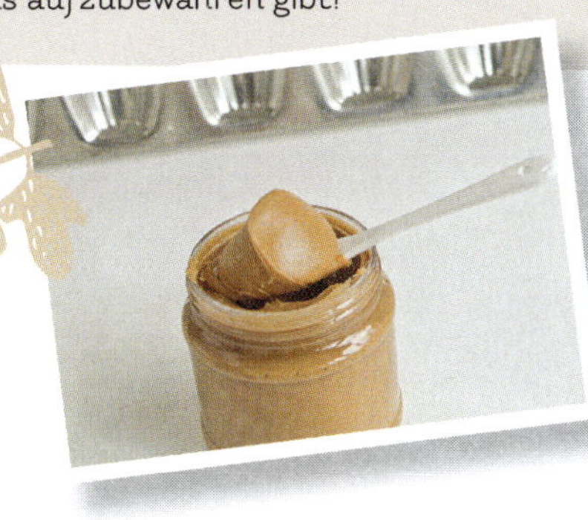

Die Verwöhnliste

Manchmal macht man einfach weiter mit etwas, obwohl es einem nicht guttut: Ihre Putzfrau geht jedes Mal früher, aber Sie geben Ihr klaglos den vollen Stundensatz und servieren ihr Kaffee und Gebäck? Sie gehen weiter zu Ihrem Stammfrisör, obwohl Sie schon lange nicht mehr glücklich sind mit Ihren Haaren? Haben Sie schon mal überlegt, dass Sie es sind, die bei diesem Spiel den Kürzeren zieht? Sie verwöhnen Ihre Mitmenschen gern? Wunderbar! Aber kann es sein, dass ein paar Menschen zu viel auf Ihrer Verwöhnliste stehen, nur weil Sie hoffen, dass man Ihnen auch einmal ein Stückchen Marmorkuchen aus der Kantine mitbringt? Hören Sie auf damit, immer nett zu sein! Es gibt nur wenige, die Ihre Fürsorge wirklich zu schätzen wissen. Die anderen kosten Sie nur Ihre Zeit und Energie. Ich habe meinen Verwöhnmodus vor einiger Zeit überprüft und beherzt aufgeräumt in meinem Leben.
Wenn Sie diesbezüglich auch etwas ändern wollen, tun Sie es in drei Zündstufen.

Zündstufe 1

Machen Sie sich eine Liste, auf der nur die Menschen stehen, die es wirklich verdienen, von Ihnen mit Cupcakes und hausgemachten Marmeladen verwöhnt zu werden. Und wissen Sie, wer ganz oben auf dieser Liste stehen sollte? Richtig: SIE!!!

Meine Verwöhnliste

Ich ...

....

....

....

....

....

....

....

....

....

....

....

....

Zündstufe 2

Hören Sie auf, sich mit Menschen zu treffen, die auf Ihrer Energie herumkauen und Ihnen erwiesenermaßen nicht guttun. Und stellen Sie den automatischen Verwöhnmodus für andere ab. Üben Sie das beim nächsten Handwerker, der in Ihrem Haus arbeitet. Dieses Mal bekommt er nicht automatisch Cappuccino und Sahneschnittchen hingestellt, obwohl er wieder nur Murks gemacht hat. Wenn der Siphon tropft, hat der Mann kein Törtchen verdient. Basta!

Zündstufe 3

Diese Zündstufe fällt Dauer-Verwöhnern erfahrungsgemäß am schwersten, obwohl sie nur aus Weglassen besteht. Marmeladen, Sirups, Kuchen gibt es ab jetzt nur noch in homöopathischen Dosen und nicht mehr für die gesamte Büroetage. Fangen Sie spätestens beim nächsten großen Festtagsgetümmel damit an. Drosseln Sie die Produktion von Stollen und Vanillekipferln und schenken Sie sich die eingesparte Zeit für ein ausgiebiges Treffen mit Ihrer besten Freundin. Gehen Sie mit Ihren Kindern auf den Weihnachtsmarkt, oder gönnen Sie sich einen Saunabesuch, statt Pralinchen zu formen, bis Ihr Rücken schmerzt. Und zum nächsten Osterfest kaufen Sie das schönste Präsent-Ei, das Sie kriegen können. Mit Glitzerpapier drumherum und einer opulenten Riesenschleife. Und damit beschenken Sie den Menschen, der ganz oben auf Ihrer Verwöhn-Liste steht! Versprochen?

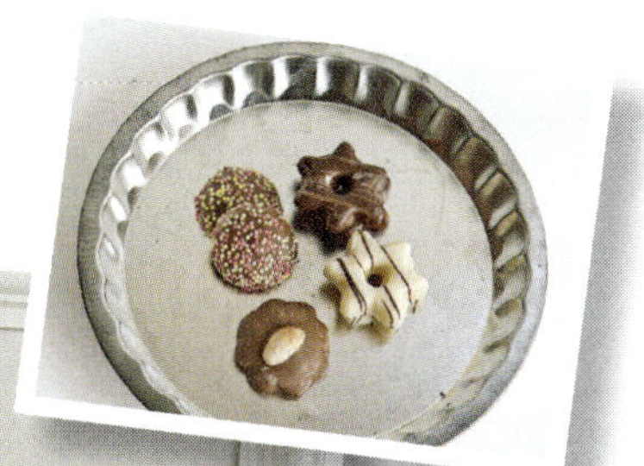

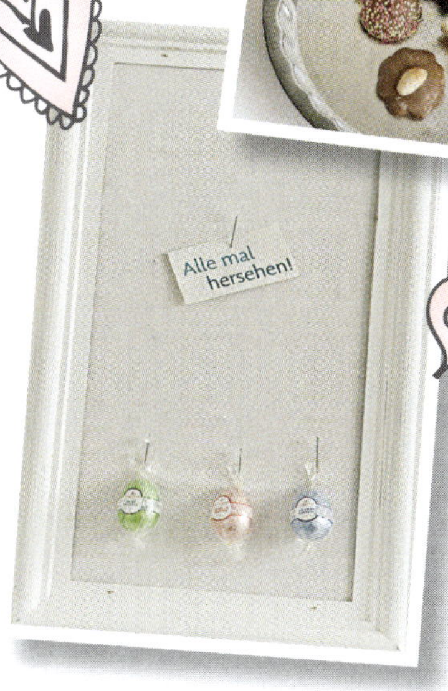

Schlank auf Vorrat!

Wo glauben Sie, ist es bei Ihnen zu Hause am gefährlichsten? An der Balkonbrüstung? In der rutschigen Badewanne? Ganz oben auf der Trittleiter? Ich kann Ihnen sagen, wo der gefährlichste Ort in meinem Haus liegt: Es ist die Stelle vor dem geöffneten Kühlschrank. Egal, was ich tue, die miesen, fiesen Kalorien, die in meinem Kühlschrank hausen, finden immer ihren Weg auf meine Hüften. Aber ich habe entdeckt, wie ich sie austricksen kann!

Der Weckgläschen-Trick

Wenn ich in eines dieser Hungerlöcher zu fallen drohe, bei denen man wahllos alles aus dem Kühlschrank zerrt, um es augenblicklich zu verschlingen, dann greife ich zum Gläschen. Jeden Morgen bereite ich leckeres Fruchtmus oder Gemüse-Smoothies vor. Das geht im Turbomixer ganz fix, und dann fülle ich diese Vitaminbömbchen in viele kleine Weckgläser mit Deckel. Das sieht hübsch aus, die Gläser lassen sich praktisch im Kühlschrank stapeln, und ich kann augenblicklich löffeln, wenn mich der Hunger anfällt. Hier ist eines meiner Lieblingsrezepte:

Rezept

Anti-Hunger-Vitaminbömbchen

1 frischer Apfel,
100 ml Wasser oder 200 ml Bio-Apfelsaft,
4 Blätter Mangold,
1 Mango, 1 TL Kokosöl

Alles grob zerkleinern und solange mixen, bis es die Konsistenz erreicht hat, die man mag.

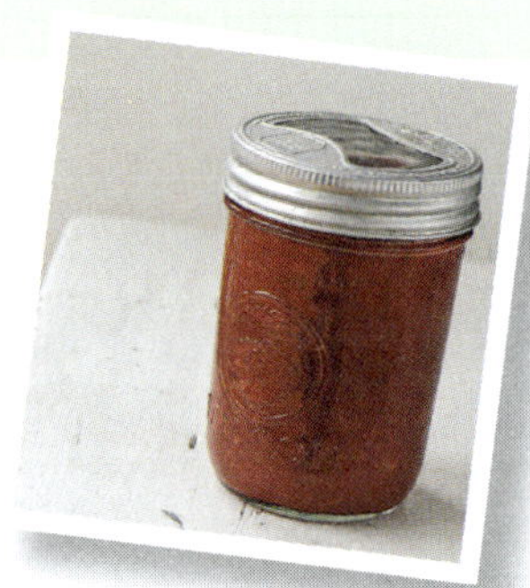

Meine Lieblings-Smoothies

Experimentieren Sie fröhlich drauflos! Sie können nichts falsch machen. Lassen Sie alles in den Mixer flitzen, was Ihnen an Obst und Gemüse zwischen die Finger kommt. Obendrein gibt es tolle Rezeptbücher, und das Internet steckt voller guter Smoothie-Ideen.

Der Wackelpudding-Trick

Gleiche Verpackung, anderer Inhalt. Damit keine Langeweile aufkommt, greife ich zwischendurch zum Wackelpudding. Nicht wirklich gesund, aber schön süß, und die Farben machen mir gute Laune. Ich süße ihn je zur Hälfte mit Stevia und Rohrzucker. So spare ich Kalorien, und mein Gehirn fühlt sich trotzdem nicht von der gehaltlosen Süße ausgetrickst. Sieht superlecker aus, wenn die Gläschen in allen Farben im Kühlschrank funkeln.

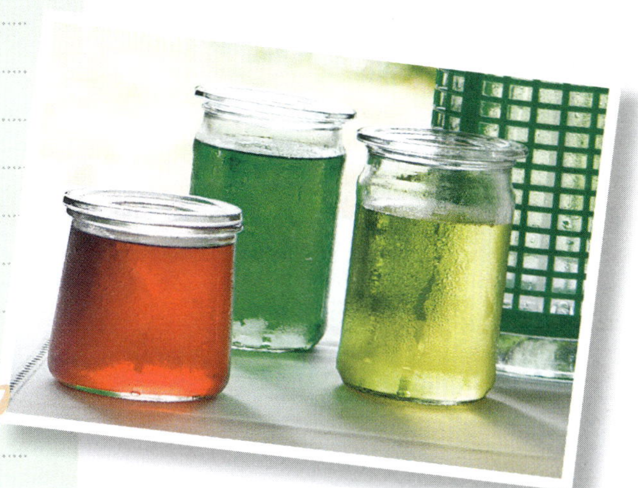

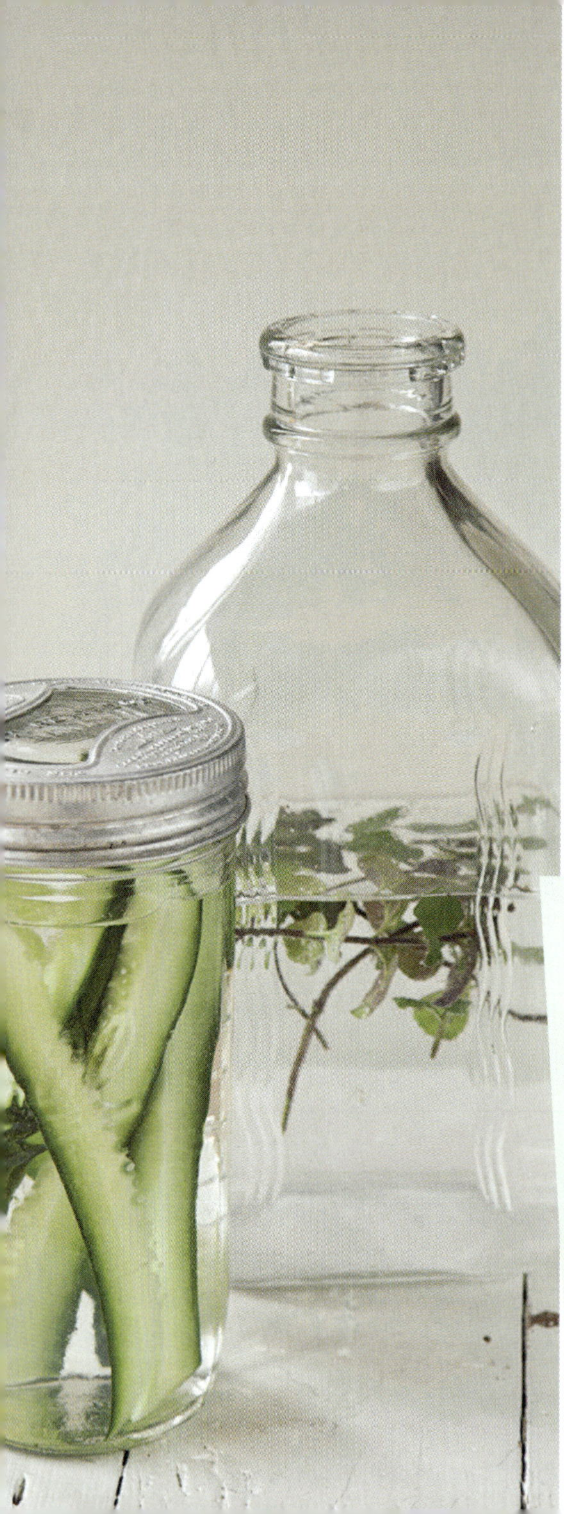

Belly-weg-Wasser

Meine New Yorker Freundin Bernadette nennt die gemeine kleine Speckrolle, die über dem Bund der Jeans wohnt, „Belly". Ein niedliches Wort für eine scheußliche Sache. Das richtige Essen und viel trinken soll Miss Belly in die Flucht schlagen. Ich mixe mir jeden Abend mein Belly-weg-Wasser, lasse es über Nacht im Kühlschrank ziehen und trinke über den nächsten Tag verteilt 2 Liter davon.

Rezept

1 gehäufter TL frischer Ingwer, klein gehackt
½ Salatgurke, in Streifen geschnitten
1 Zitrone (Bio), in Scheiben geschnitten
1 Handvoll frische Pfefferminzblätter, grob geschnitten
2 Liter Wasser

Was macht schlank und schlau?

Wussten Sie eigentlich, welche Wundermittel still und bescheiden in Ihrer Backschublade hausen? Mittel, die schlank und schlau und unwiderstehlich machen? Glauben Sie nicht? Ist aber so!

Vanilleextrakt sollten Sie stets in der Handtasche haben. Ich kauf' meinen immer in den USA. Da gibt es Vanilleextrakt in coolen braunen Fläschchen, die aussehen, als kämen sie geradewegs aus der Küche von Oma Walton. Ich hab' immer so ein Exemplar bei mir. Im Notfall tut es auch ein Röhrchen Vanille-Backaroma oder eine Vanilleschote. Wichtig ist, dass Sie schnell drankommen, wenn Sie der Hunger packt. Denn bevor Sie wahllos eine Bäckerei leerkaufen, schnüffeln Sie lieber! Der Duft von Vanille hilft erwiesenermaßen gegen Hungerattacken. Und manchmal kann es auch angeraten sein, ein paar Tröpfchen hinters Ohr zu tupfen, denn Männer – und auch das ist wissenschaftlich belegt – finden den Duft unwiderstehlich.

Zimt wiederum macht schlau! Der Duft regt das Denkvermögen an und ist ein wichtiges Helferlein in Prüfungen, denn Zimtgeruch unterstützt das Erinnerungsvermögen. Es ist tatsächlich hilfreich, an einer Zimtstange zu schnüffeln, wenn Sie die Konzentration verlässt. Zusätzlich können ein paar Prisen Zimtpulver im Kaffee intellektuell erfolgreich über den Tag helfen.

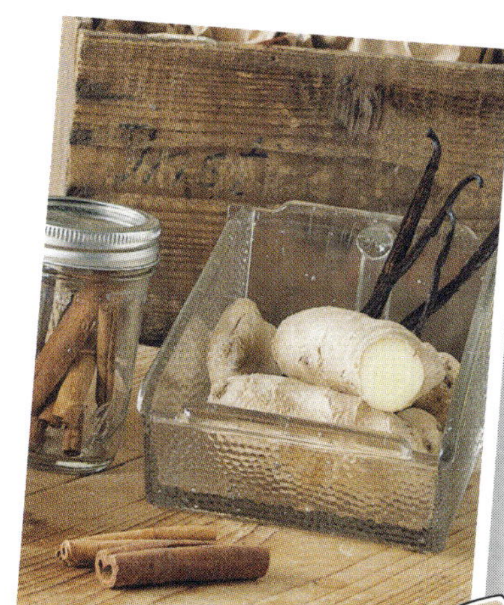

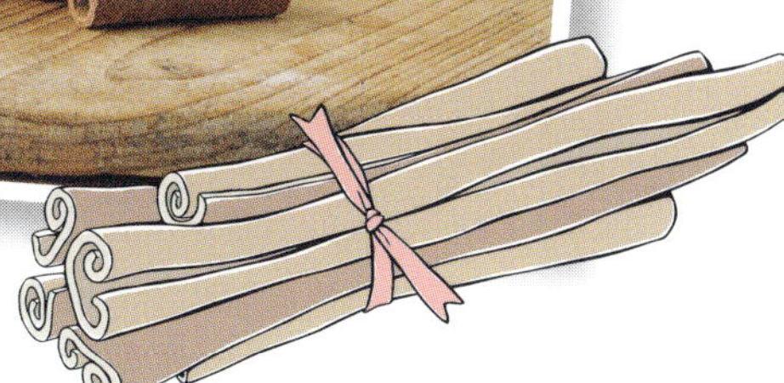

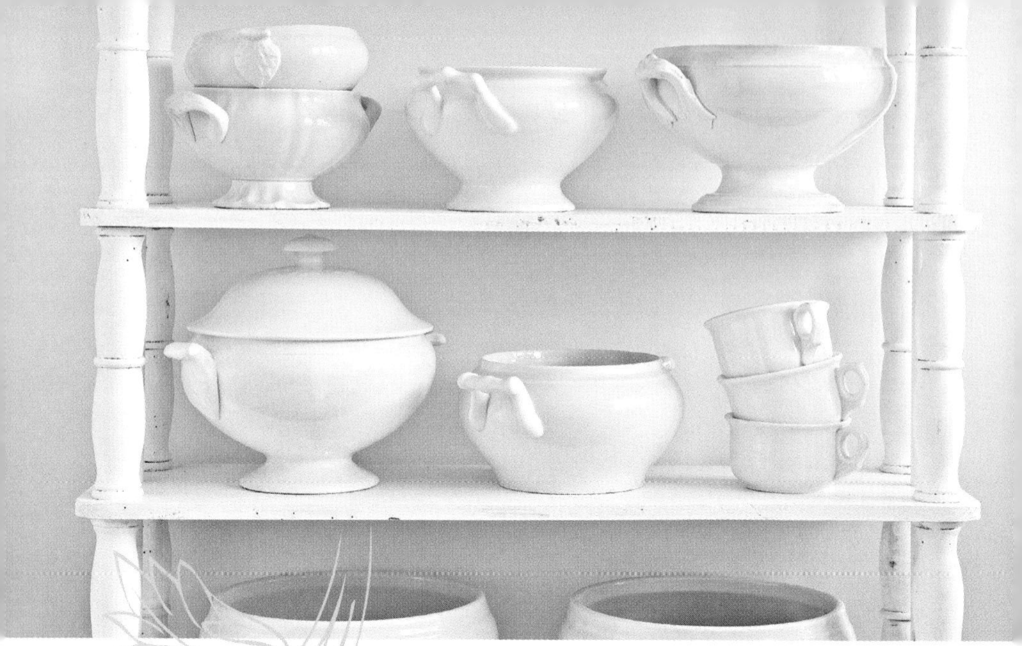

Terrinen gegen Trübsal

Terrinen sind Wundermittel. Sie helfen immer und vor allem überall! In langweiligen Ecken in der Wohnung wirken sie Wunder, aber schlicht müssen sie sein und weiß, das ist wichtig. Was hineinkommt, ist natürlich auch von Bedeutung. Mit einem kugeligen Buchsbäumchen in einer weißen Terrine können Sie sogar einer Frittenbude einen Hauch von Eleganz verleihen. Üppige Hortensien in weißen Terrinen sind vom Wohnzimmer bis zum Bad wunderbar einsetzbar.

Sie adeln jede Ecke, und wenn sie groß genug sind, ziehen sie die Aufmerksamkeit so sehr auf sich, dass sie sogar von kleinen bis mittelgroßen Einrichtungssünden ablenken können.

Das eigentliche Wesen der Terrine ist es aber, uns auf ihre angestammte Weise gegen Trübsal aller Art zu helfen. Nehmen Sie die größte und schwerste Terrine, die Sie im Haus finden können. Und lassen Sie sie ihre gottgegebene Arbeit

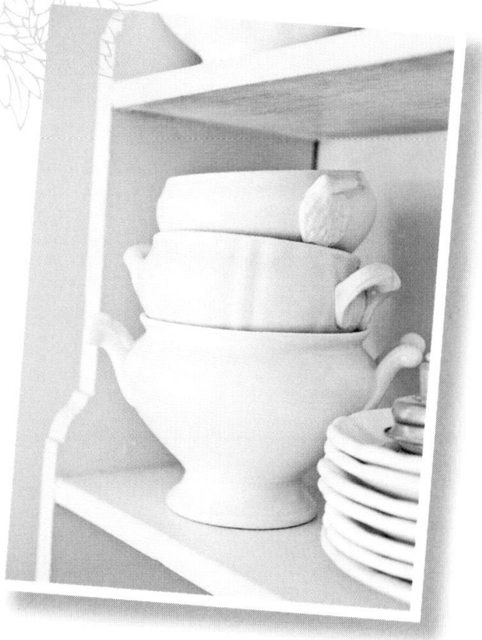

tun: schön heiß ausspülen, das Wasser eine Weile darin stehen lassen, damit sich die dicken Gefäßwände erwärmen, dann abtrocknen und eine sämige, cremige Suppe hineinfüllen. Eine Suppe von der Sorte, die „gulp" macht, wenn man die Kelle eintaucht. Unter uns: Wenn's schnell gehen muss, tut es auch eine Tütensuppe. Tomate mit einem ordentlichen Klecks Crème fraîche geht immer! Nun stellen Sie die heiße Terrine vor sich auf den Tisch und schöpfen Sie sich so lange Suppe heraus, bis die Trübsal verflogen ist. Ob Sie Teller nehmen oder Tassen, in die Sie die Suppe schöpfen, ist ganz egal. Wichtig sind die heiße weiße, dicke Terrine und das Geräusch, das der Löffel beim Schöpfen macht.

Etwas Warmes braucht der Mensch!

Auf der nächsten Seite verrate ich Ihnen ein echtes Familiengeheimnis. Eigentlich wollte ich diesen Schatz mit bedeutungsvollem Gesichtsausdruck meiner Schwiegertochter anvertrauen, wenn mir dann in ferner Zukunft eine solche ins Haus steht. Aber ich denke, Ihnen wird mein Geheimnis auch gute Dienste erweisen, und darum verrate ich es Ihnen. Ich habe unzählige Seelen damit getröstet und bergeweise Komplimente dafür erhalten. Es schenkt Vitamine und wärmt das Herz, es ist unkompliziert, raubt wenig Zeit, und jeder kriegt es hin … sogar Schwiegertöchter und Kochmuffel!

Rezept

Hier ist es: Mein Suppenglück!

Sie brauchen für das Grundrezept:
Mixer oder Passierstab
Olivenöl, Butter, Zwiebeln, 1 Apfel, gewürfelt
braunen Zucker, Gemüse- oder Hühnerbrühe
Weißwein oder Sherry, 1 Gemüsesorte Ihrer Wahl
Salz, Pfeffer, Gewürze und Kräuter

Die Grundsuppe wird mit einer Gemüsesorte gemacht, die im Mixer schön musig püriert werden kann. Es eignen sich z. B. Kürbis oder Kartoffeln, Rosenkohl, Blumenkohl oder Süßkartoffeln, Wirsing oder Kohlrabis.

Und so geht's:

Olivenöl, für den guten Geschmack, mit einem Stich Butter erhitzen. Gehackte Zwiebeln dazu. Die Menge ist Ihrem Geschmack überlassen. Ich nehme meistens zwei oder drei. Das Ganze andünsten, bis die Zwiebeln leicht brünett sind, nicht braun. Den gewürfelten Apfel dazu und mit anbraten. Wenn die Flüssigkeit des Apfels zu verdampfen beginnt, einen Teelöffel braunen Zucker darüber und alles leicht karamelisieren lassen. Mit Weißwein oder Sherry (ein Schnapsglas voll) angießen, einkochen und noch einmal angießen. Wenn die Masse wieder trocken ist und aussieht wie Apfelmus, die geputzte und zerkleinerte Gemüsesorte dazu.
Gut mit dem Mus vermengen und mindestens einen halben Liter Brühe angießen. Je nachdem, welches Gemüse Sie gewählt haben, müssen Sie eventuell noch Brühe nachfüllen, denn Kartoffeln zum Beispiel saugen viel Flüssigkeit auf. 15 Minuten bei mittlerer Hitze köcheln lassen.
Nun kommt Ihre Grundsuppe in den Mixer, oder Sie rücken ihr mit dem Passierstab zu Leibe. Und ab hier wird es spannend!
Nun liegt es an Ihnen, was Sie aus der Suppe machen.

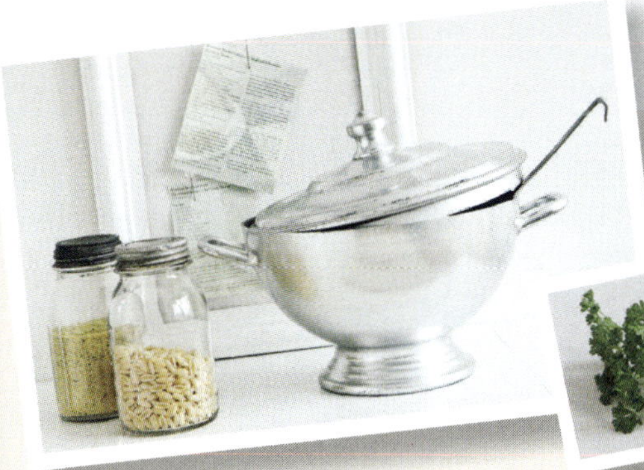

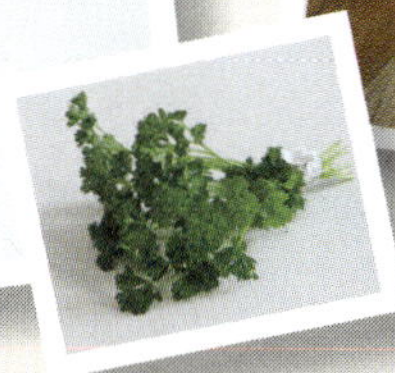

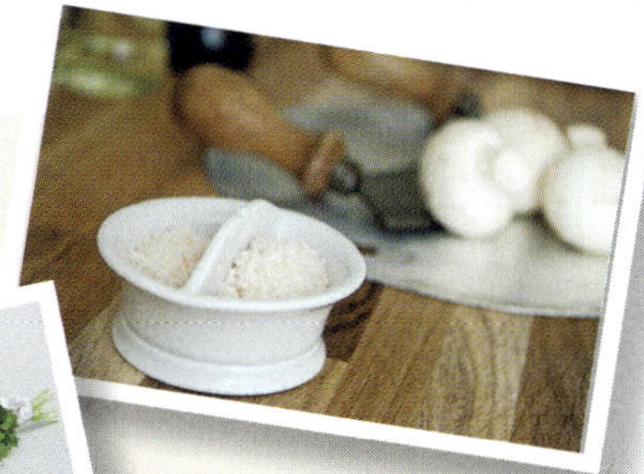

Mit Curry, Kurkuma, Koriander, gehacktem frischem Ingwer und in Scheiben geschnittenen Datteln wird das Ganze indisch. Eine Handvoll Rosinen passt auch ganz wunderbar. Ich mag die indische Suppe am liebsten mit Kürbis oder Blumenkohl. Dazu können Sie knackige Linsenfladen essen, die gibt es fertig (und sehr lecker) in Asienläden.

Mit Sauerrahm, Zimt, Ahornsirup und reichlich schwarzem Pfeffer aus der Mühle wird aus der Grundsuppe eine amerikanische Variante. American Style gefällt mir am besten mit Rosenkohl, Kürbis oder Süßkartoffeln. Lecker dazu Kartoffelchips. Aber die richtig guten Chips. „Kettle cooked" und nicht fetttriefend!

Die deutsche Version – hierfür nehme ich am liebsten mehlige Kartoffeln oder Wirsing – geht so: Crème fraîche einrühren und gehackte Petersilie und Schnittlauch hinzufügen. Salzen, pfeffern und großzügig mit Pumpernickelbröckchen bestreuen. Fertig!

Wenn Sie mehr Beilage möchten oder notorische Fleischesser am Tisch sitzen, dann braten Sie etwas Putengeschnetzeltes scharf an oder kleingeschnittene Bratwurst. Auch Tofuwürfel, in etwas Maisstärke gewendet und dann angebraten, sind herrlich.

Variieren und mixen Sie. Hawaiianisch, kreolisch, mischen Sie süß und salzig und trauen Sie sich an Kräuter heran, die sonst vielleicht nicht so oft auf Ihrem Speiseplan stehen. Viel Spaß und guten Appetit!

Eiskalte Sachen

Ihr Kühlschrank arbeitet unermüdlich für Sie. Kein Urlaub, kein freies Wochenende! Ohne Murren Joghurt kühlen, Pizza frosten. Er hält Salat frisch und die Milch Tag für Tag bei Laune, damit sie nicht sauer wird. Und – zuvorkommend wie er ist – macht er Ihnen sogar jedes Mal das Licht an, wenn Sie in seinen Bauch schauen ... Wussten Sie, dass Ihr Kühlschrank aber auch noch weit anspruchsvollere Aufgaben übernehmen kann?

Wachstropfen auf der Jeans?

Hose für mindestens einen halben Tag ins Eisfach. Dann lässt sich das Wachs leicht abknibbeln. Mit Kaugummi funktioniert das auch ganz prima. Ich bin im Sommer mit meinen Lieblings-Flip-Flops in Kaugummi getreten, der heiß auf dem Asphalt blubberte. Eine Riesensauerei. Flip-Flop in eine Plastiktüte, über Nacht ins Eisfach, und der tiefgefrorene Kaugummi war innerhalb von Sekunden entfernt.

Teure Strumpfhose gekauft?

Frieren Sie sie vor dem ersten Einsatz samt Verpackung eine Nacht lang ein. Laufmaschen haben es dann viel schwerer.

Briefmarkensalat

Passiert bei mir öfter mal, wenn ich einen Schwung Marken gekauft habe und dann in der Handtasche vergesse. Durch die Feuchtigkeit kleben die Marken kreuz und quer aneinander. Sie ahnen schon, wohin damit? Ganz recht: für ein paar Stunden in den Tiefkühler!

Kräuterschätze

Mein Garten ist im Sommer ein Meer aus Rosmarin- und Lavendelbüschen, in denen sich die Hummeln tummeln. Der Salbei wächst weit über sein Beet hinaus in den Rasen hinein, aber ich bringe es nicht übers Herz, ihm einen Façonschnitt zu verpassen. Salbei ist so herrlich! In Butter geschwenkt, über Nudeln mit frisch gehobeltem Parmesan … Und damit wir diese Köstlichkeit auch im Winter genießen können, habe ich mir angewöhnt, meine Kräuter im Sommer zu konservieren. Ich mache das mit Öl und der Unterstützung meines Tiefkühlschranks. Tolle Sache!

So wird's gemacht: Füllen Sie einen Eiswürfelbehälter zu zwei Dritteln mit grob gehackten Kräutern. Rosmarin, Thymian, Salbei, Majoran, Oregano, Petersilie. Schnittlauch und Basilikum gehen nicht so gut, wie ich finde, dafür lässt sich Koriander sensationell in der Öl-auf-Eis-Variante konservieren. Gießen Sie dann die einzelnen Kräuter-Abteile mit gutem Olivenöl auf. Sehr lecker ist auch flüssige Butter, die allerdings nicht mehr heiß sein sollte, wenn Sie sie einfüllen. Sie können die Kräuter Sorte für Sorte einlegen oder einen Mix aus Ihren Lieblingskräutern kreieren. Den gefüllten Eiswürfelbehälter mit Plastikfolie abdecken und ab ins Eis. Wenn die Öl-Kräuter-Würfel fest sind, werden sie aus dem Behälter genommen. Das geht ganz leicht, wenn Sie für wenige Sekunden heißes Wasser über die Rückseite laufen lassen. Die fertigen Kräuter-Schätze in Plastiktüten geben und gut beschriften, damit Sie in den Wintermonaten noch wissen, welche Aromen Ihnen zum Würzen Ihrer Leibspeisen zur Verfügung stehen.

Tipp

Anstelle von Eiswürfelbehältern können Sie auch Silikonförmchen nehmen, wie man sie für Minimuffins oder zur Herstellung von Pralinen verwendet.

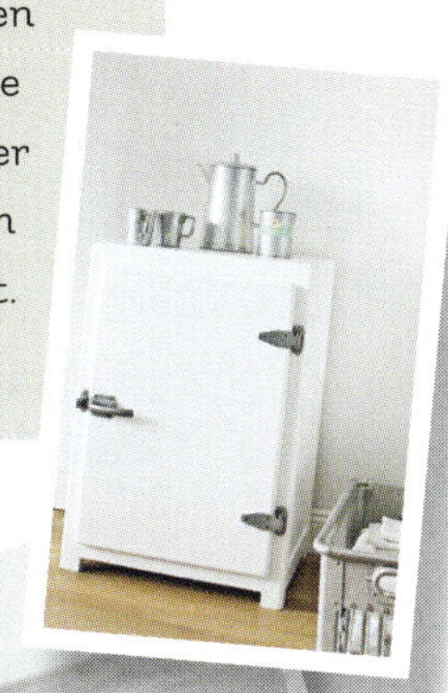

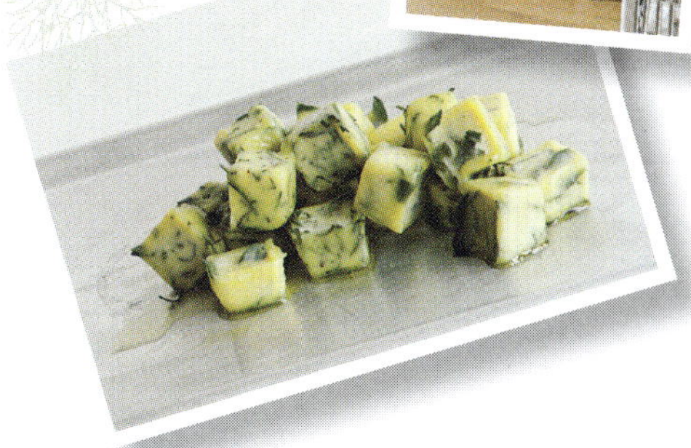

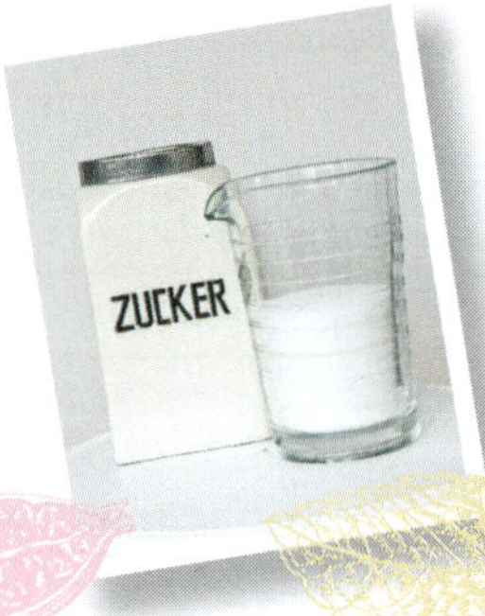

Edelzucker & Wintersirup

Jeder isst gern Süßes, aber Zucker ist nicht wirklich beliebt. Offenbar waren seine Popularitätswerte einstmals aber deutlich höher. Ich fand vor einiger Zeit auf einem Flohmarkt zwei Limonadenflaschen, auf denen stolz damit geworben wurde, dass die Brause „mit reinem Zucker zubereitet" sei. Heutzutage würde dieser Werbespruch die Limo zu einem Dasein als Ladenhüter verdammen.
Bei mir wird der Zucker zur Delikatesse veredelt und in kleinen Mengen genossen. Außerdem nehme am liebsten unraffinierten braunen Zucker. Der macht zwar genauso dick, aber man hat ein weniger schlechtes Gewissen dabei …

Zucker veredeln geht ganz einfach

Sie legen duftende Zutaten wie zum Beispiel die Schalen von Bio-Zitrusfrüchten für eine Weile in Zucker ein. Sie brauchen dazu nur dicht schließende Gläser und ein kleines bisschen Fantasie. Man kann Lavendelblüten nehmen oder Rosmarinnadeln, Zimtstangen, Vanilleschoten oder getrocknete Quittenschalen. Das Aroma ist meist nach 8 bis 10 Tagen in den Zucker eingezogen, und dann können die duftspendenden Stücke entfernt werden.
Wenn Sie Ihren Edelzucker noch ein bisschen luxuriöser gestalten wollen, dann trocknen Sie die Bio-Zitrusschalen oder den Lavendel anschließend an der Luft oder bei 50 Grad im Backofen und vermahlen die Aromastückchen, wenn sie ganz knistertrocken sind, in einer eklektischen Kaffeemühle (nicht zu fein!), und fügen das Pulver dem Edelzucker wieder bei. Sieht gut aus, ist lecker, und weil es so eine Kostbarkeit zu sein scheint, isst man davon – selbstverständlich mit dem gebotenen Respekt – nur in Maßen.

Schmeckt, je nach Sorte, köstlich auf Vanillepudding, auf heißem Apfelkuchen, im Winter in alkoholfreiem Punsch – und obendrein ist so ein „Zucker de luxe“ ein feines Geschenk!

Mein Lieblings-Wintergetränk

Soll ich Ihnen mein persönliches Lieblings-Wintergetränk verraten? Jedes Jahr, wenn der Sommer beginnt, setze ich Holunderblütensirup an. Alle freuen sich darauf, und sobald die goldgelbe Flüssigkeit in den Flaschen glitzert, trinken wir den Sirup mit Mineralwasser und mit Eis, mit einem Stängel Pfefferminze und gerne auch mit einem Schuss Orangensaft. Ein nennenswerter Teil wandert auch in die Proseccogläser, wenn Freunde zu Besuch sind. Neuerdings nennt sich die Mischung vornehm „Hugo“, aber sie bleibt, was sie bei uns schon immer war: Prosecco mit Holunderblütensirup und einem Schuss Mineralwasser. Kurz und gut, wir konsumieren im Sommer reichlich von diesem herrlichen Sirup. Im vorletzten Jahr – es schneite draußen und war wirklich ungemütlich – entdeckte ich eine letzte Flasche. Sie hatte sich anscheinend im Schrank versteckt, um den Sommer ungeöffnet zu überstehen. Freunde waren zu mir unterwegs, und ich konnte mir ausmalen, dass sie durchgefroren bei mir ankommen würden. Ich schaute auf die Flasche mit dem Sirup und setzte Wasser zum Kochen auf: Das war die Geburtsstunde meines Lieblings-Wintergetränks.

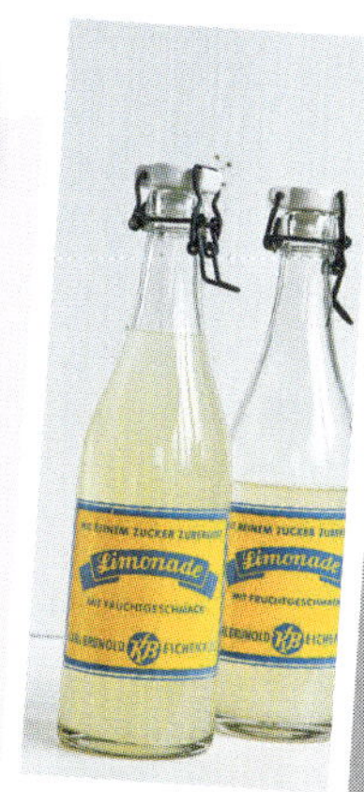

Rezept

Lieblings-Wintergetränk

1 Schnapsglas Holunderblütensirup
1 Orangenviertel
ein paar Blätter Minze

Alles in eine Tasse geben und mit kochend heißem Wasser übergießen. Umrühren, kurz ziehen lassen, fertig! Abwandeln kann man dieses Rezept mit einer Prise Zimt, etwas Kardamom oder Ingwer. Ein Schuss Rum kann auch nicht schaden!

Meine Haushalts-Heinzelmännchen!

Die großen Filtertüten, die man für professionelle Kaffeemaschinen braucht, sind Multitalente. Sie kosten nicht viel, aber die Möglichkeiten, die Sie uns im Haus eröffnen, sind schier unendlich.

Mir fallen ständig neue Einsatzgebiete ein: Man kann die Filter benutzen, um **kostbares Porzellan unfallfrei zu stapeln.**

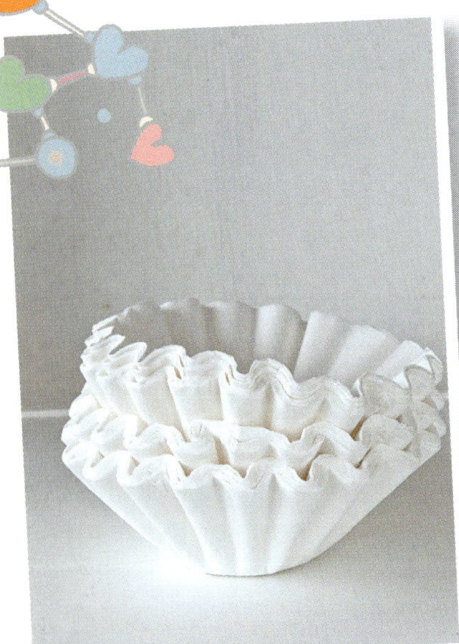

Man kann **Christbaumkugeln sicher darin verpacken.**

Sie gönnen sich Fischstäbchen und Pommes und kriegen auf den letzten paar Metern ein schlechtes Gewissen wegen des triefenden Öls? **Kaffeefilter saugen das heiße Öl weg wie ein Schwamm.**

Computerbildschirme und Spiegel lassen sich damit wunderbar und streifenfrei polieren.

Bei uns wird viel Salat gegessen. Damit ich nicht ständig damit beschäftigt bin, zu waschen und zu zupfen, mache ich das stets in einem größeren Rundumschlag, wenn ich vom Markt komme. Ich bereite den Salat verzehrfertig vor und lege ihn abgetropft in die Gemüseschublade im Kühlschrank. Damit die Restfeuchte den Salat nicht matschig werden lässt, wird der **Salat vorher nach Sorten**

getrennt in den großen Kaffeefiltern verpackt. Sehr, sehr praktisch!

Legen Sie Ihre Keksdosen mit den Kaffeefiltern aus. Das sieht sehr appetitlich aus und saugt Feuchtigkeit auf. Und die Kekse bleiben knusprig.

Trocknertücher selbst gemacht. Mischen Sie eine Lösung aus Essig und Wasser im Verhältnis 1:1 und weichen Sie zwei Kaffeefilter darin ein. Ausdrücken und mit je 5 Tropfen ätherischem Öl (Aroma nach Gusto) beträufeln. Zwei Kaffeefilter-Trocknertücher pro Wäscheladung in den Trockner, und Sie können sich den Weichspüler sparen.

Mit ein paar Zwirnsfäden wird aus einem Kaffeefilter ein **fantastischer Fallschirm für Playmobil-Männchen.** An den Filter gebunden, segeln die kleinen Kerle ganz wunderbar vom ersten Stock in den Garten. Verraten Sie Ihren Kindern diesen Spaß nur, wenn Sie sicher sind, dass die Knirpse nicht alleine an offenen Fenstern spielen. Versprochen? Gut!

Tipp

Turbo-Küchenentmüffler

Ihre Küche mieft, weil Sie groß aufgekocht haben? Die Gäste können jeden Moment kommen, und Ihnen stinkt der starke Knoblauchgeruch?
Greifen Sie zu einer Orange und zum Zestenreißer. Das ist das praktische kleine Ding, womit man Zitrusfrüchte fachgerecht abschaben kann. Weil der Zestenreißer beim Schälen die Ölzellen der Schalen zerstört, geben die dadurch freigesetzten Öle ihren Duft besonders schnell an die Raumluft ab. Den Turbogang legen Sie ein, wenn Sie die Beute des Zestenreißers in einen kleinen Kochtopf geben und mit wenig Wasser dampfend aufkochen. Der Mief ist ruck, zuck Vergangenheit, und Ihre Küche duftet wie ein Orangenhain.

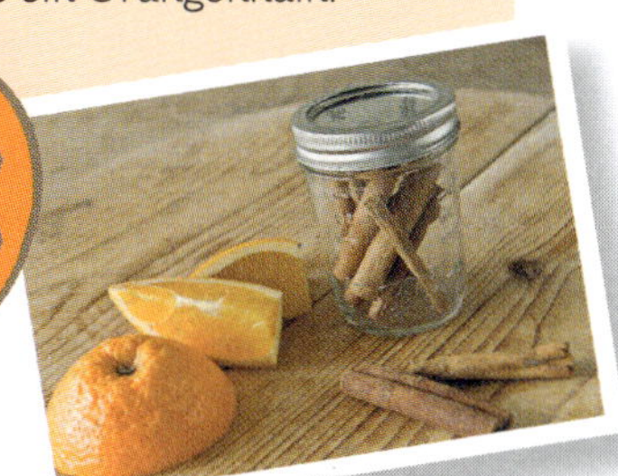

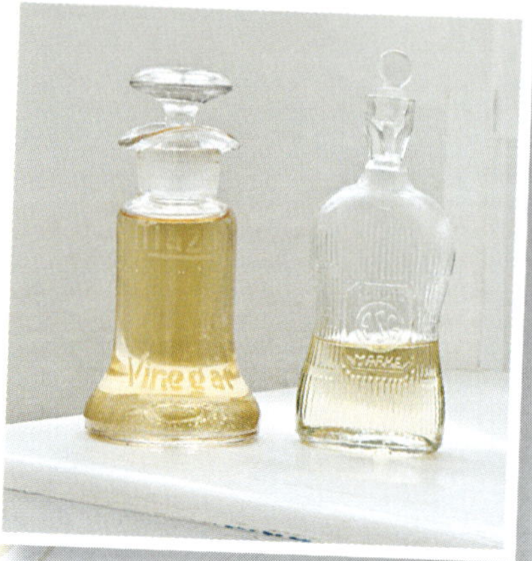

Sauer macht sauber!

Als ich klein war, hatte ich lange Zöpfe. Wenn mir meine Mutter die Haare wusch, hatte am Schluss unsere alte Kaffeekanne ihren Auftritt. Lauwarmes Wasser kam hinein und eine Tasse voll Essig dazu. Das Ganze wurde gut umgerührt und langsam über meine ausgespülten Haare gegossen. Ich kann mich noch gut erinnern, dass die Haare nach dieser Behandlung quietschten und nach dem Trocknen herrlich glänzten.

Vor einiger Zeit stöberte ich in einem alten Buch mit Haushaltstipps und fand den alten Essigtrick wieder. Ich fing an, mich wieder für Essig zu interessieren und stellte fest, dass Essig, wenn er bloß in die Salatsauce gegossen wird, weit hinter seinen Möglichkeiten zurückbleibt.
Ich habe neuerdings immer reichlich Essig im Haus. Im Gastronomiebedarf gibt es Haushaltsessig in kleinen Kanistern sehr günstig zu kaufen …

Hier sind meine besten Essig-Tipps:

Eine Tasse Apfelessig – zusätzlich zu Ihrem gewohnten Badezusatz – ins heiße Wasser geben. Ihre Haut wird schön weich, und die Wanne lässt sich nach dem Baden leichter säubern.

Haben Sie Gläser, die nicht mehr richtig glänzend werden? Erwärmen Sie einfachen weißen Haushaltsessig und legen Sie die Gläser über Nacht darin ein oder füllen Sie die Gläser für eine Nacht mit Essig. Danach wie gewohnt spülen und polieren.

Ihre Waschmaschine müffelt? Geben Sie alle paar Wochen einen Liter weißen Essig in die Maschine. Lassen Sie dann ohne Wäsche einen Kurzwaschgang mit 30 oder 40 Grad durchlaufen. Hilft auch gegen Kalkablagerungen, und Ihre Waschmaschine riecht wieder wie ein Blümchen.

Essig hilft auch gegen übel riechende Abflüsse. Ich gebe vorbeugend einmal im Monat abends einen Liter Essig in jeden Abfluss im Haus. Die Säure kann über Nacht wirken, und es riecht immer frisch.

Sie wollen ein Möbel streichen, aber Ihre Pinsel sind hart und kratzig? Stellen Sie sie für eine Stunde in puren Essig und waschen Sie sie danach mit Geschirrspülmittel durch.

Wenn Sie kleine Teile wie Schlüssel oder Werkzeuge haben, die rostig geworden sind, dann legen Sie die Stücke über Nacht in puren Essig ein. Morgens mit Stahl-Seifenpads abschrubben. Fertig!

Eine erstklassige Fruchtfliegenfalle ist die folgende: Stellen Sie ein Schüsselchen mit Essig in der Küche auf und geben Sie zusätzlich ein paar Tröpfchen Geschirrspülmittel hinein. Der Essig lockt die lästigen Fruchtfliegen an, und das Spülmittel sorgt dafür, dass sie nicht entkommen können.

Schön, wenn man Obst und Gemüse in Bio-Qualität zur Verfügung hat, aber immer ist das nicht möglich. Umso wichtiger, dass es richtig gut gewaschen wird. Mit Essig geht das prima. Lauwarmes Wasser in eine Schüssel mit 2–3 Esslöffeln Obstessig geben. Umrühren, Obst und Gemüse 10 Minuten darin baden. Beeren müssen nach spätestens 5 Minuten raus. Unter fließendem Wasser abspülen.
Das Wachs, das auf vielen Obstsorten klebt, ist weg und alles frisch und knackig.

Tipp

Für Katzenfreunde

Katzen mögen Essig gar nicht. Wo immer Ihre Mieze kratzt und Polster oder Möbel ruiniert, antworten Sie mit Essig. Einfacher weißer Essig wird in einer Sprühflasche im Verhältnis 1:1 mit Wasser gemischt und aufgesprüht. Teure Polster und Antiquitäten bitte unbedingt vorher auf Säuretauglichkeit prüfen! Sonst haben sie hinterher vielleicht keine Kratzer, aber dafür sind die Farben ausgeblichen …

Geniale Duschhäubchen

Sie wundern sich zu Recht, wieso ich über Duschhäubchen schreibe, während wir uns gemeinsam in der Küche befinden? Der Grund ist einfach: Ich konnte mich nicht entscheiden, wo die genialen kleinen Dinger ihren Platz finden sollten! Im Badezimmer? Das ist naheliegend, denn sie sind ja erfunden worden, um die Frisur zu schonen, wenn das Wasser von oben herabbraust. Ich kann die Einsätze von Duschhäubchen auf meinem Kopf allerdings an einer Hand abzählen. Denn, seien wir ehrlich, als Duschhäubchen braucht die Duschhäubchen eigentlich kein Mensch mehr. Sie wurden in einer Zeit erfunden, als die Haare der Damen noch zu brettharten Kleinkunstwerken „gelegt" wurden und nicht kopfüber trocken geföhnt. Ich nehme jedes Duschhäubchen mit, wenn ich in Hotels wohne. Und bei mir zu Hause kriegen die genialen kleinen Dinger diverse Aufgaben verpasst.

Schuh-Überzieher

Draußen matscht und regnet es, und Ihr Besuch ziert sich, die Schuhe auszuziehen? Geben Sie ihm zwei Duschhäubchen zum Darüberstreifen, und die nassen Schuhe können Ihnen und Ihrem Parkett egal sein. Mit den Tütchen an den Füßen ist es allerdings etwas rutschig, deshalb vorsichtig laufen!

Aroma-Bewahrer

In meiner Küchenschublade, dort wo die Gemüsemesser und der Dosenöffner wohnen, findet man stets auch Plastiktütchen, worin die Duschhäubchen von meinen diversen Reisen auf ihren Einsatz warten. Salatreste? Pudding übrig geblieben? Duschhäubchen über die Schüssel und ab in den Kühlschrank. Kein lästiges Umfüllen mehr und ein Teil weniger im Ab-

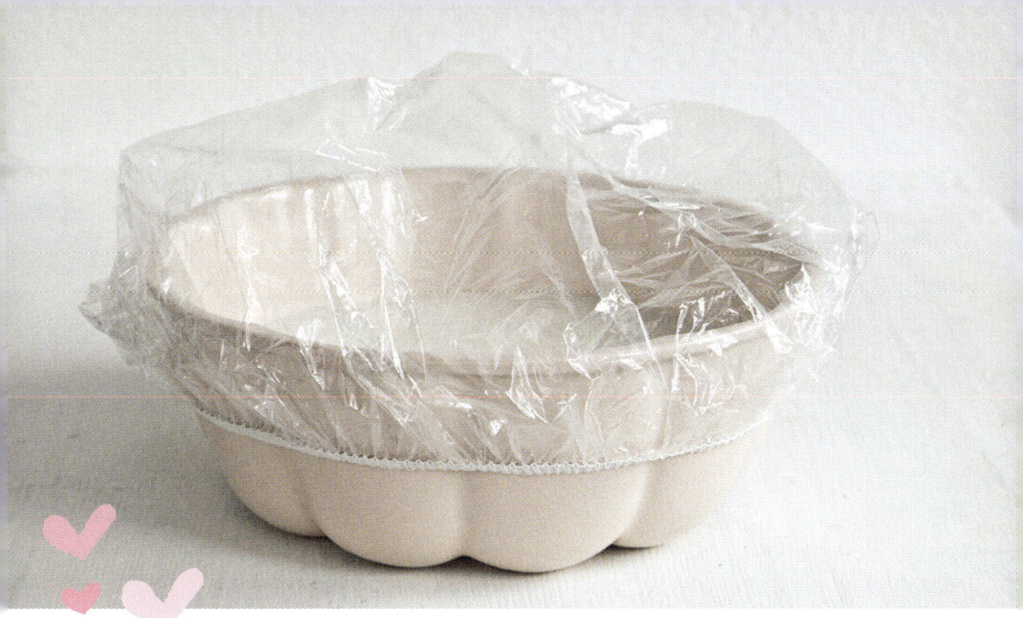

wasch, denn das Duschhäubchen darf nach seinem Einsatz in den Müll.

Füße-Veredler

Trockene Füße? Hornhaut? Tragen Sie vor dem Zubettgehen messerrückendick Fußcreme auf. Olivenöl geht auch oder eine gute Allzweckcreme. Dann je Fuß ein Duschhäubchen und darüber dicke Socken. Ab ins Bett. Nicht mehr damit herumlaufen, denn das würde wirklich eine gefährliche Rutschpartie. Am Morgen vor dem Aufstehen Socken und Häubchen entfernen, und Sie betreten den neuen Tag auf samtweichen Füßen.

5-Sterne-Körbchen

Wie Sie wissen, liebe ich es, meine Gäste mit kleinen Gesten zu verwöhnen, die zeigen, wie sehr ich mich über ihren Besuch freue. Am Gästebett gibt es stets ein Körbchen mit Dingen, die der Schönheit und dem Wohlbefinden dienen. Zahnpasta und -bürste, Hausschläppchen, Nagelfeile, Duschgel und eben auch ein Duschhäubchen … Man weiß ja nie!

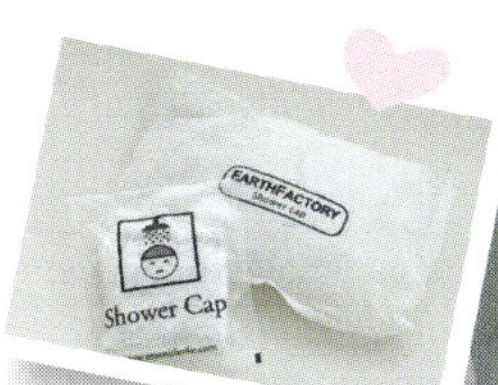

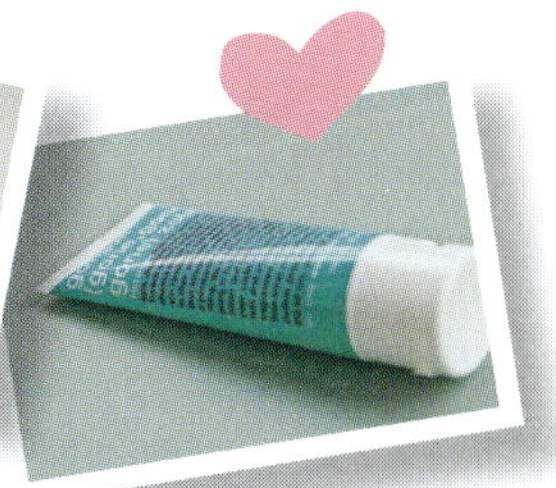

Putzeimer & Werkzeugkiste

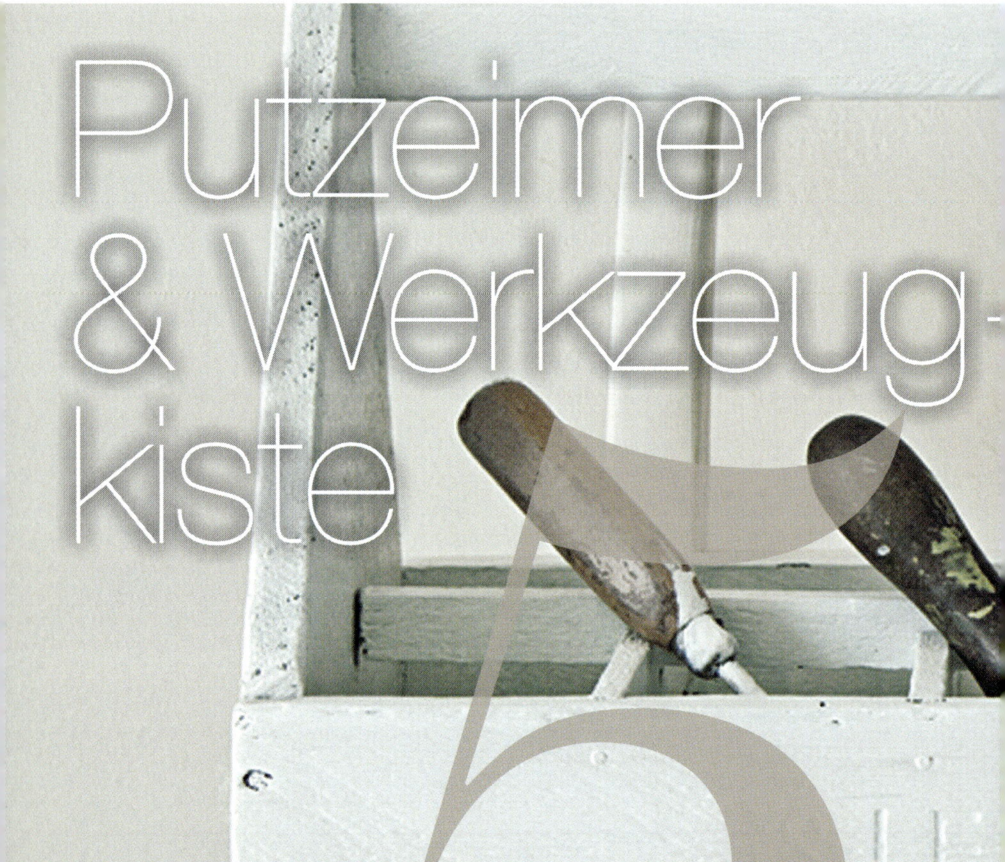

5

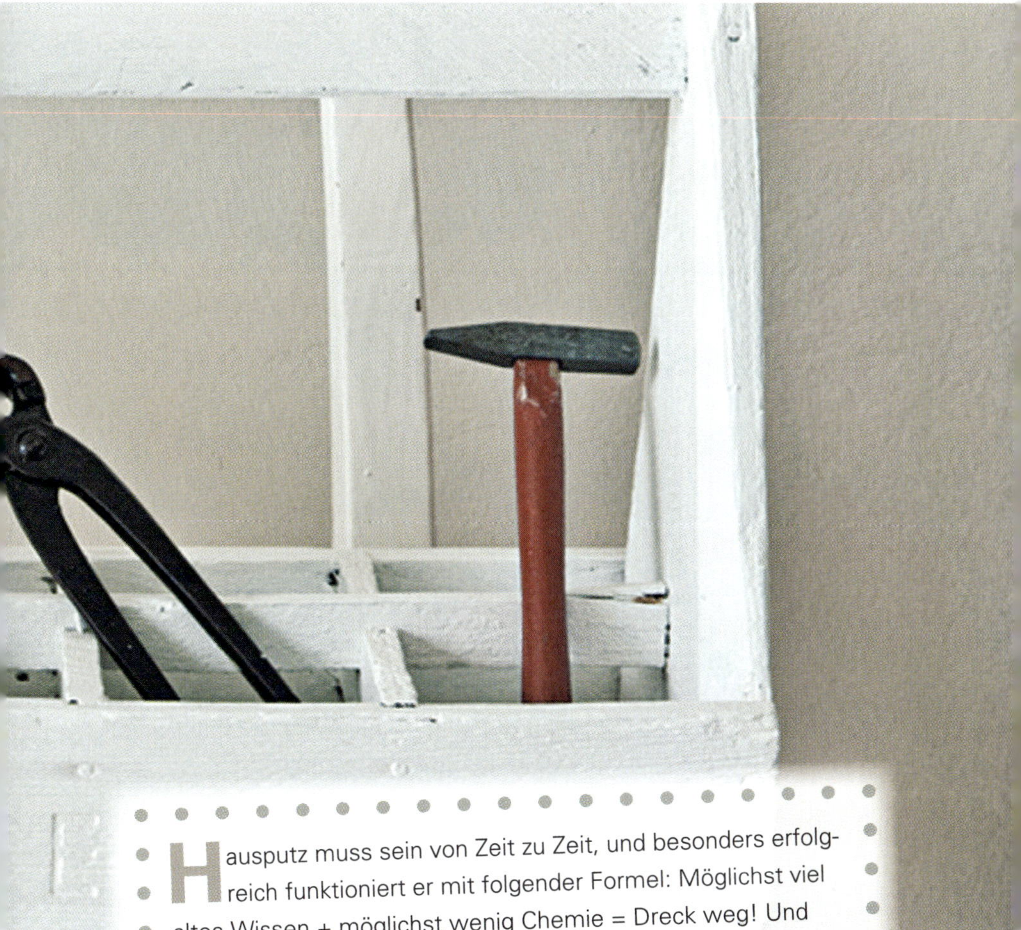

Hausputz muss sein von Zeit zu Zeit, und besonders erfolgreich funktioniert er mit folgender Formel: Möglichst viel altes Wissen + möglichst wenig Chemie = Dreck weg! Und wenn obendrein die Werkzeugkiste klug bestückt ist, sind die meisten Eventualitäten im Haushalt schnell behoben.

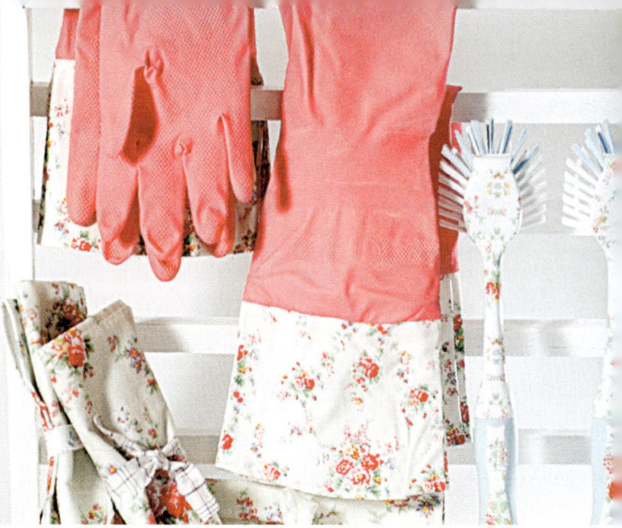

Frei-Räume!

Es macht mich froh, wenn die Sonne in meinen blitzblanken Waschbecken kleine Lichtfunken tanzen lässt und sich die Hussen frisch gebleicht und krachend weiß an meine Polster schmiegen. Sauberkeit hinterlässt bei mir ein herrliches Gefühl tiefer Zufriedenheit. Warum versuche ich dann nur stets, dem regelmäßigen Saubermachen aus dem Weg zu gehen, wo doch Ergebnis und Gefühl am Ende so wohltuend sind?
Putzen ist nicht beliebt, und doch bleibt es niemandem von uns erspart, von Zeit zu Zeit reinen Tisch zu machen! Frische Luft in Ecken pfeifen zu lassen, wo sich seit Langem kein Lüftchen mehr regte. Sich von Ballast zu befreien und Glanzlosem zu neuer Leuchtkraft zu verhelfen. Sie ahnen, dass ich nicht ausschließlich vom Frühjahrsputz rede? Ich gestehe, mir fällt es schwer, Dinge loszulassen, die mich ein Stück auf meinem Weg begleitet haben: Lieblingspullover, die nicht mehr passen und verbeulte Kochtöpfe, in denen Erinnerungen schmoren.
Noch viel schwerer fällt mir das Loslassen bei Menschen – aber gerade da ist es unerlässlich. Von Zeit zu Zeit muss jeder sein Herzenskämmerlein durchwischen und nachschauen, wer da nur noch als Staubfänger im Regal hockt. Die Freundin, die stundenlang die Ohrläppchen ihres neuen Liebhabers beschreiben kann, aber nicht ans

Telefon geht, wenn man selbst seine tote Katze betrauert. Die Sparbrötchen und die Miesepeter, die Superschlauen und die Lügenbarone … Manche Menschen waren dazu gedacht, nur ein Stück unseres Weges mit uns zu gehen. Dann muss man sie ziehen lassen, weil unsere Seele sonst Schaden nimmt. Klingt hart? Gehört aber zum großen Reinemachen dazu. Drücken Sie sich nicht länger davor, den Besen in die Hand zu nehmen! Das Gefühl ist unvergleichlich, wenn Sie es geschafft haben. Es bleibt Ihnen überlassen, was Sie sich zuerst vorknöpfen: Ihr Adressbuch oder Ihr Parkett. Sie werden tief durchatmen, wenn alles glänzt in Ihrem Zuhause und nach Sauberkeit und Frische riecht. Denn wenn Sie erst einmal angefangen haben mit dem Auskehren und Entstauben, werden Sie Ecke für Ecke säubern und schließlich auch in Ihrem Herzen groß reinemachen. Eines wird das andere nach sich ziehen. Und wenn Sie wieder den ungetrübten Durchblick haben, werden Sie sich wunderbar wohlfühlen in Ihrem Zuhause und mit offenen Armen auf die Menschen zulaufen, die einen Platz in Ihrer Herzkammer verdienen.

100%

Ich habe neulich einen Spruch gehört, der so wahr ist, dass man ihn aufschreiben und an die Wand hängen sollte. Man kann es nicht besser sagen, oder?

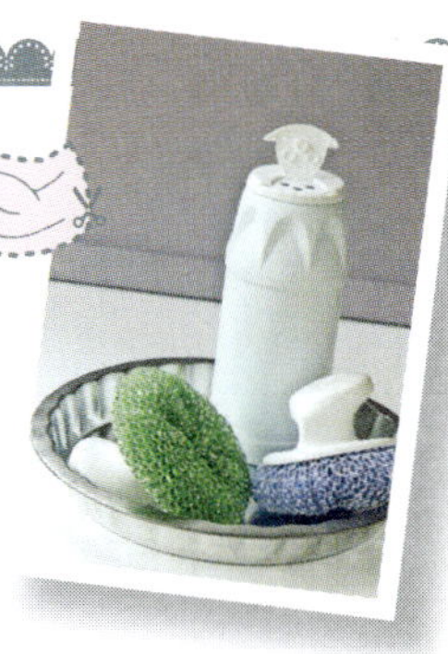

„MANCHMAL MUSS MAN MENSCHEN AUFGEBEN. NICHT WEIL SIE DIR EGAL SIND, SONDERN WEIL DU ES IHNEN BIST.“

Wunderpulver für die Nase

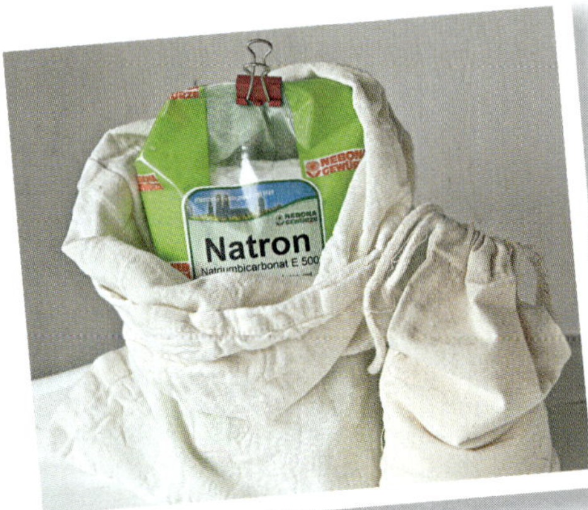

Baking Soda kann Ihr Waschpulver zu Höchstleistungen antreiben. *Baking Soda* – oder Natron, wie es bei uns heißt – lässt kleine tüchtige Bläschen entstehen, wenn es mit Säure und Flüssigkeit zusammentrifft. Diese Bläschen lockern zum Beispiel die Muffins so wunderbar auf – aber Natron kann noch viel mehr!

Achtung: Bei uns gibt es auch Waschsoda zu kaufen, und das stiftet bisweilen Verwirrung. Sie können mit Natron hervorragend alle Arten von Reinigung durchführen, aber bitte geben Sie kein Waschsoda in Ihre Muffins! Damit nicht noch mehr Verwirrung entsteht, werde ich in meiner Liste der wunderbaren Möglichkeiten nur den Begriff „Natron" benutzen!

Wunderbare Möglichkeiten

Plastikflaschen, die nicht in die Spülmaschine dürfen, werden lebensmittelsauber mit heißem Wasser und einem Teelöffel Natron. 20 Minuten einwirken lassen und ausspülen. **Hände, die nach Knoblauch oder Zwiebeln riechen?** Natron über die feuchten Hände streuen, rubbeln, abspülen!
Ein Teelöffel Natron reicht für eine mittelgroße Vase, um **Schnittblumen länger frisch zu halten.** Und die duften bekanntlich. Sollten sie zumindest. Sie lieben Ihre Katze, würden es aber begrüßen, wenn es kein Katzenklo in Ihrer Wohnung geben müsste? Lassen Sie Ihrer

Nase von Natron helfen. Ein paar Esslöffel voll über die frische **Katzenstreu** gesprenkelt, wirken Wunder!! **Turnschuhe** können Sie ebenfalls mit Natron entmüffeln. Je eine Baumwollsocke mit 3 bis 4 Esslöffeln Natron füllen, zubinden und über Nacht in die Turnschuhe stecken. Gemüffel passé! Natron ist ein kraftvoller Geruchsneutralisierer. Nutzen Sie das auch für Ihren **Kühlschrank.** Ein Leinensäckchen mit Natron im Kühlschrank schluckt alle üblen Gerüche. Alle vier Wochen wechsle ich das Pulver aus. Sie können Natron auch in einer Schale in den Kühlschrank stellen. **Duftsäckchen** für Ihren Wäscheschrank gefällig? Mischen Sie Ihr liebstes Badesalz 1:1 mit Natron und füllen Sie es in Stoffbeutelchen (oder in große Kaffeefilter, siehe Seite 140). Ab damit in Ihre Wäsche, und wenn Sie genug davon haben, leeren Sie die Beutel in Ihr nächstes Wannenbad. **Abflüsse** in meinem Haus bekommen regelmäßig eine Natron-Kur: Alle zwei bis drei Wochen gebe ich eine Tasse Natron in den Abfluss und einen Liter warmes Wasser hinterher. Für härtere Fälle: eine halbe Tasse Natron in den Abfluss geben und sofort eine Tasse Essig nachgießen. Abfluß verschließen und warten. Bitte Vorsicht! Wenn es eine wirklich große Verstopfung ist, dann kann es aus dem Abfluss nach oben blubbern. Nach 10 Minuten mit drei Litern kochend heißem Wasser nachspülen.

Tipp

Noch mehr Natronzauber

Richtig fluffige Omeletts gefällig? Eier, Salz, Pfeffer, Buttermilch und eine Messerspitze Natron. Verquirlen und ab in die Pfanne. Geht auch bei Rührei. Wichtig ist die Buttermilch zum Natron!
Flecken, die sich nicht vertreiben lassen wollen? Stumpfe Armaturen, trübe Waschbecken? Rühren Sie aus Wasser und Natron einen Brei an und reiben Sie damit die Flecken ein. Gut abspülen, fertig! Funktioniert fantastisch auf Turnschuhen, Gartenmöbeln, Arbeitsplatten und T-Shirts. Probieren Sie es aus. Wir sind uns einig, dass ich nicht von antikem Brokat und Ihrem paillettenbesetzten Abendkleid spreche? Hier ist Natron dann doch etwas zu robust …

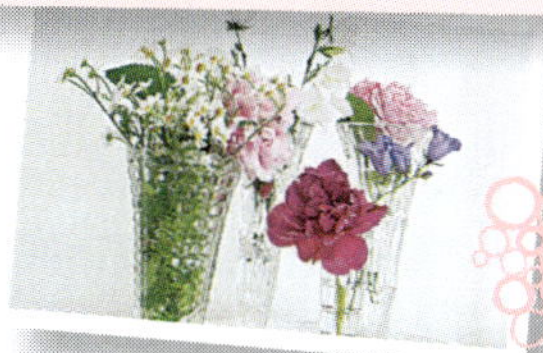

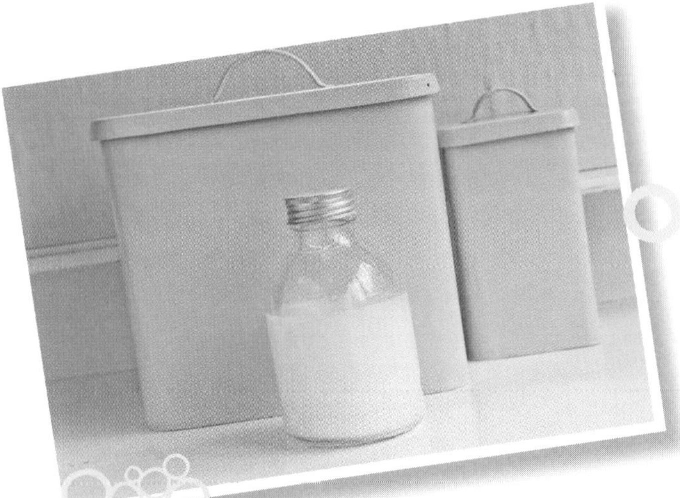

Tipps vom Waschbrett

Kein Mensch braucht die vielen bunten Flaschen, die uns täglich angepriesen werden: für Schwarzes, für Weißes, Feines und für Unterwäsche. Mit eingebautem Desinfektionsmittel und Appretur und Nässeprotektor. Ich besitze nur noch Weichspüler, Essig und Natron und ein einziges (flüssiges) Waschmittel für Buntes. Das belastet die Umwelt am wenigsten, weil keine zusätzliche Bleiche drin ist. Normal verschmutzte weiße Wäsche wird damit auch prima sauber, und sollte wirklich mal der Gilb drinstecken, dann gebe ich Natron in die Trommel.

Tipp

... zum Geldsparen

Nehmen Sie deutlich weniger Waschmittel. Zwei Esslöffel voll reichen für jeden normalen Waschgang. Die meisten nehmen sehr viel mehr. Aber Sie jagen nicht nur bares Geld durch den Abfluss, Sie verkürzen auch die Lebensdauer Ihrer Waschmaschine, belasten unsere Gewässer unnötig und züchten obendrein noch Bakterien. Igitt? Igitt! Das Zuviel an Waschmitteln bildet Krusten, und die schmecken den Bakterien so gut, dass sie sich gemütlich in Ihrer Waschmaschine niederlassen.

Weichspüler selbstgemacht

Ich hab' dieses Rezept aus den USA mitgebracht. Die meisten meiner Freundinnen an der Ostküste mixen ihre Weichspüler selbst. Weichspüler-Rezepte sind Thema auf Partys, und die Ladys überbieten sich in Empfehlungen, welche denn die besten Düfte seien.

Tipp: Wenn Ihr Homemade-Weichspüler noch eine schöne Flasche bekommt, dann sieht das Ganze obendrein noch wesentlich edler aus als die grellen Plastikflaschen. Sie verursachen erheblich weniger Müll, und Geld sparen Sie auch noch. Keine schlechte Idee, oder? Und hier ist das passende Etikett! Gibt's auch auf www.mybooks-suedwest.de

Rezept

Weichspüler-Rezept

6 Teile heißes Wasser
2 Teile gut duftender Haar-Conditioner
3 Teile weißer Essig

Nehmen Sie eine große Rührschüssel und geben Sie den Conditioner hinein. Ein einfaches, preiswertes Produkt reicht völlig. Hauptsache, der Duft gefällt Ihnen! Das heiße Wasser dazugeben und alles mit einem Schneebesen gut verschlagen. Es muss eine homogene Masse entstehen. Dann den Essig dazu, wieder gut verrühren – und fertig! Pro Waschladung reichen zwei Esslöffel des Weichspülers.

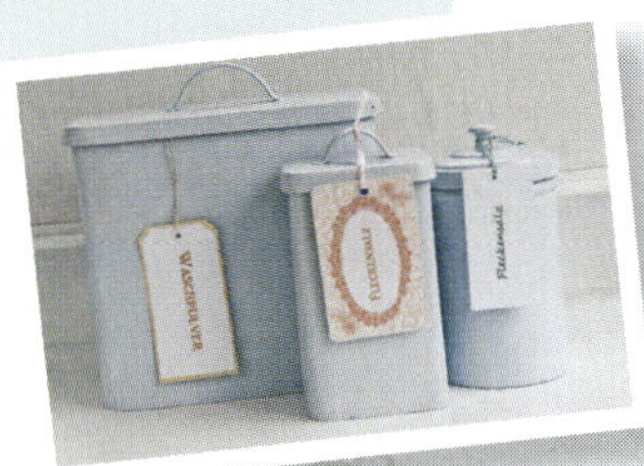

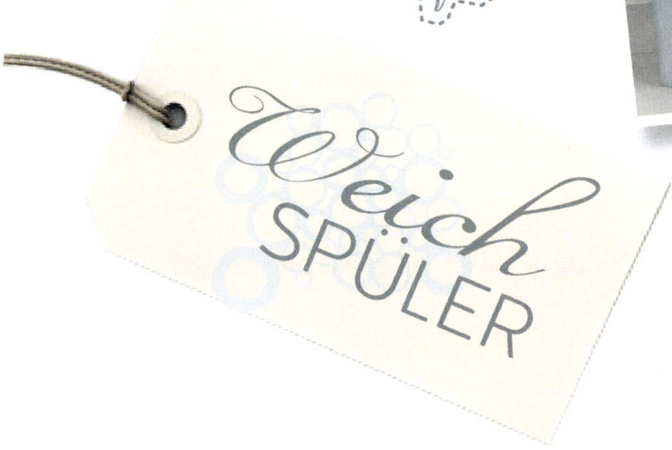

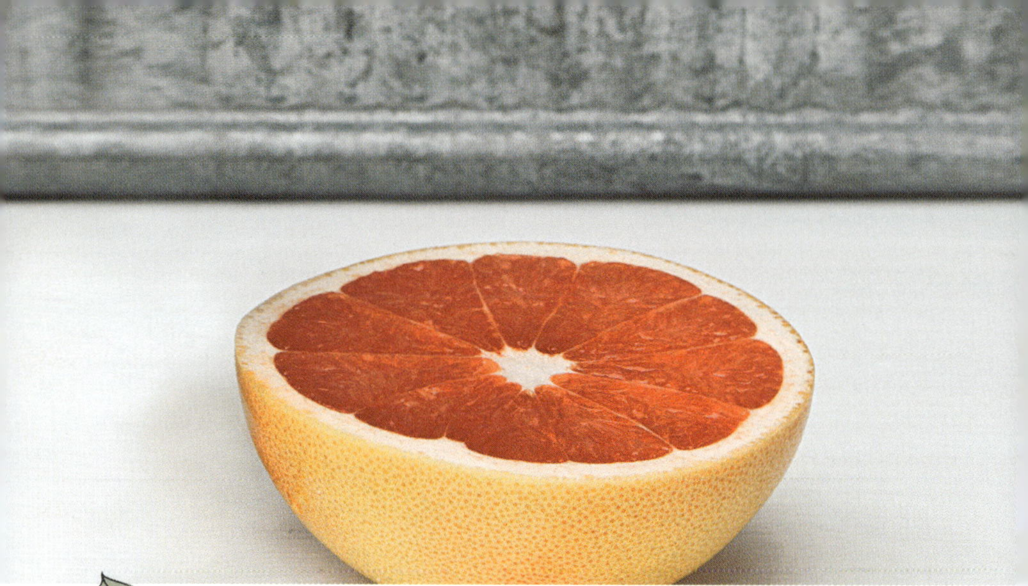

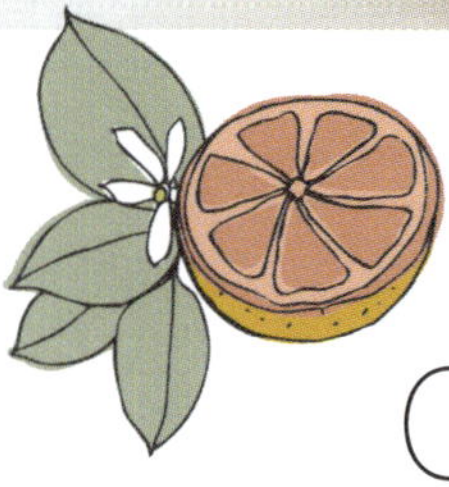

Küchenreiniger, der jünger macht!

Wie Sie wissen, lasse ich keine Gelegenheit aus, mich mit guten Düften zu umgeben. Den Geruch von Zitrusfrüchten mag ich. Putzen mag ich nicht so sehr. Was lag also näher, als nach Lösungen zu suchen, das Unangenehme mit dem geschätzten Wohlgeruch zu verbinden. Also fing ich an herumzuexperimentieren.

Mein erstes, sehr brauchbares Ergebnis war ein Reiniger, der was kann und dabei riecht wie ein Glas Orangensaft. Und es geht noch besser. Dr. Alain Hirsch, ein Forscher aus Chicago, der sich professionell mit Düften befasst, legte 37 männlichen Testpersonen Fotos ganz unterschiedlicher Frauen vor. Beim Betrachten wurden die Probanden mit verschiedenen Aromen konfrontiert. Dann sollten die Männer das Alter der abgebildeten Frauen schätzen. Brokkoli und Banane wirkten sich nicht positiv aus, auch Pfefferminz und Lavendel führten die Männer nicht in die Irre. Aber bei Grapefruit verhauten sich die männlichen Testpersonen signifikant. Sechs Jahre (in Worten: sechs!) wurden die Frauen im Schnitt jünger geschätzt. Sie ahnen schon, dass ich neuerdings nur noch Grapefruitschalen in Essig einlege? Naturreines Grapefruit-Öl funktioniert übrigens auch. Ein paar Tropfen in den Neutralreiniger, ins Badeöl, hinters Ohr. Für mich hat der Ausdruck „jemanden an der Nase herumführen" eine ganz neue Bedeutung bekommen. Soll uns aber egal sein, oder? Hauptsache, es wirkt!

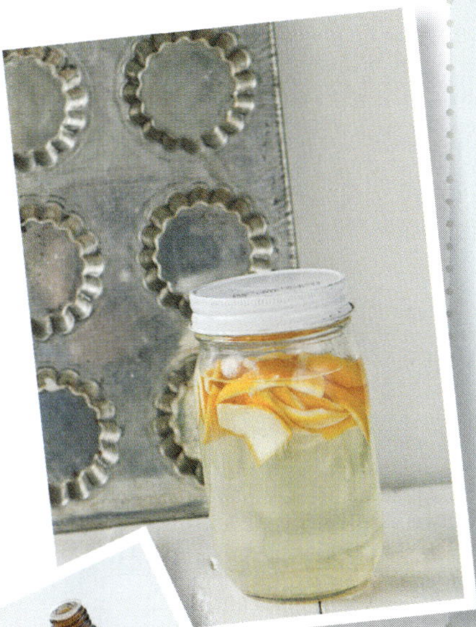

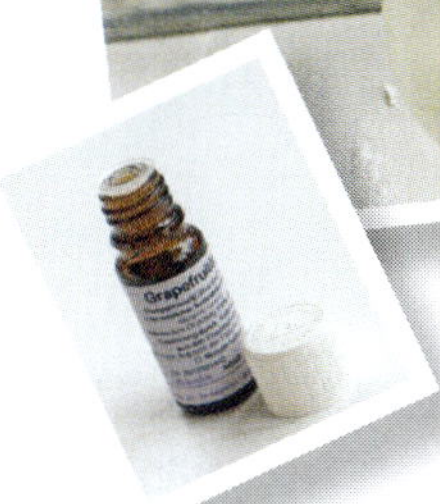

Rezept

Orangenreiniger „frech"

Die Schalen von 2 Bio-Orangen in daumennagelgroße Stücke schneiden, in ein großes Konservenglas geben und mit gut einem halben Liter weißem Essig übergießen. Zwei Wochen stehen lassen (manchmal schütteln) und anschließend durch ein Sieb abgießen. Wenn Sie diese Mischung unverdünnt anwenden, ist sie richtig frech zu den Fettfilmen in Ihrer Küche. Wenn Sie sie 1:1 mit Wasser verdünnen, ist sie nicht ganz so ruppig. Achtung: In jedem Fall ist bei empfindlichen Oberflächen Vorsicht geboten und bei Natursteinplatten!

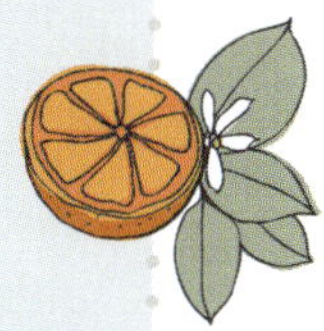

… und „sanft"

Die Bio-Orangenschalen zerkleinern wie beschrieben, in ein Glas mit Schraubverschluss geben und mit einem halben Liter flüssiger Schmierseife oder Neutralreiniger übergießen. Hier reicht es, wenn Sie die Schalen schon nach einer Woche herausfischen. In eine Flasche umfüllen und den Duft beim Putzen tief einatmen.

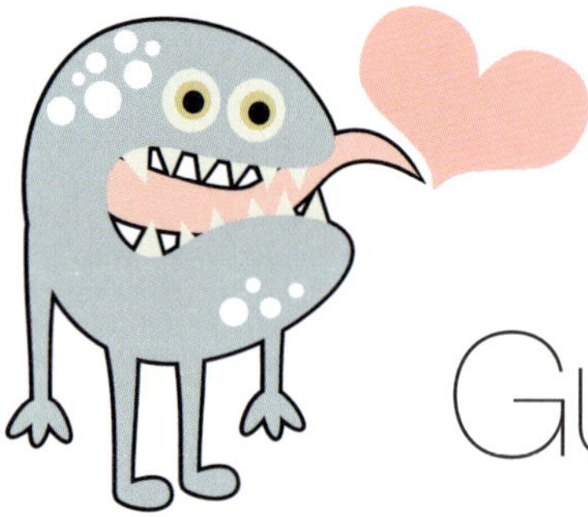

Putzen mit Guerilla-Taktik

Wer sagt, dass Gebissreiniger nur Gebisse reinigt und Seife nicht im Auto liegen darf, der sollte jetzt die Öhrchen spitzen und anschließend seine Putzkiste neu sortieren. Es muss nicht immer alles nur dafür taugen, was auf dem Beipackzettel steht. Viele Mittel im Haushalt können eine ganze Menge Jobs übernehmen!

Gebissreiniger

Angebranntes im Topf? Festgebackenes in der Kuchenform? Füllen Sie das Gefäß mit warmem Wasser und geben Sie zwei Gebissreiniger-Tabletten dazu. Eine halbe Stunde sprudeln lassen und dann per Hand oder in der Maschine säubern.

Tafelkreide

Wirkt wie ein Löschblatt bei (frischen) **Salatölflecken** auf der Kleidung oder Sonnenöl auf dem Bikini. Mit der weißen(!) Kreide über den Fleck streichen, einziehen lassen. Reste abklopfen und anschließend normal waschen. Die Kreide bindet das Öl – ähnlich wie Babypuder –, sodass es sich nicht in den Fasern festsetzen kann.

Geschirrspülmittel

Ist ebenfalls ein guter Fett- und Ölvernichter. **Ölhaltige Flecken,** die schon eingetrocknet sind, können Sie mit Geschirrspülmittel vorbehandeln. Großzügig auftragen, ein bisschen rubbeln, und dann ab in die Waschmaschine. Und ein guter **Insektenkiller** ist es obendrein und ungefährlich für Ihre Haustiere. In einer Sprayflasche einen Esslöffel Geschirrspülmittel mit einem halben Liter Wasser vermischen und die Wege von Ameisen damit besprühen. Wirkt auch gegen Wespen und Bienen. ABER – darf ich Sie um etwas bitten? Wenn Sie nicht allergisch sind, dann bleiben Sie einfach still sitzen und lassen Sie die Bienen unbeschadet weiterziehen. Unsere Natur braucht sie so dringend!

Trockner-Tücher

Die Tücher sind dafür gemacht, die Wäsche zu beduften und vor allem die elektrische Aufladung beim Trocknen in Schach zu halten. Ehrlich gesagt halte ich die Tücher beim Trocknen für ziemlich unnötig. Aber sie können andere Jobs übernehmen, und das finde ich ziemlich praktisch: **fliegende „elektrische" Haare?** Streichen Sie mit einem leicht angefeuchteten Trocknertuch über Ihre Frisur, und der Spuk ist vorbei. Sie können das Tuch anschließend trocknen und wochenlang immer wieder benutzen. Es ist übrigens auch sehr nützlich, ein solches Tuch im Inneren von Motorrad- oder Skihelmen zu befestigen: Dann stehen Ihnen die Haare nicht mehr zu Berge, wenn Sie den Helm abnehmen.

Elektrisch geladen? In manchen Büros lädt der Fußboden die Menschen förmlich auf. Wenn Sie darunter leiden, dann sollten Sie stets ein Trocknertuch in Ihrer Handtasche haben. Wenn's blitzt, leicht anfeuchten und damit über Ihre Kleidung reiben. Vorbei mit der Blitzerei!

Seife

Ihr Auto müffelt? Kaufen Sie sich ein gut riechendes Stück Seife – für besonders müffelige Fälle zwei – und legen Sie die Seife unter den Vordersitz: Ihr Auto wird gleichbleibend dezent beduftet, ohne dass Sie dicke Chemiewölkchen im Auto haben. Und preiswert ist der Spaß obendrein!

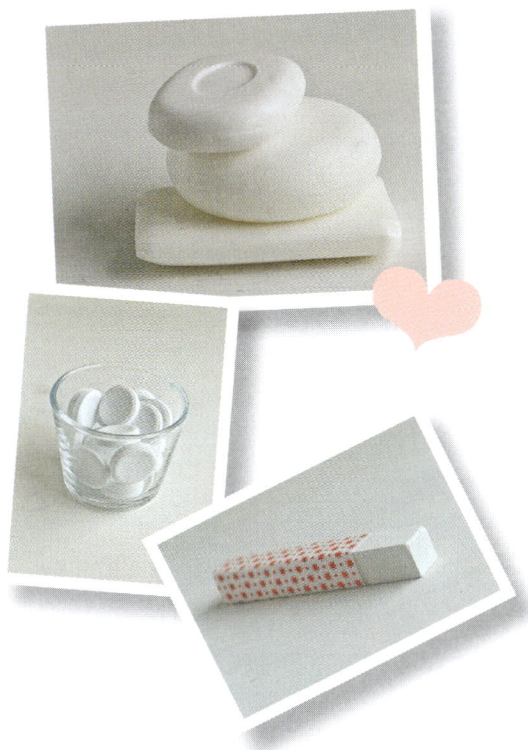

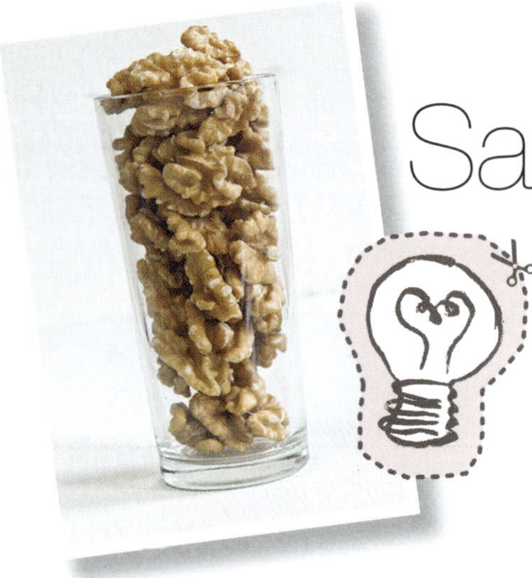

Sauber mit IQ

Snack für Hirn und Holz

„Nüsse futtern macht schön, schlau und glücklich", sagt Marion Grillparzer ... Und wenn sich jemand mit gesunder Ernährung so gut auskennt wie sie, dann können wir das als gesicherte Erkenntnis betrachten. Mich macht allein schon diese Nachricht glücklich, denn ich liebe Nüsse. Wussten Sie aber, dass Nüsse nicht nur in der Lage sind, Sie zu verschönern, sondern auch Ihr Parkett und Ihre Möbel? Bei Macken im Holz eine halbe Nuss nehmen und damit fest über den Kratzer rubbeln. Die ölhaltigen Nussteilchen verschließen die Macken. Walnüsse eignen sich besonders gut, weil sie an der Luft leicht nachdunkeln, was die Reparatur fast unsichtbar werden lässt.

Zeit sparen mit Alu

Eine Rolle Alufolie habe ich immer griffbereit, denn die Folie ist wirklich ein Alleskönner!

Bügel-Turbo

Wenn Sie unter die Abdeckung auf Ihrem Bügelbrett Alufolie schieben – am besten so breit und so lang wie das Bügelbrett selbst – dann arbeiten Sie sich dank der gespiegelten Hitze fast doppelt so schnell durch Ihre Bügelberge.

Grillroste reinigen

Aus Alufolie eine faustgroße Kugel machen und damit druckvoll über den Rost fahren. Die festgebrannten Teile lösen sich. Ein entsprechendes Mittel dazu, und fertig. Und Sie müssen anschließend nicht die Grillbürste schrubben.

Silber säubern

Silber wird deshalb schwarz, weil sich Schwefelteilchen darauf absetzen. Wenn ich Silber, Aluminium und Salz zusammenbringe, wird eine Spannung aufgebaut, die die Schwefelteilchen vom Silber zieht und auf das Alu ableitet. Dazu eine Auflaufform mit Alufolie auslegen. 6–8 Esslöffel Salz dazu und heißes Wasser daraufgießen. Silberbesteck nebeneinander auf der Folie auslegen: Das Silber beginnt zu glänzen, die Alufolie wird schwarz.

Trockner entladen

Die Wäsche aus dem Trockner ist oft elektrisch aufgeladen. Man kann Trocknertücher benutzen, die dem entgegenwirken, oder man lässt eine Kugel aus zusammengeknüllter Aluminiumfolie mitlaufen. Die Kugel ist praktisch unkaputtbar und kann sich zigmal im Trockner mitdrehen.

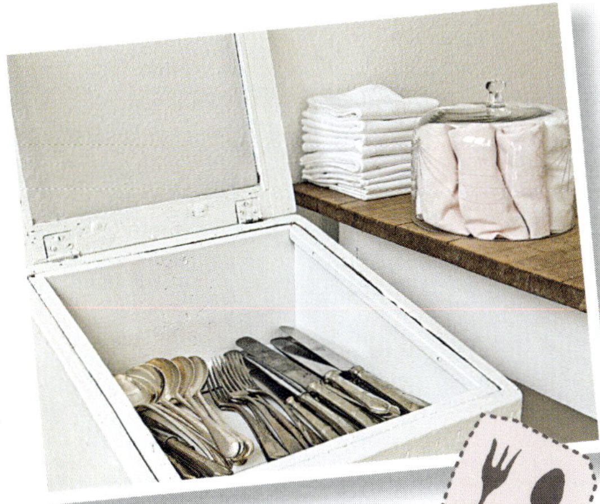

Strumpfhose in die Salatschleuder

Feine Strumpfhosen gehören nicht in den Trockner – aber in die Salatschleuder! Wenn Sie Ihre Lieblingsstrumpfhose frisch gewaschen schnell wieder anziehen wollen, dann nehmen Sie sie mit in die Küche. Ein paar Gänge in der Salatschleuder nach dem Waschen und dann kurz über die Heizung, während Sie sich die Haare machen … Bingo! Geht übrigens auch mit BHs und anderen sensiblen Kleinteilen.

Spray für Haus und Haut

Aus Kräutern und Blüten lassen sich wunderbare Sprays herstellen, die ohne Chemie auskommen und deshalb als Raumsprays eingesetzt werden können oder als Bodysplash – und Ihre Wäsche können Sie obendrein damit beduften. **Achtung:** Pflanzenauszüge in Alkohol bitte nicht direkt auf empfindliche Oberflächen oder weiße Wäsche sprühen, das kann Flecken geben! Hier meine Lieblingsmixtur:

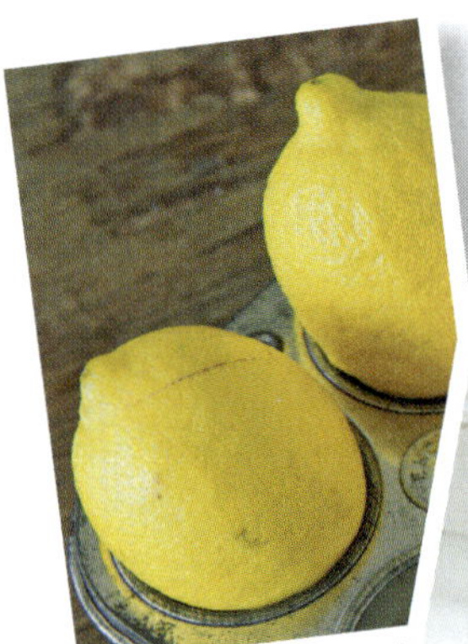

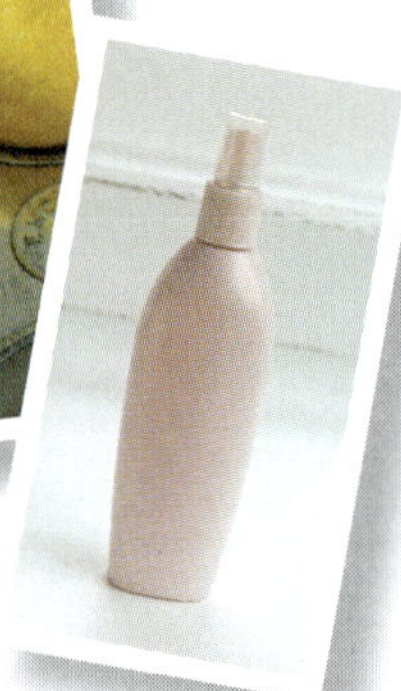

Rezept

Frisches Minzewasser

3 EL Pfefferminzblätter, getrocknet
2 EL Apfelschalen, getrocknet
1 EL Zitronenschale, getrocknet
5 Zweiglein Rosmarin
¼ Liter Weingeist

Den Weingeist gibt es in der Apotheke und die anderen Zutaten im Kräuterhaus. Sie können die getrockneten Schalen aber auch ganz leicht selbst herstellen: aus Bio-Obst, das Sie im leicht geöffneten Backofen bei 70 Grad dörren. Alle Zutaten in ein sauberes Konservenglas geben und es fest verschließen. Gelegentlich schütteln und zum Schutz vor der Sonne in eine braune Tüte stellen. Oder, sofern vorhanden, gleich in eine braune Flasche füllen. Nach vier Wochen durch ein feines Sieb filtern und in eine Sprühflasche umfüllen.

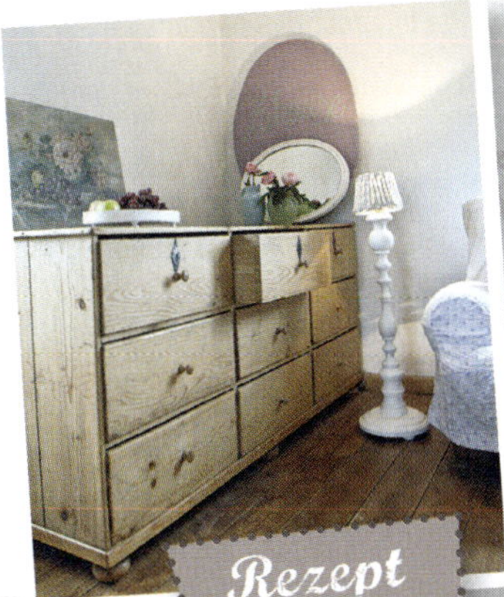

Rezept

Vinaigrette fürs Vertiko

Essig und Öl ergeben zusammen eine wunderbare Pflege für Weichholzmöbel. Sie können jedes Pflanzenöl nehmen. Ich mag am liebsten Oliven- oder Walnussöl und Apfelessig. Die beiden Zutaten 1:1 mischen. Manche nehmen auch einen Teil Essig auf zwei Teile Öl. Das hängt ein bisschen davon ab, was Sie damit behandeln wollen. Eine derbe Tischplatte verträgt gewiss mehr Essig als ein zartes Schminktischen. Achtung: Bei kostbaren Furnieren rate ich von dieser Pflege ab! Ich benutze diese Mixtur für fast alle meine Möbel. Und das Beste: Wenn von der Politur etwas übrig bleibt, dann geben Sie ein bisschen Gemüsebrühe dazu, eine klein gehackte Schalotte, Salz, Pfeffer und eine Messerspitze braunen Zucker – fertig ist die Vinaigrette für Ihren Salat. Guten Appetit!

Trübe Gläser

Wenn Sie einen offenen Kamin oder einen Kaminofen besitzen, dann habe ich eine Aufgabe für Sie in der Winterzeit. Sollten Sie keinen eigenen Kamin haben, dann suchen Sie sich jemanden, der bereit ist, Ihnen ein Tütchen kalte Holzasche abzufüllen. Was nun folgt, verhilft Gläsern, die trüb geworden sind, zu neuem Funkeln. Bei den richtig schwierigen Fällen hilft es fast immer. (Wenn jedoch selbst dieser Tipp nicht helfen sollte, weiß ich allerdings auch keinen Rat mehr …) Mischen Sie die Asche mit Salmiakgeist (gibt es in Baumärkten) zu einem Brei. Die dunkelgraue Masse in die trüben Gläser füllen und am besten über Nacht stehen lassen. Bitte abdecken. Salmiakgeist riecht nicht gut! Am nächsten Tag abgießen, die Gläser mit den Resten des Aschebreis und einem trockenen Lappen putzen und dann wie gewohnt mit heißem Wasser und Spülmitttel abwaschen.

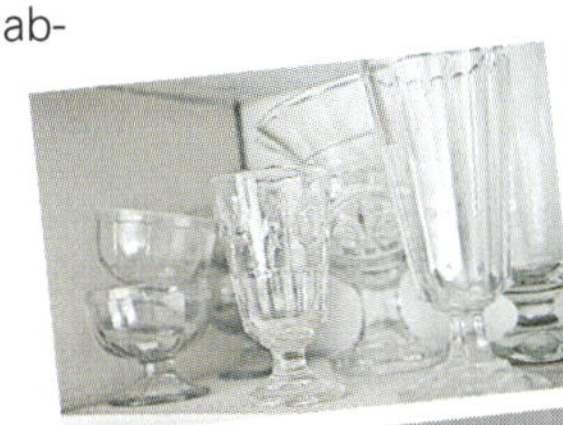

To-do-Liste für Hausputz & Co.

Sie wollen sich endlich die Zeit nehmen, Ihre Stoffservietten zu bleichen und zu stärken? Die Kratzer im Parkett mit dem Walnuss-Trick bearbeiten? Turnschuhe mit Natron entmüffeln und Ihre Gläser zum Strahlen bringen? Schreiben Sie sich eine Liste. Aber nehmen Sie sich nicht gleich zu viel vor, das macht schnell mutlos! Beginnen Sie mit etwas, das Ihnen Spaß bereitet: vielleicht ein selbstgemixtes Wäschespray? Weitere To-do-Listen finden Sie unter www.mybooks-suedwest.de

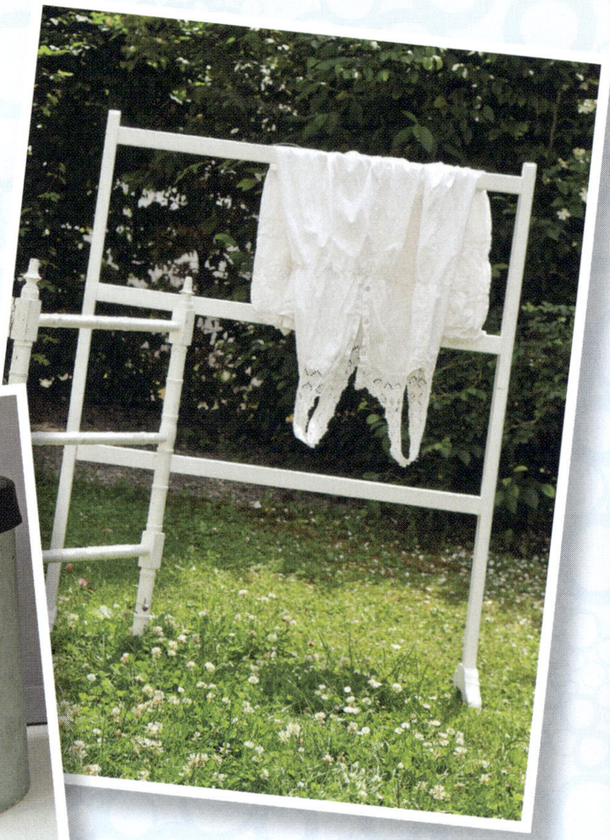

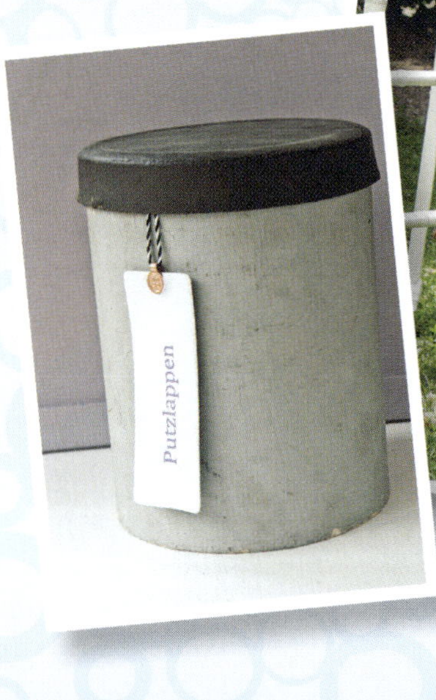

Aktion

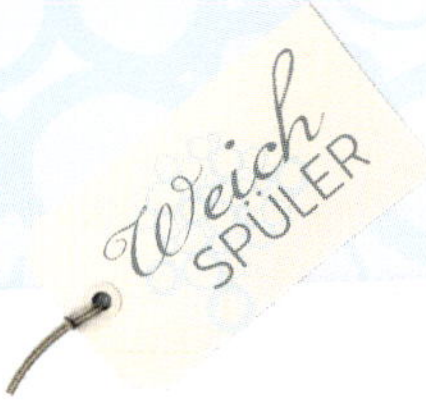

Meine Hausputz-Vorhaben:

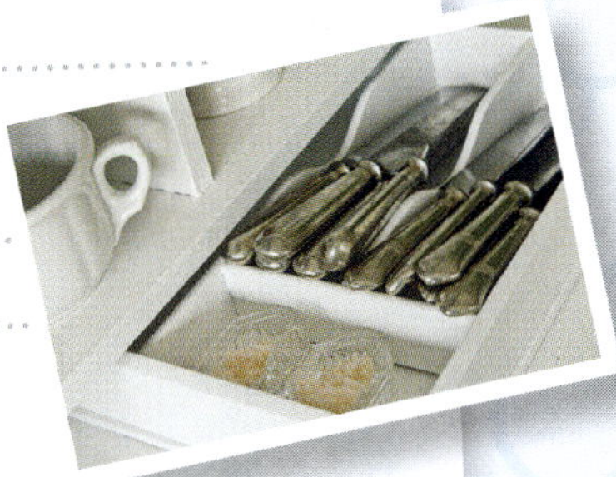

Meine Lieblingsrezepte zum Putzen:

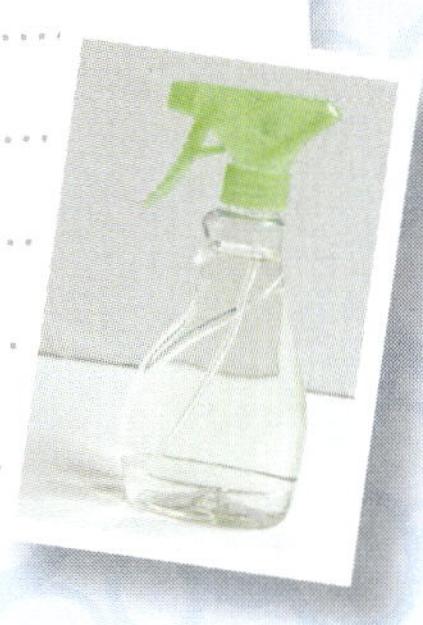

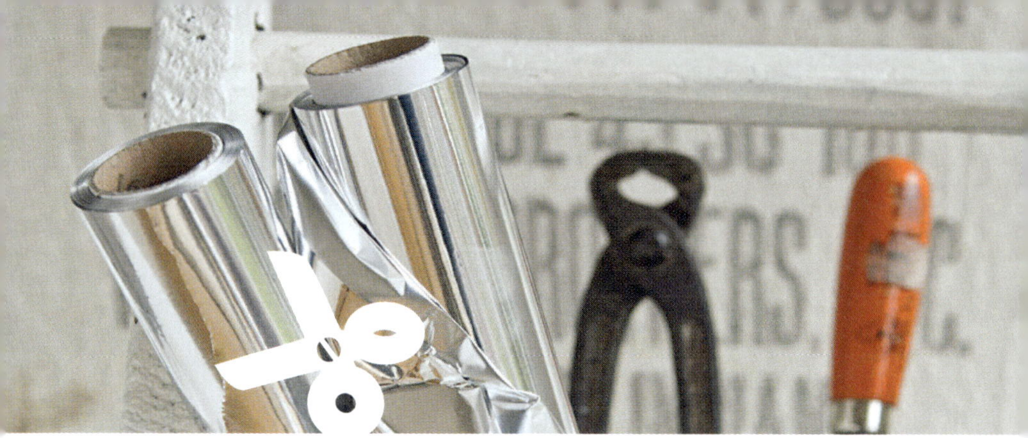

Was gehört in eine gute Werkzeugkiste?

Keine Ahnung! Männer können auf diese Frage wahrscheinlich eine zweistündige Antwort geben, aber die haben ja auch keine Werkzeugkiste, die haben eine Werkstatt. Wenn ich von „Werkzeugkiste" rede, dann meine ich so ein mittelgroßes tragbares Teil, wo alles drin ist, was man so braucht für das tägliche Wohnen.

Es geht schon mal damit los, dass meine Werkzeugkiste kein verbeultes Blechdingsbums ist, sondern eine herrliche uralte Tragebox. Von mir eigenhändig gestrichen und so wunderschön mattweiß, dass ich sie jederzeit mitten im Wohnzimmer stehen lassen könnte. Sie würde nicht unangenehm auffallen, weil sie so hübsch ist.

Natürlich gehören Hammer, Zange, Tacker und ein Set Schraubendreher in die Box. Eine kleine Säge ist auch prima und ein paar Schraubzwingen. In meiner Werkzeugkiste gibt es aber obendrein eine ganze Reihe Spezialitäten. Erprobt und für sehr gut befunden. Hier sind meine Tipps:

Kleber

Ich finde kleben viel eleganter als bohren und dübeln. Zumindest bei kleinen Dingen und Reparaturen. Außerdem liebe ich es, wenn ich schnell umsetzen kann, was ich mir in den Kopf gesetzt habe. Nummer-1-Utensil in meiner Werkzeugbox ist die Heißklebepistole, dazu Holzleim, ein guter Allzweckkleber, Klebeband und Malerkrepp. Außerdem habe ich immer fertigen Kleister in meiner Box. In einem gut schließenden Glas hält er sich ewig, und man erspart sich das mühsame Anrühren, wenn man schnell mal einen Klecks Kleister braucht.

Im Übrigen beglückt uns die Industrie mit immer neuen, sehr brauchbaren Klebern. Fußleisten muss man schon lange nicht mehr anschrauben, selbst Spiegel – falls nicht zu schwer – kann man mit speziellen Klebern direkt auf der Wand befestigen. Es lohnt sich, im Baumarkt auf Entdeckungstour zu gehen!

Alufolie

Komplizierte runde Teile vor dem Anstrich abdecken? Dann greifen Sie zur Alufolie, die schon beim Kochen, Putzen und Bügeln geholfen hat. Lacke umfüllen, ohne einen Trichter zu versauen? Eine Tüte aus Alufolie drehen und los! Kerzen, die im Halter wackeln? Aufs Kerzenende ein Mützchen aus Alufolie setzen, und dann wackelt gar nichts mehr.

Korken

Wenn ein Schränkchen wackelt oder ein Stuhl. Wenn Holzkisten lackiert werden, aber der Deckel nicht festkleben soll … Korken! Man kann sie bequem mit jedem Küchenmesser auf die gewünschte Höhe bringen, und Nachschub lässt sich auch leicht beschaffen!

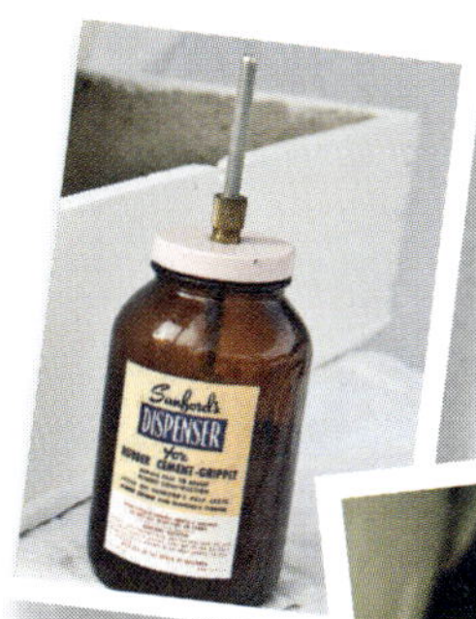

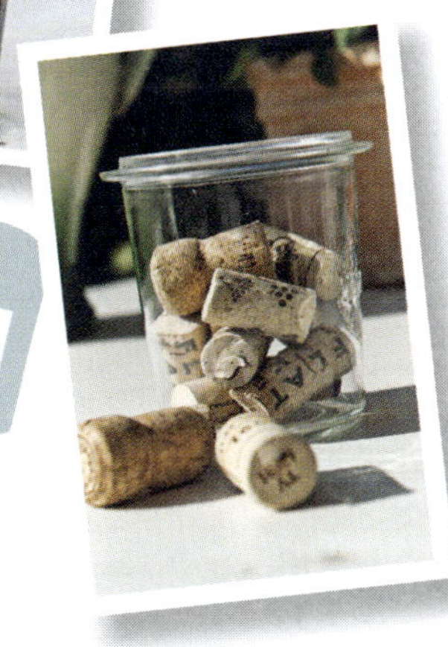

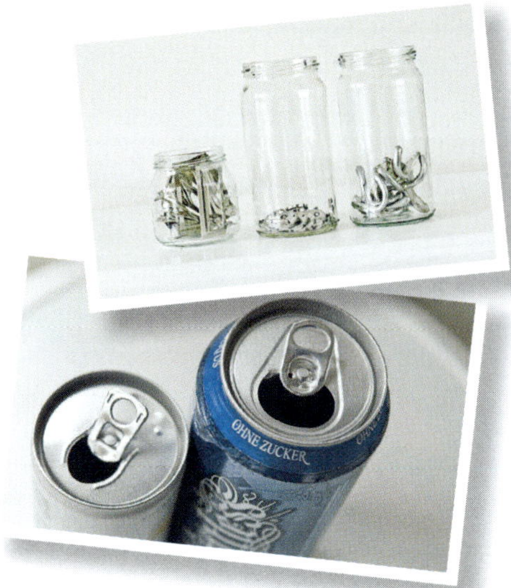

Laschen von Getränkedosen

Konservendosen, Getränkedosen … sogenannte Ring-pull-Dosen haben eine Aufreiß-Lasche. Ich sammle die kleinen Dinger, weil man daraus mit einem Klecks aus der Heißklebepistole in null Komma nichts und für null Komma nichts die perfekten Aufhänger an Bildern und Co. machen kann.

Marmeladengläser

Ohne Etikett und sauber gespült, versteht sich. Ich bewahre darin alle Kleinteile übersichtlich auf. Früher sammelte ich Schrauben, Dübel und das diverse Kleinzeug in Dosen und offenen Behältern. Wenn ich dann meine Fingernägel ausnahmsweise einmal hübsch lackiert hatte, war ich unter Garantie kurz danach auf der Suche nach einer speziellen Schraube. Ich muss Ihnen nicht sagen, was ein Fingerbad in scharfkantigen, staubigen Metallteilen mit lackierten Nägeln macht … Genau! Und deshalb bewahre ich heute alles in sauberen Gläsern auf. Da muss man nur rütteln und schütteln und kann alles sehen, was man hat.

Tipp

Der zu Recht so genannte Schraubendreher

Haben Sie sich gewundert, dass ich oben im Text „Schraubendreher" geschrieben habe? Gut, denn von heute an machen Sie das bitte auch! Sie können unglaublich punkten, wenn Sie im Fachhandel nach einem „Schraubendreher" verlangen. Das Ding heißt nämlich wirklich so, und jeder echte Handwerker legt auf diese Bezeichnung größten Wert. Eigentlich auch logisch, oder haben Sie schon einmal eine Schraube „gezogen"?

Einkaufsliste für meine Werkzeugkiste

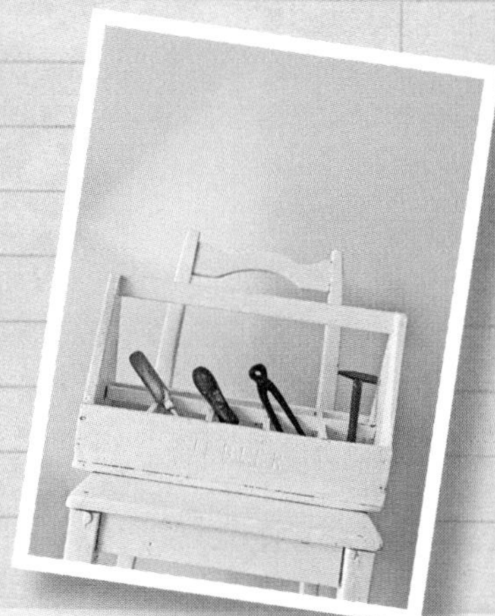

Die Werkzeugkiste aus der Spraydose

Um Ihnen gleich die Vorfreude zu nehmen: Hammer und Bohrmaschine sind durch die Sprühflasche nicht zu ersetzen, aber das unscheinbare Spray mit dem noch unscheinbareren Namen WD-40 kann im Haushalt erstaunlich nützliche Dinge für Sie tun. Der Name stammt übrigens aus dem Notizbuch des Erfinders Norm Larson. Er schrieb 1953 „water displacement perfected on the 40th try". Der vierzigste Versuch im Labor war also geglückt, und damit hatte die wasserverdrängende Flüssigkeit ihren Namen weg! Ein neuartiges Mittel war geboren, das besonders gut vor Feuchtigkeit und Korrosion schützen konnte. Es heißt, die Stadt New York kauft es hektoliterweise, um die Freiheitsstatue vor dem Lochfraß zu bewahren.

Für Ihren Haushalt sollte ein kleines Döschen ausreichen. Schau'n Sie mal, was Sie alles damit anfangen können:

1 Reißverschlüsse wieder gangbar machen
2 Hartnäckige Flecken aus Edelstahl reiben
3 Blumentöpfe, die im Freien stehen, vor dem Anlaufen schützen
4 Tauben davon abhalten, Ihren Balkon zu bevölkern – sie hassen den Geruch!
5 Wassertropfen daran hindern, sich innen an der Duschtür festzusetzen
6 Alles was quietscht, wieder mucksmäuschenstill machen … Gilt aber definitiv nicht für Kinder!
7 Spiegel im Bad vor den feuchten Beschlägen schützen

8 Reste hartnäckiger Klebestreifen entfernen
9 Malereien mit Wachsmalstiften von Möbeln und Wänden abwischen
10 Lippenstift von Kleidung entfernen

Und – ob Sie es glauben oder nicht: Amerikanische Angler schätzen es als Lockstoff, um ihre Köder für die Fische noch ein bisschen appetitlicher zu machen.

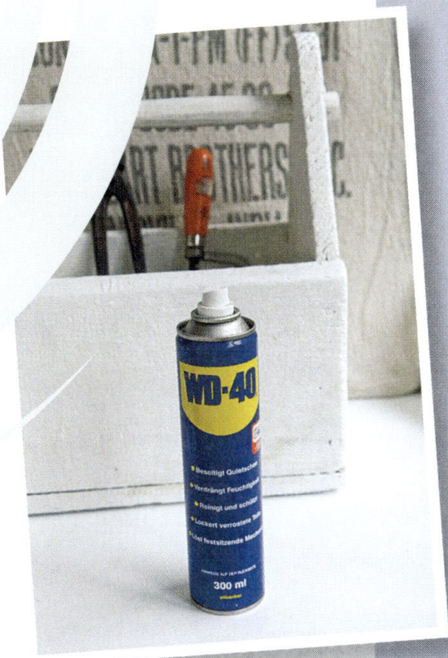

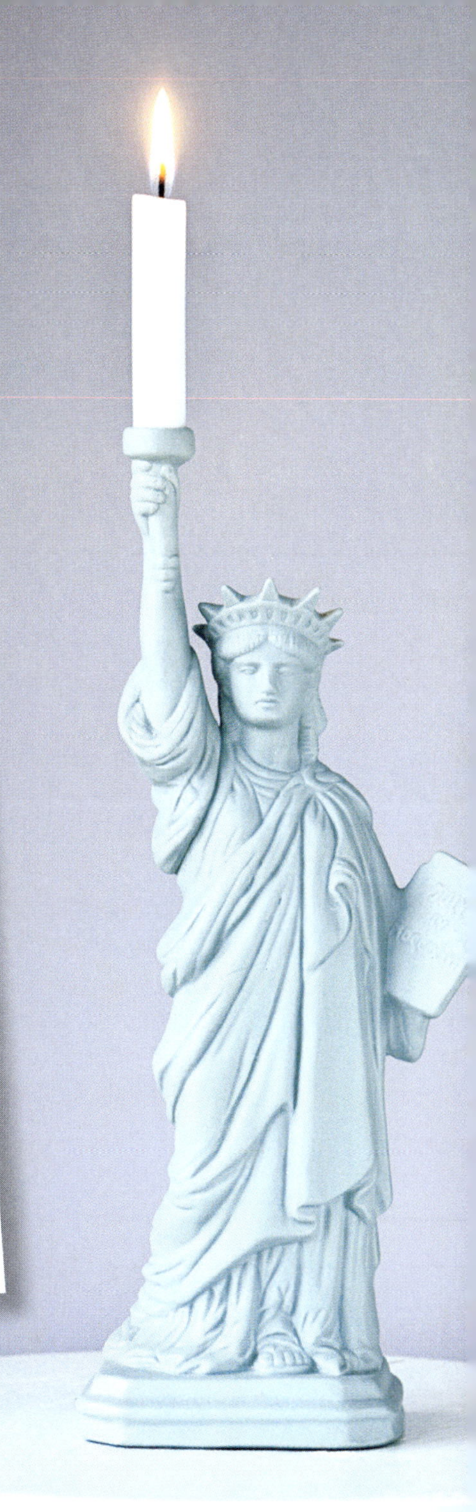

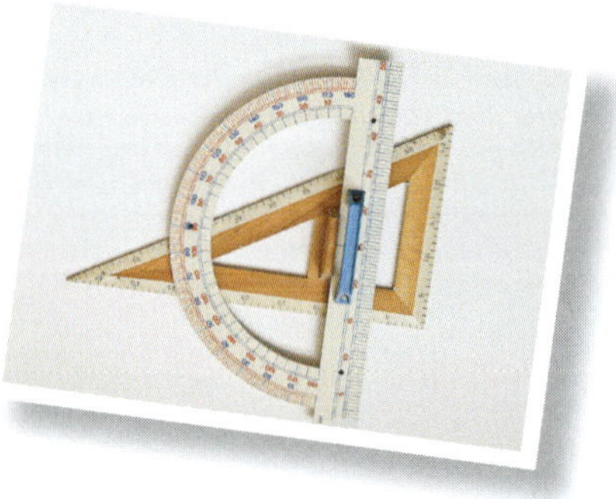

Die Maße aller Dinge

Sie finden ein paar Meter Leinen in Mintgrün. Spottbillig, weil dieser herrliche kleine Stoffladen unverhofft einen Ausverkauf macht, und dann wissen Sie nicht, wie hoch die Wohnzimmerwand zwischen Gardinenstange und Parkett ist?

Sie sehen diesen herrlichen alten Sessel auf dem Flohmarkt … Gut, er müsste neu gepolstert werden, aber die Form ist so sehr der Hammer, dass Sie Ihre Augen nicht abwenden können. Wenn Sie jetzt bloß wüssten, ob man die stolzen 120 Zentimeter von Lehne zu Lehne, die diese Wuchtbrumme breit ist, in den Erker im Arbeitszimmer quetschen kann?

Deckenhöhe, Tiefe der Küchenarbeitsplatte, Abstand zwischen Dusche und Heizung im Badezimmer? Lücken, Ecken, Abstände. Wer nicht vorbereitet ist, kann keine Schnäppchen machen! Messen Sie alles aus und schreiben Sie die Ergebnisse akkurat auf.
Damit es Ihnen ein bisschen leichter fällt, sich Zentimeter für Zentimeter durch Ihr Zuhause zu messen, habe ich Ihnen eine Liste gemacht, die Sie ausfüllen können. Am besten wird sein, Sie haben Ihr myBook immer dabei, wenn Sie in Zukunft auf den Flohmarkt oder zum schwedischen Inneneinrichter gehen – denn nur wer gut vorbereitet ist, dem gehen die schönen Stücke nicht mehr durch die Lappen!

Tipp

Damit Sie immer „Maß-Nehmen“ können

In der Handtasche eines echten Wohn-Victims sollte stets ein Maßband mitgeführt werden. Zollstock geht auch, passt aber schlecht in die kleine Abendclutch.

Meine wichtigen Maße

Küche:

Wohnzimmer:

Schlafzimmer:

Badezimmer:

Kinderzimmer:

Diverses:

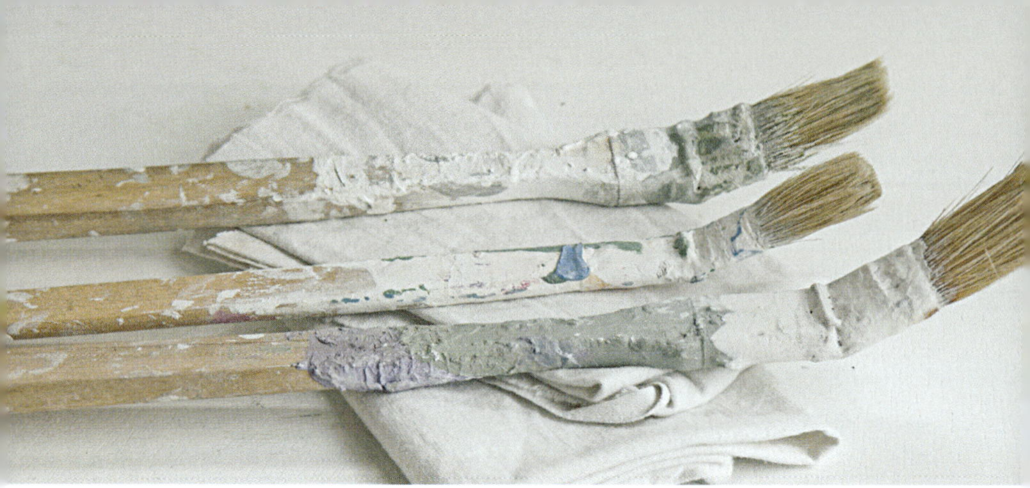

Bitte streichen Sie das!

Fakten über Farben

Widerstehen Sie dem Drang, Billig-Farbe zu kaufen! Je weniger eine Farbe kostet, desto weniger Pigmente enthält sie. Das heißt, ihre Deckkraft ist schwach, und Sie müssen öfter streichen, als Ihnen lieb ist, bis es deckt. Verwenden Sie möglichst eine wasserlösliche Farbe! Viele glauben immer noch, das Wort „wasserlöslich" bedeute, dass die Farbe nicht besonders haltbar wäre. Das ist falsch! In ausgehärtetem Zustand ist wasserlösliche Farbe genauso strapazierfähig wie Farbe mit Kunstharzen drin! „Spielzeugtauglich" sollte auf der Farbdose stehen, wenn Sie die Lacke in der Küche einsetzen oder auf Oberflächen streichen wollen, mit denen Ihre Kinder in Berührung kommen. Sicher ist sicher!

Das Glanzvokabular

Lacke sind bei uns in aller Regel seidenmatt oder hochglänzend eingestellt. Ausländische Produkte gibt es auch in *eggshell*, das ist ein bisschen weniger glänzend als unser „seidenmatt". Kreidefarben oder auch Kalkfarben kann man auch sehr matt bekommen. Viele lieben die pudrige Oberfläche, die durch solche Farben auf den Möbeln entsteht. Ich auch! **Sie sollten jedoch die „Abers" kennen, bevor Sie Kreidefarben benutzen:**

„Aber" Nummer 1: Auf Sitzmöbeln halte ich extrem matte Farben für ungeeignet. Sehr dunkle Töne mögen gehen, aber tiefblaue Jeans beispielsweise färben auf matten weißen Oberflächen ab. Ihre Gäste lassen Ihnen bei jedem Besuch den Abrieb ihrer Jeans als Erinnerung da, und Sie sind chancenlos beim Scheuern, denn das Indigoblau kriegen Sie aus dem Lack nicht mehr raus.

„Aber" Nummer 2: In sanft glänzenden Lacken kann sich das Licht spiegeln. Und wo sich Licht bricht, werden kleine Unebenheiten überspielt. Das ist ganz ähnlich wie bei den Gesichtscremes, in die die Schönheitsindustrie kleine Glanzpartikel einbaut, damit unsere Fältchen weggemogelt werden. Extrem matte Lacke verzeihen keine Fehler. Wenn Sie unregelmäßig streichen oder Ihr antikes Schätzchen Beulen und größere Macken hat: Matter Lack mogelt nicht!

Sonderfall weiße Farbe

Vor allem alte Stücke enthalten oft Beizen, die aus dem Inneren des Möbels „hervorkriechen", sobald die Feuchtigkeit der Farbe ins Spiel kommt. Dann entstehen gelbliche Kringel, die man auf weißen Anstrichen besonders deutlich sieht. Oft ist dann die Arbeit vieler Stunden ruiniert. **Tipp:** Streichen Sie eine Stelle des Möbels, die nicht sichtbar ist – Rückseite oder Unterseite einer Schublade – und lassen Sie die weiße Farbe über Nacht trocknen. Wenn der Anstrich reinweiß bleibt, haben Sie gute Chancen, erfolgreich weitermachen zu können. Eine echte Garantie gibt es bei alten Möbeln aber nicht!

Der böse Gilb

Sollte sich der Gilb zeigen, haben Sie zwei Möglichkeiten, ihm zu Leibe zu rücken:

1. Sie machen einen Voranstrich in einem kräftigeren Farbton. Ein müdes antikes Grün eignet sich gut oder ein Blaugrau. Diese Vorgehensweise hat einen angenehmen

Nebeneffekt. Wenn der weiße Endanstrich voll ausgehärtet ist, können Sie die Ecken Ihres Möbels anschleifen und erhalten dadurch einen tollen Patinaeffekt, weil das Grün oder Blau an den Kanten hübsch durchschimmert.

2. Sie greifen zu Isoliergrund. Manche Firmen nennen ihr Produkt auch „Fleckendecker". Man bekommt es als Spray oder im Topf. Auf Kunstharz- oder Acrylbasis. Achten Sie unbedingt darauf, dass Sie mit wasserlöslichem Fleckendecker arbeiten, wenn Sie wasserlöslich weiterstreichen wollen! Kunstharz und Acryl vertragen sich nicht! Wenn Sie die Isolierschicht gut durchtrocknen lassen, sperrt sie die Flecken im Holz ein, und der Gilb ist besiegt.

Die Klaviatur der Farbtöne

Regel Nummer 1:
Es gibt keine Regeln!

Erlaubt ist, was gefällt

Ein Beispiel: Eine Freundin hatte mir erzählt, sie plane, ihr Bad in Orange und Himbeereisrosa zu streichen. Ich gestehe, dass sich meine Geschmacksnerven kräuselten. Gott sei Dank enthielt ich mich aber jeden Kommentars. Wochen später wurde ich eingeladen, das fertige Werk zu besichtigen. Und siehe da: Das Badezimmer sah fantastisch aus in Rosa und Orange, weil die Farben nämlich fantastisch zu meiner Freundin passten! So einfach geht das! Finden Sie die Farbtöne, die Sie berühren! Wenn Sie Ihrem Inneren folgen, können Sie nichts falsch machen.

Tipp

Grün hebt nicht immer!

Eine kleine Einschränkung: In einem knallgrünen Raum kann man beim allerbesten Willen nicht gut aussehen. Zu viel Grün lässt den Teint fahl erscheinen. Wenn Sie also nicht aussehen wollen wie auf einer Schiffsreise bei schwerem Seegang, dann verzichten Sie besser auf grüne Wände und grüne Teppichböden!

Lackieren ist leichter als meditieren

Ich wollte mich schon oft ins Hier und Jetzt versenken. Im Lotussitz abtauchen, meine Mitte finden. Ich hab' mir Bücher gekauft und Kurse besucht. Aber ich schaff's nicht. Meditieren ist nicht mein Ding! Ich sterbe vor Langeweile, wenn ich im Liegen oder Sitzen nur an eine einzige Sache denken soll. Wenn jemand außerdem noch Klangschalen rausholt, kann ich beim besten Willen nicht ernst bleiben.
Es war mir ein bisschen peinlich, dass das mit dem Meditieren bei mir einfach nicht klappen wollte, bis ich begriff: Ich kann anderes! Ich kann Gemüse schnibbeln und stundenlang Quittenmarmelade in Gläser füllen. Ich kann Schränke streichen und Blumen einpflanzen. Ich kann mir eine wunderbare Nagelpflege verpassen oder meinen Küchenschrank aufräumen. Verstehen Sie, was meine? Alles Sachen, bei denen ich völlig selbstvergessen im Augenblick stecken bleibe, bei denen meine Hände aber etwas zu tun haben. Kein Mensch zwingt Sie, auf einer Yogamatte liegend Vokale zu summen. Tun Sie einfach das, was Sie gern tun, und schenken Sie sich bewusst die Zeit dafür! Die einen nennen es „meditieren", ich nenne es „Fußnägel lackieren". Ich bin am Ende genauso entspannt wie die Yogamatten-Vokalistinnen, hab' aber die schöneren Füße!

Notieren Sie hier die Dinge, die Sie alles ringsherum vergessen lassen:

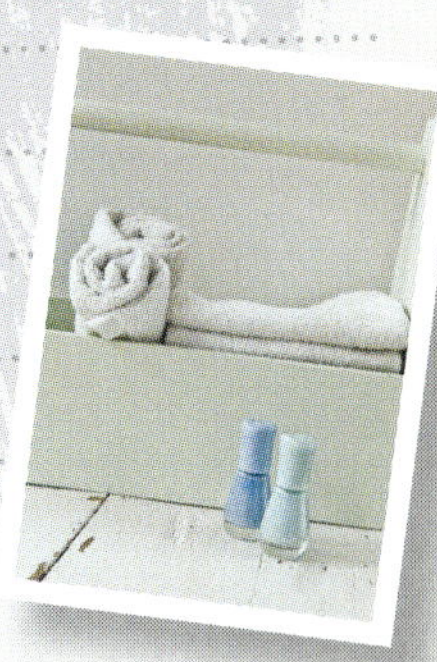

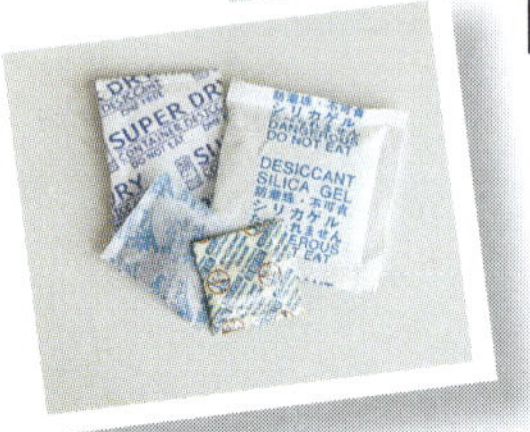

Nützliche Schuhkartonbewohner

Sie wohnen in Schuhkartons und neuen Handtaschen. Wenn Sie einen PC kaufen oder einen Toaster, werden sie gratis mitgeliefert. Ihre Aufgabe ist es, die Feuchtigkeit von den Waren fernzuhalten, bis diese trocken bei Ihnen zu Hause angekommen sind … Beutelchen mit Kieselgel! Auf Englisch heißen sie *Silica,* was zwar bedeutend attraktiver klingt, aber die kleinen Tütchen auch nicht davor bewahrt, zusammen mit dem Verpackungsmüll schonungslos entsorgt zu werden. Ich wette, Sie werfen in Zukunft keines mehr weg, denn in wenigen Minuten werden Sie wissen, wozu die Silica-Beutelchen äußerst nützlich sind. Die Kieselgel-Tütchen sollten nicht in die Hände von Kindern geraten! Achten Sie darauf, dass die Beutelchen unbeschädigt sind, wenn Sie sie benutzen. Tütchen, die ihren Job gemacht haben, schlagen Sie in ein Geschirrtuch ein und entfeuchten sie im 50 Grad heißen Backofen.

Handy retten

Wohl dem, der viele Silicagel-Beutelchen gesammelt hat, denn ein nass gewordenes Handy ist dann keine Katastrophe mehr. Wenn der Unfall passiert ist, verhalten Sie sich folgendermaßen: Das Handy unter keinen Umständen anstellen! Auch wenn Sie vor Spannung platzen, weil Sie wissen wollen, ob es nach der Wasserattacke noch funktioniert. Tun Sie es nicht! Entfernen Sie Akku und SIM-Card und versenken Sie das Handy in einer Schüssel, die gut gefüllt ist mit Silicagel-Tütchen. Das Ganze muss mindestens zwölf Stunden so stehen bleiben, bevor Sie das Handy wieder ans Netz gehen lassen! **Tipp:** Eine Schüssel mit trockenem Reis funktioniert beim Handy im Notfall auch. Staubt aber das Handy ein.

Reisetaschen schützen

Reisetaschen, die Sie nur ein paarmal im Jahr benutzen, werden oft im Keller aufbewahrt. Gönnen Sie ihnen ein paar Silicagel-Tütchen, dann riechen sie frisch und trocken, wenn Sie sie auf die Reise mitnehmen wollen.

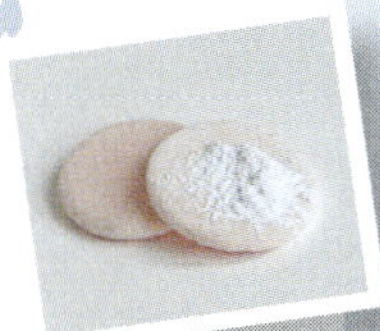

Silberglanz bewahren

Von nun an sollten ein paar der kleinen Beutelchen auch in Ihrer Besteckschublade wohnen. Zumindest dann, wenn Sie echtsilbernes oder versilbertes Besteck besitzen. Das Kieselgel schützt – wie Sie wissen – vor Feuchtigkeit, und dieser Umstand führt dazu, dass das Silber nicht so schnell anläuft.

Freie Sicht im kalten Auto

In der kalten Jahreszeit beschlagen stets die Autoscheiben von innen, und es dauert immer eine Weile, bis Heizung und Gebläse für freie Sicht gesorgt haben. Das Beschlagen der Scheiben lässt sich mildern, wenn Sie ein paar der größeren Kieselgel-Tütchen auf dem Armaturenbrett zu Ihren ständigen Beifahrern machen.

Tipp

Babypuder für Parkett und Achseln

Babypuder ist auch so ein Mittel, bei dem ich stets grüble, wo ich es am besten einsortieren sollte … in die Werkzeugkiste oder in den Badezimmerschrank? Es ist da wie dort ein herrliches Helferlein! Quietschende Dielen oder knarzendes Parkett? Babypuder beruhigt Ihren Holzboden. Streuen Sie ihn großzügig in die Ritzen zwischen den Hölzern und massieren Sie den Puder mit einer alten Zahnbürste in die Fugen. Schweißausbrüche und feuchte Kringel unter den Armen? Benutzen Sie ein einfaches Deodorant am Morgen – Spray oder Roller, aber kein Anti-Perspirant. Setzen Sie das Deo sparsam ein und geben Sie, wenn es trocken ist, Babypuder darüber. Am besten mit einer schönen altmodischen Puderquaste. Das Beste ist jedoch, Sie können auf die nicht ganz unbedenklichen Anti-Schweiß-Mittel verzichten, und Ihre Achseln bleiben frisch und trocken.

6. Spieglein, Spieglein ...

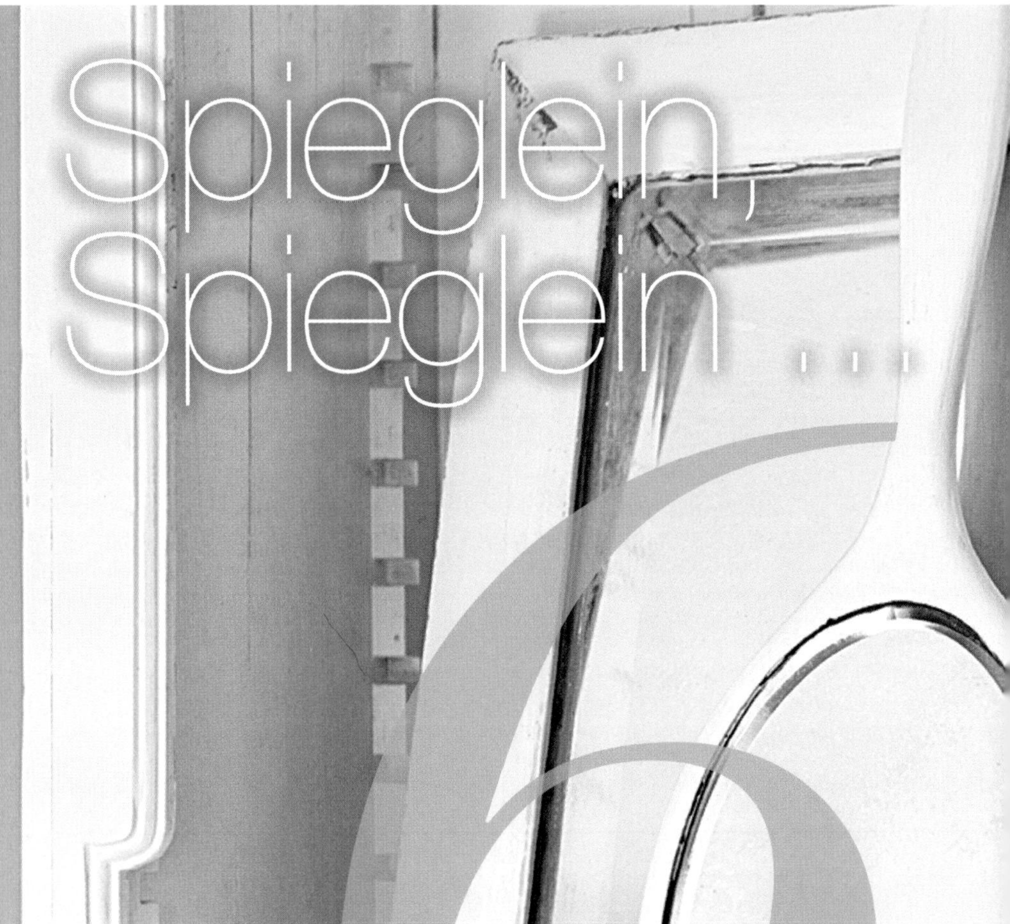

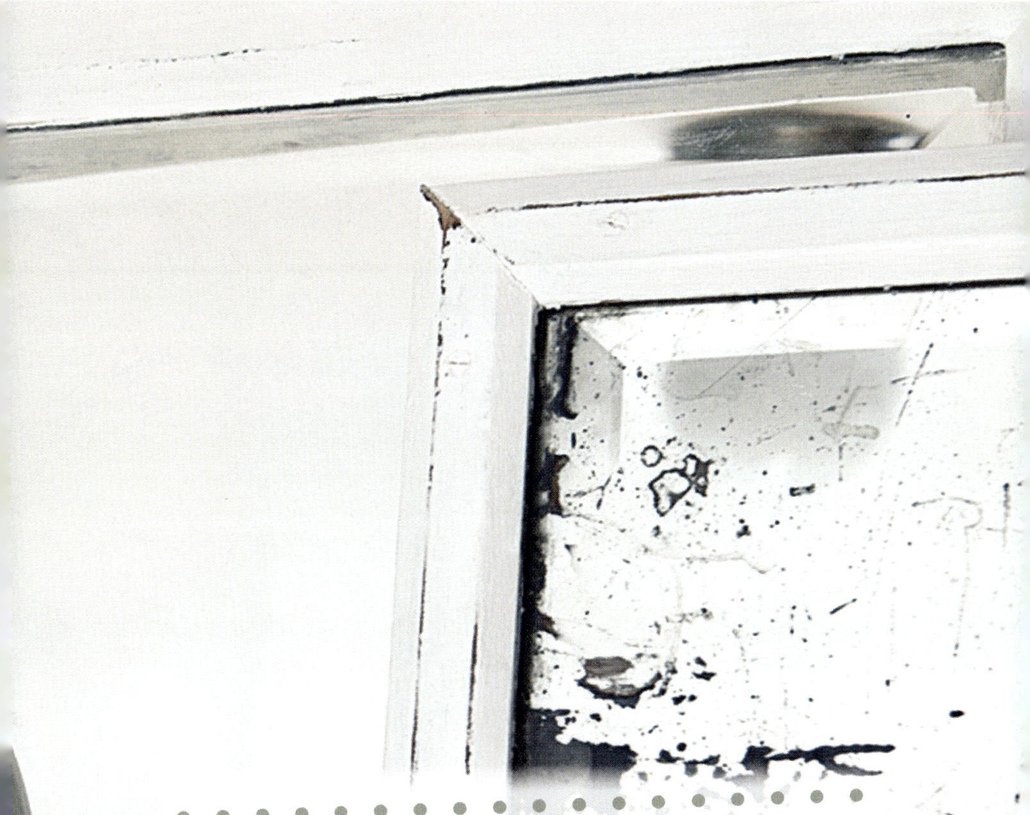

Wahre Schönheit kommt von innen! Stimmt! Wer es sich schön macht, fühlt sich wertvoll. Wer sich wertvoll fühlt, empfindet sich schöner. Wer sich schön fühlt, strahlt. Und wer strahlt, dem fliegen die Herzen zu. Wer's nicht glaubt, kann's ja mal ausprobieren ...

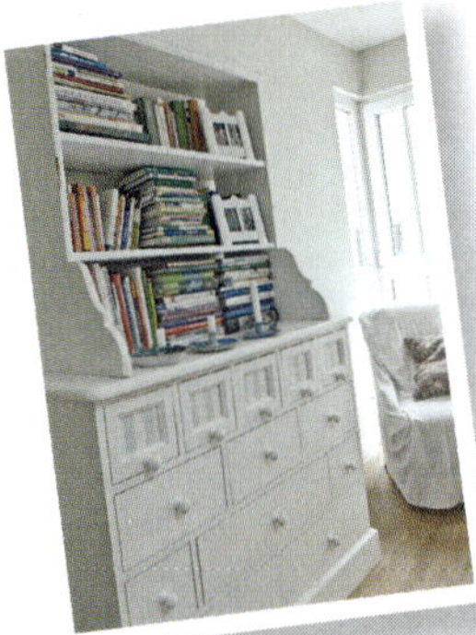

Wohnen ist nicht nur ein Tu-Wort

Wohnen ist etwas anderes, als einen festen Wohnsitz haben. Wohnen ist nicht nur ein Tu-Wort, sondern auch die Beschäftigung mit sich selbst. Wohnen hat etwas Tröstliches, wenn man es mit Leib und Seele tut.

Ist Ihnen auch aufgefallen, dass in den Wohnmagazinen, die wir alle so gern durchblättern, ausschließlich zum Platzen glückliche Menschen wohnen? Menschen, die erfolgreich sind und bestmöglich verheiratet, die einen Rosengarten haben und einen stets auf dem Rasen liegenden Golden Retriever. Mehrere äußerst wohlgeratene Kinder und pudrige Farben an den Wänden? Sie und ich wissen, dass kein Mensch jeden Tag mit strahlendem Gesicht Latte Macchiato auf einem Vintage-Tablett in den Garten schaukeln kann.
Niemand krault ständig lächelnd seinen Golden Retriever. Golden Retriever können krank werden, und irgendwann sterben sie. Und dann lächeln die Menschen in ihren hübschen Landhäusern nicht mehr, dann weinen sie. Und dann zeigt sich, ob deren Zuhause wirklich was drauf hat. Ob es trösten kann und Halt gibt, oder ob es nur schön ist. Sorgen Sie dafür, dass Sie Ihr Zuhause wirklich trösten kann, wenn Ihnen mal die Kraft ausgeht.

Lehnen Sie sich an

Kissen! Am besten Kissenberge! Setzen Sie sich aufrecht in Ihr Bett und stopfen Sie alle Kissen, die Sie im Haus finden können, in Ihren Rücken. So gestützt fühlen Sie sich sofort stärker. Bleiben Sie so lange aufrecht in Ihren Kissen sitzen, wie Ihre Liebligs-DVD dauert.

Streichen Sie was

Kerzenleuchter, Regale, Lampenfüße, Höckerchen! Streichen Sie alles, was dunkel ist, hell. Am bes-

ten fangen Sie mit kleinen Teilen an, denn dann können Sie sich schnell an der wundersamen Verschönerung freuen.
Wenn Sie wollen, arbeiten Sie sich bis zu Ihrer Kommode vor, deren Rauhaardackelgrau Sie schon seit Jahren nervt!

Rühren Sie was an

Waffelteig! Warm, samtig und süß. Etwas, das so schmeckt, ist wunderbar geeignet, um zu trösten, wenn man traurig ist. Waffeln riechen nach Kindheit und sind schnell gemacht. Wenn Sie kein Waffeleisen haben, können Sie den Teig auch in der Pfanne brutzeln lassen. Mit viel Zimt obendrauf. Zimt ist nämlich ein Stimmungsaufheller!

Zaubernuss

Wenn es wirklich mal passiert ist, und weder Waffeln noch Kissenberge verhindern konnten, dass Tränen flossen, dann brauchen Sie die Zaubernuss! Die Zaubernuss heißt mit vollem Namen *Hamamelis virginiana.* Schon die Ureinwohner Nordamerikas wussten sie zu nutzen. Bei ihnen hieß sie *Witch Hazel,* und bis heute steht in nahezu jedem amerikanischen Badezimmerschrank ein Fläschchen mit dieser Tinktur.
Ihre Palette der Möglichkeiten reicht von Wunddesinfizierer bis Lufterfrischer. Man kann damit Schmuck wieder zum Glänzen bringen und Insektenstiche behandeln.

Aber das sind nicht die Gründe, warum ich Ihnen *Witch Hazel* empfehle. Die Zaubernuss hat sehr stark abschwellende Eigenschaften und macht deshalb verquollene Augen in kurzer Zeit wieder schön! Sie können in der Apotheke Cremes mit Hamamelis kaufen oder Hamamelis-Tinktur. Im Kräuterhaus gibt es die Zaubernuss auch getrocknet. Daraus lässt sich ein Tee bereiten, mit dem man Wattepads befeuchtet, die man auf die Augen legt. Es gibt nichts Besseres für diese Fälle, denn es ist ja schon traurig genug, wenn man traurig ist. Aber muss man obendrein auch noch verquollen aussehen? Hamamelis ist auch bei Schnupfen- oder Heuschnupfenaugen eine wirksame Maßnahme.

My home is my castle! Basta!

Was will uns dieser Spruch sagen? „Mein Heim ist meine Burg!" Eine Burg soll schützen, also verstehen wir den Spruch sicher richtig, wenn wir daraus ableiten, dass uns unser Zuhause Schutz bieten soll. Das kann man erreichen, indem man eine Alarmanlage installiert und Sicherheitsschlösser einbauen lässt. Ein Hund, der achtgibt und nicht nur mit dem Schwanz wedelt, soll auch hilfreich sein. Doch ich habe diesen uralten Spruch stets noch ein bisschen anders verstanden, nämlich so, dass mein Zuhause mich schützen soll vor Menschen, die mir nicht guttun.

Es ist normal, dass man Umgang pflegen muss auch mit solchen Menschen, denen unser Herz nicht zufliegt. Im Berufsalltag ist das oft der Fall, aber selbst in den Reihen der Verwandtschaft muss sich nicht zwangsläufig jeder zu jedem hingezogen fühlen. Das gehört zum Leben dazu, und Gott sei Dank verlangt niemand, dass zwischen allen gleichermaßen Liebe und Harmonie herrschen muss. Aber es gibt Menschen, die zwanghaft alles, was ihre Wege kreuzt, schlechtreden müssen … U-Bahnfahrpläne, das Wetter, Ihre Erziehungsmethoden, Ihre Frisur, Ihre Küche …

Wenn Sie es gar nicht vermeiden können, notorische Schlechtreder zu treffen, dann tun Sie dies in einer Pizzeria oder im Park. Lassen Sie sich nicht den Spaß am Leberwurstrosa Ihrer Wände ruinieren und nicht die Freude an der lässigen Husse auf Ihrem Sofa. Miesmacher müssen draußen bleiben! Ziehen Sie die Zugbrücke hoch und kochen Sie was Leckeres. Für sich und für die Menschen, die Gutes in Ihr Heim bringen!

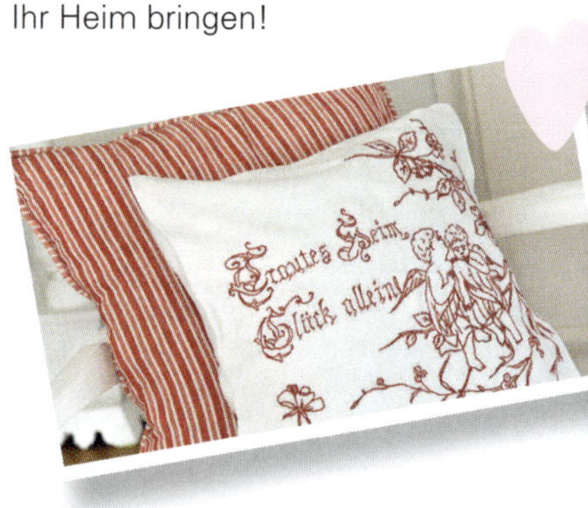

4 x täglich eine Umarmung!

Ich weiß gar nicht, ob ich Ihnen schon den ultimativen Tipp für Ihren Eingangsbereich verraten habe? Sie wissen schon, die zwei Quadratmeter direkt hinter der Eingangstür, wo immer zu viele Schuhe herumstehen. Das Bermudadreieck des Wohnens, in dem stets der zweite Handschuh verschwunden ist, wenn man ihn braucht. Das winzige Stück Zuhause, das Gäste zuerst betreten, wenn sie kommen, um Zeit mit uns zu verbringen. Sie erwarten jetzt sicher einen Tipp, mit welchen Möbeln Sie Platz sparen können, oder etwas über freundliche Farben für ein freundliches Entree … Einrichtungstipps können wir später noch besprechen. Mir geht es jetzt gerade um etwas Wichtigeres als um die Größe Ihres Schuhschranks. Ich spreche von Umarmungen! Bereichern Sie Ihren Eingangsbereich mit Umarmungen! Lassen Sie keinen Ihrer Gäste gehen, ohne ihn umarmt zu haben. Okay, es mag einige wenige Ausnahmen geben. Wenn Sie zum Beispiel einen Kühlschrank geliefert bekommen, oder wenn der Kaminkehrer im Haus war … Lassen Sie sich möglichst wenige Umarmungen entgehen! Umarmungen wirken, das ist erwiesen. Wissenschaftler sagen, sie seien eines der wichtigsten Kommunikationsmittel, denn sie können Dinge sagen, für die wir keine Worte haben. Und das Beste: Man kann keine Umarmung geben, ohne nicht gleichzeitig auch eine zu bekommen! Virginia Satir, die große Familientherapeutin, hat es auf eine Formel gebracht, die wir uns alle an die Tür nageln sollten. Sie sagt: „Jeder Mensch braucht vier Umarmungen am Tag, um überleben zu können. Acht am Tag, um zu leben, und zwölf, um das Herz weit zu machen!" Nachdem ich das weiß, überlege ich ernsthaft, ob ich denn zukünftig noch vor dem Schornsteinfeger zurückschrecken soll? Der würde als Glücksbringer in der Umarmungsbilanz möglicherweise sogar doppelt zählen!

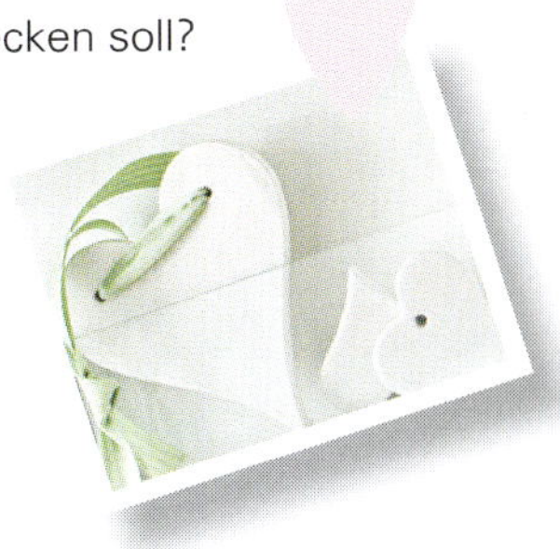

Wie schön, dass es dich gibt!

Ein Brief, der mit diesem Satz anfängt, würde Ihnen flüssig aus der Feder fließen, wenn eine liebe Freundin die Empfängerin wäre, richtig? Auch an die Adresse des Mannes, den Sie lieben, kein Problem, oder? Sie würden den Satz auf einen Zettel schreiben und Ihrem Kind in die Proviantdose zwischen die Schulbrote schmuggeln und einer Kollegin als E-Mail schicken, weil sie stets so nett und hilfsbereit ist. Stimmt alles, oder?

Jetzt kommt eine echte Herausforderung: Schreiben Sie den Satz „Wie schön, dass es Dich gibt!" an sich selbst! Und listen Sie auf, was Sie selbst an sich wunderbar finden. Und das pinnen Sie an den Badezimmerspiegel.
Das wird sicher nicht einfach, aber es lohnt sich. Wenn es allzu schwerfällt, bitten Sie eine Freundin, Ihnen mit ein paar Komplimenten auszuhelfen, aber dann sind Sie selbst an der Reihe!

„Je mehr du dich magst, desto weniger vergleichbar bist du mit anderen. Das macht dich einzigartig!"
Walt Disney

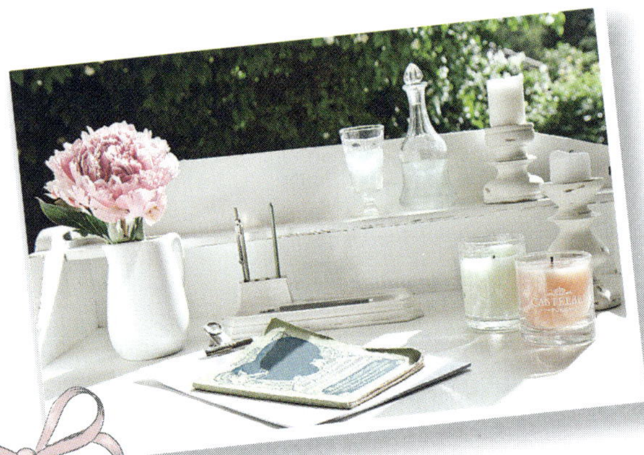

Liebe ....
Wie schön, dass es dich gibt!!!

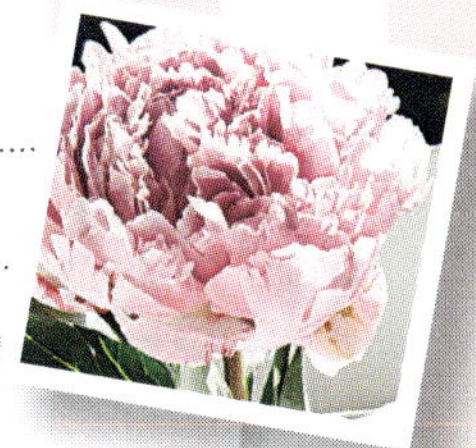

Deine wunderbarste Eigenschaft: ....

....

Die Dinge, die Du am allerbesten kannst: ....

....

Am schönsten an Dir ist: ....

....

... und am zweitschönsten ist: ....

....

Wofür ich Dich immer schon mal loben wollte: ....

....

Deine größten Talente sind: ....

....

Deine Freunde mögen an Dir, dass ....

....

Ich möchte Dir drei Wünsche mit auf den Weg geben: ....

....

....

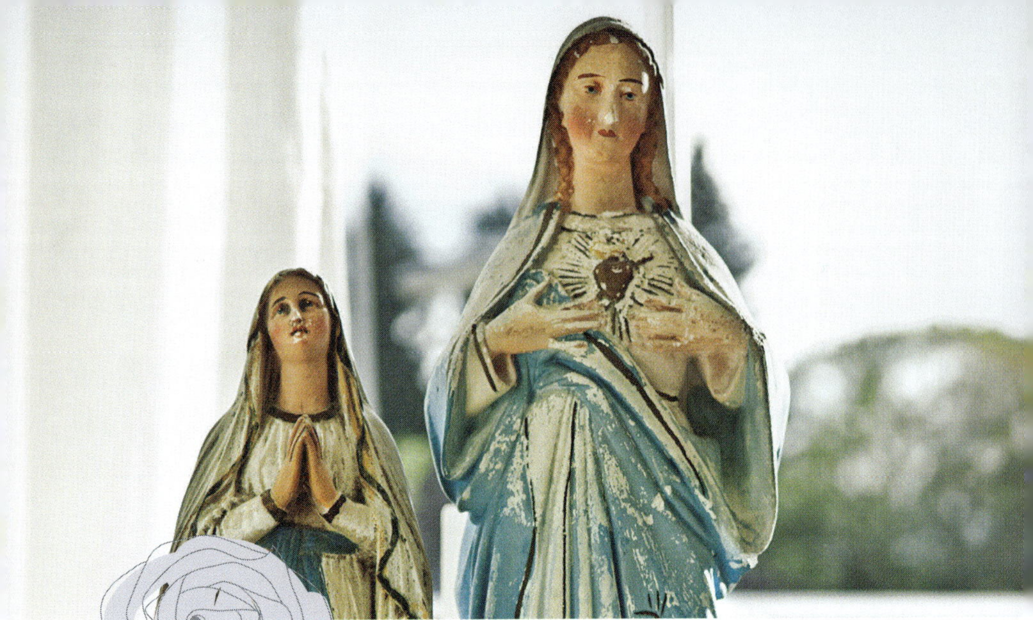

Einfach freuen

„Lachen ist die beste Medizin.“ Ein uralter Spruch, der irgendwie angestaubt klingt. Was aber nichts daran ändert, dass er wahr ist. Er ist sogar mehr als wahr, er ist wissenschaftlich belegt. Nach einem ordentlichen Lachanfall sind im Blut mehr Abwehrstoffe nachweisbar, und es werden messbar mehr Endorphine ausgeschüttet.
Wenn man lacht, passiert so viel Gutes in den Blutbahnen, dass sogar Entzündungen eingedämmt und Stress abgebaut werden können.
In den Fünfzigerjahren lachten die Menschen hier bei uns achtzehn Minuten täglich, heute sind es nur noch sechs Minuten. Wollen Sie Ihre tägliche Lachbilanz verbessern? Also los! Geben Sie sich etwas zu lachen in Ihren eigenen vier Wänden. Lächeln zählt auch!

Lassen Sie Ihr kleines Mädchen von der Kette!

Trinken Sie Ihren Kaffee aus großen Blümchentassen und stellen Sie sich Gipsmadonnen auf Ihren Schreibtisch, wenn Ihnen danach ist. Solange Ihr Laptop Platz hat, soll es keiner wagen, an Ihren Schutzheiligen herumzumeckern.

Eine Prise Kitsch schadet nie

Wohlgemerkt „Prise"! Der Einsatz von Kitsch sollte ein Statement sein, keine Planierraupe.

Falls Ihre Mitbewohner schon bei der kleinsten Prise Kitsch mit den Augen rollen, sichern Sie sich eine kleine Ecke im Schlafzimmer nur für sich allein oder handeln Sie die Gestaltungs-Hoheit im Gäste-WC für sich heraus.

Pastell macht fröhlich

Ich kann es gar nicht oft genug sagen: Pastell macht gute Laune, das ist eine Tatsache.Wenn Sie sich an Wände oder Möbel noch nicht herantrauen, dann reicht erst einmal auch eine große Leinwand, die Sie in Ihrem schönsten Pastellton mit Wandfarbe anstreichen. Kleckern Sie nicht, klotzen Sie! Die Leinwand sollte richtig groß sein, dann ist der Effekt auf Ihre Laune entsprechend.

Mein persönlicher Lieblingstipp für hochgezogene Mundwinkel ist: Weiße Schokolade in Pastelltönen. Der Anblick macht fröhlich, und das zartschmelzende Gefühl im Mund macht glücklich. Wunderbar!

Tipp

Fangen Sie klein an!

Fangen Sie klein an!
Das Gästeklo ist auch ein hervorragender Übungsraum für diejenigen, die Dinge ausprobieren wollen, für die ihnen in einem großen Raum (noch) der Mut fehlt: knallige Farben, Wandpaneele, großgemusterte Tapeten.

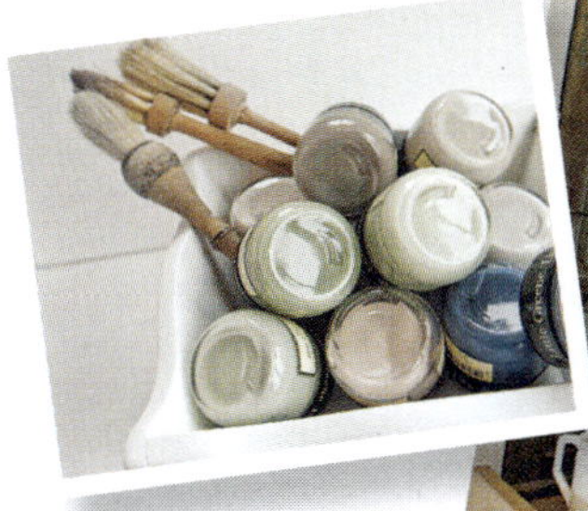

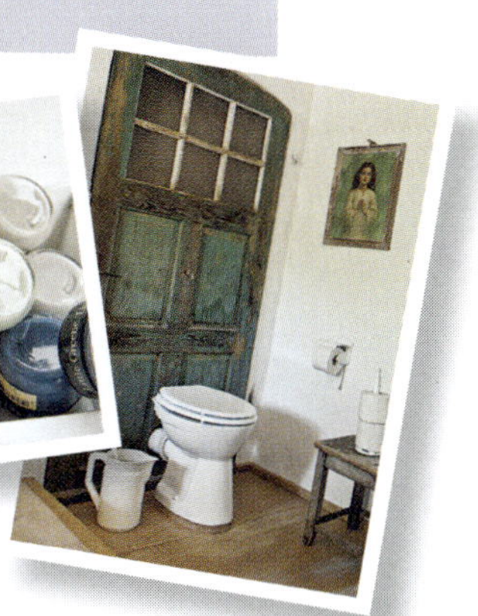

Eine Windmühle basteln

Sich klein fühlen, ist schrecklich. Sich wie ein Kind fühlen, ist genau das Gegenteil! Sorgen Sie dafür, dass Ihnen das eine möglichst selten passiert, das andere dafür umso öfter.

Eine wunderbare Möglichkeit, sich kindlich zu freuen, ist der Blick auf eine Papier-Windmühle. In meiner Schulzeit wusste jeder, wie die kleinen Windräder herzustellen waren. Wir überboten uns darin, wer das hübscheste Papier für die Basteleien mitbrachte. Haben Sie den Bogen noch raus? Ich helfe Ihnen, Ihre Erinnerung aufzufrischen, damit Sie die Blumentöpfe auf Ihrem Balkon und auf der Fensterbank mit kindlicher Freude schmücken können.

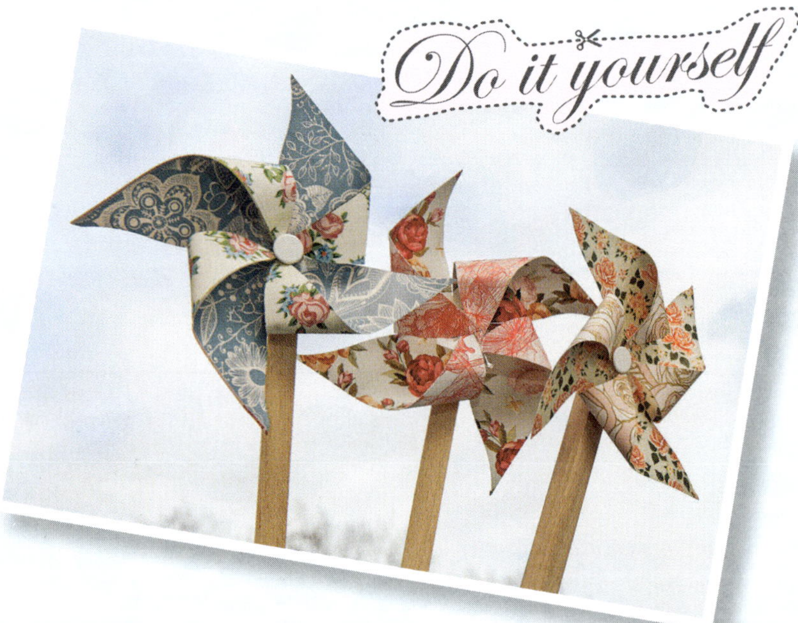

Aktion

Bastelanleitung für die Windmühle:

1. Kopieren Sie das Viereck auf etwas festeren Karton (gibt's auch zum Herunterladen unter www.mybooks-suedwest.de).
2. Öffnen Sie das Papier entlang der Linien mit einer Schere.
3. Führen Sie die vier Spitzen zur Mitte und befestigen Sie sie mit einem Klebestreifen.
4. Suchen Sie sich einen passenden Stab und befestigen Sie das Windrad mit einer Reißzwecke daran.
5. Fertig! Jetzt brauchen Sie nur noch Wind von außen. Pusten geht aber auch!

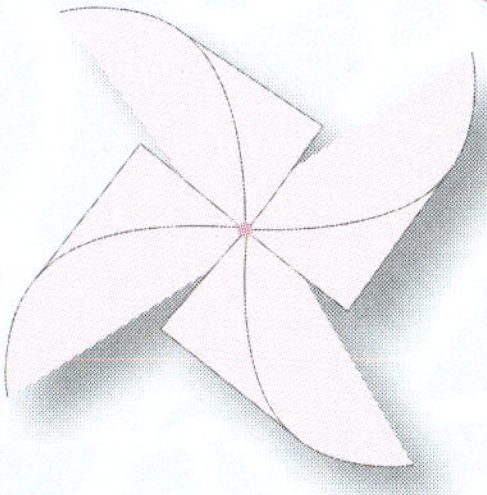

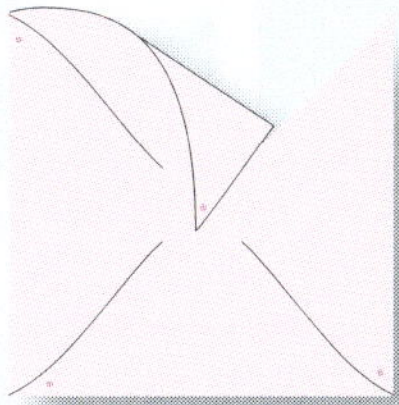

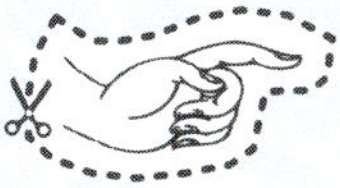

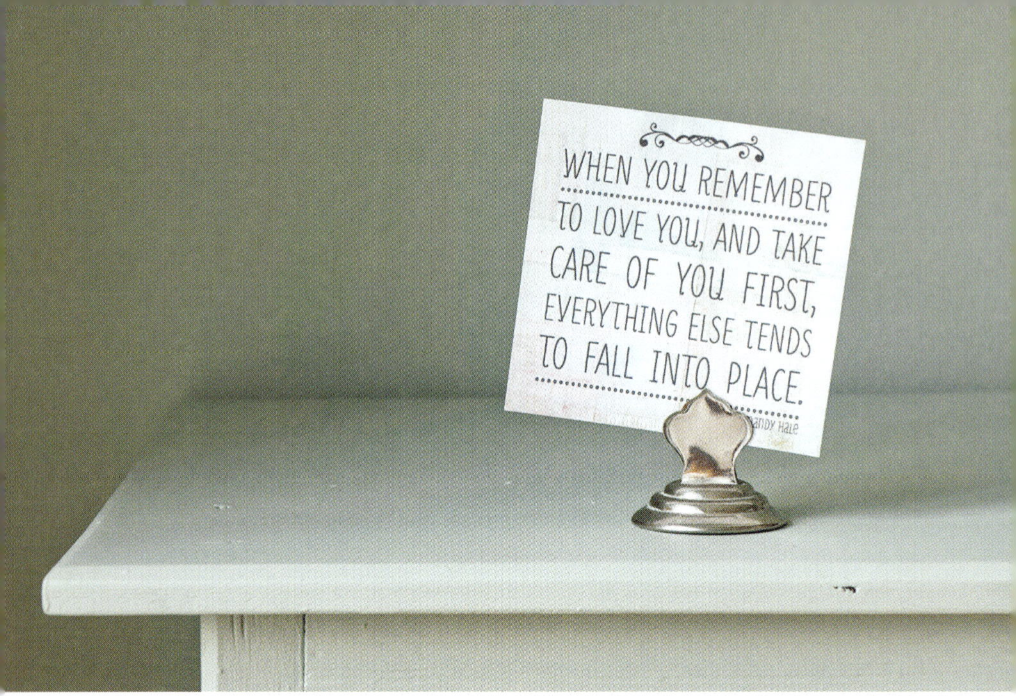
WHEN YOU REMEMBER
TO LOVE YOU, AND TAKE
CARE OF YOU FIRST,
EVERYTHING ELSE TENDS
TO FALL INTO PLACE.

Motivationstrainer

Warum sind immer die anderen so schrecklich klug? Die anderen schreiben kluge Bücher, in Magazinen stehen kluge Sprüche und in Interviews haben kluge Leute griffige Rezepte für alle Lebenslagen parat. Gegen Herzschmerz, für mehr Wohlbefinden und eine robuste Gesundheit. Gegen Herbstdepressionen, für seelische Stärke und Hefewaffeln, die glücklich und (fast) nicht dick machen. Mark Twain, Iris Berben, Ralph Waldo Emerson, Facebook und Lea Linster … Ich war lange Zeit richtig neidisch darauf, wie die auf den Punkt bringen, was sich in meinem Kopf anfühlt wie ein halbes Pfund Erdbeeren im Mixer.

Neuerdings geht es mir besser. Ich habe nämlich einige dieser klugen Damen und Herren als Berater angestellt. Glauben Sie nicht? Doch, ich mach' das nämlich so: Alle klugen Sätze, von denen ich mich angesprochen fühle, schneide ich aus, scanne sie oder speichere sie in meinem PC. Von Zeit zu Zeit schaue ich die Zitate an und behalte die, die mich am meisten berühren. Die besten werden auf festem Papier ausgedruckt oder auf Pappe geklebt. Inzwischen habe ich einen ganz ansehnlichen Stapel wunderschöner Zitate beisammen. Ich mag es, wenn ich immer wieder einen anderen Spruch um mich habe und bin daher auf die Idee mit den Tischkartenständern gekommen. Kleine Klemmboards, die früher auf jeder festlichen Tafel standen. Die schönsten Exemplare finde ich auf Flohmärkten. Sie können Ihr Lieblingszitat aber auch an einem Memoboard befestigen, das Sie an Ihrer Eingangstür baumeln lassen. Oder an eine Pinnwand pinnen. Ein kluger Satz eines klugen Menschen kann wohltuend sein und tröstend, er kann Schwung für den Tag geben oder uns schmunzeln lassen. Ich mag meine Beratungscrew sehr. Neulich sagte Mark Twain zu mir: „Martina, gib jedem Tag die Chance, der schönste deines Lebens zu werden!“ – Na ja, „Martina“ sagte er nicht, aber der Rest vom Satz stimmt haargenau! Und ich sagte: „Recht hast du, Mark, ich versuch's! Ich versuch's wirklich!“

Aktion

Meine To-do-Liste für mich!

Sie wollen sich seit Monaten zu einem Zumba-Kurs anmelden? Zimtfarbene Strähnchen machen lassen? Täglich zwei Liter Wasser und mindestens einen Smoothie trinken? Sich regelmäßig Mani- und Pediküre gönnen, Ihr Italienisch aufpolieren, pastellfarbene Macarons backen und sich die gesamte erste Staffel von *Scrubs* anschauen? Schreiben Sie es auf, dann klappt's auch!

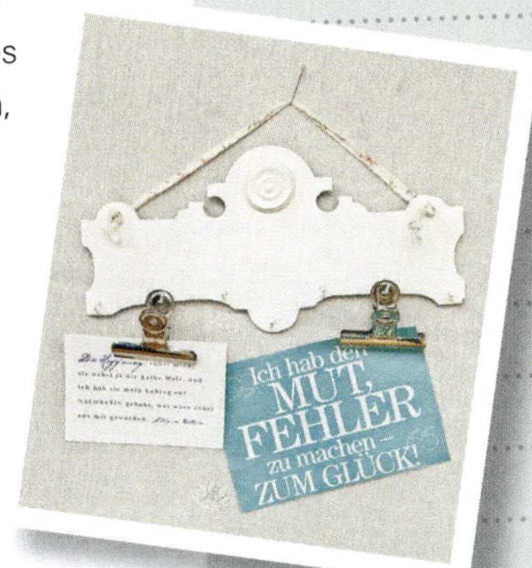

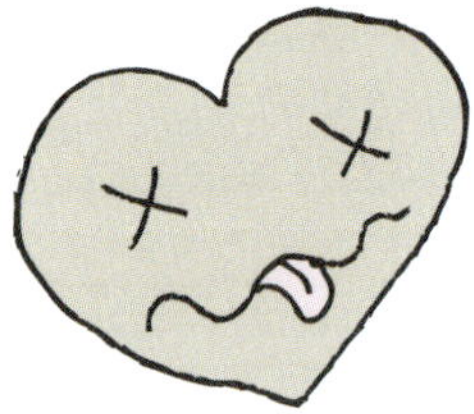

Autsch!

„Ach nee, nimm nicht die riesigen Pastateller, die sind so umständlich zu spülen!“
„Kannst du dich bitte mit den kleineren Handtüchern abtrocknen? Wenn ich die großen Badelaken in die Waschmaschine stecke, ist die gleich voll!“
Eigentlich mögen Sie Ihre großen, schweren Teller, weil man die Nudeln darauf so schön in der Sauce drehen kann? Sie lieben das Gefühl, sich nach dem Duschen in ein riesiges, flauschiges Badetuch zu kuscheln?“ Na also! Und warum gönnen Sie sich den Spaß dann nicht?
Ach so! Weil das mehr Arbeit macht, und die kostet Zeit, und die haben Sie nicht?
Nicht mal für sich selbst?
Für die wichtigste Person in Ihrem Leben? Autsch!

Greifen Sie zu den Sonntagsgläsern für die Limo zwischendurch und benutzen Sie Ihr schönstes Porzellan für den ersten Kaffee am Morgen. Es ist IHR kostbares Leben, und das verdient die besten Dinge, die Sie im Schrank haben. Üben Sie das! Täglich! Und wenn Sie sich zwischendurch dabei ertappen, dass Sie den Käse doch wieder in der Verpackung auf den Frühstückstisch legen, dann wird es Zeit loszugehen, um sich eine Käseglocke zu kaufen. Die ist nicht nur schön umständlich zu spülen, sondern sie verbraucht auch richtig viel Platz im Kühlschrank, und im Gegensatz zur Plastikverpackung nimmt sie es übel, wenn man sie fallen lässt. Perfekt! Jetzt sind Sie auf dem richtigen Weg. Käseglocken sind wunderbar und machen jeden Ihrer Tage gleich in der Früh ein bisschen schöner. Und warum? Weil Sie es genau so verdienen!

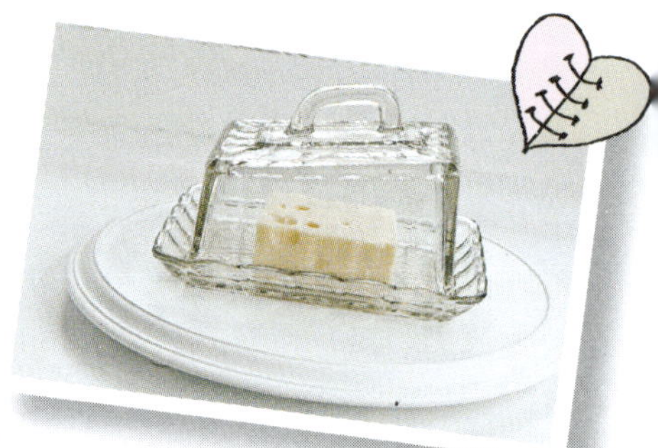

Wenn die Seele quietscht ...

... muss man die Zähne schonen. Ich kann Ihnen nicht sagen, warum das so ist, aber ich versichere Ihnen, es stimmt! Der Spruch stammt von meiner Großmutter, und in Krisenzeiten halte ich mich daran. Wahrscheinlich brauchen unsere Zähne einfach mal eine Pause vom ewigen Zusammen- und Sich-Durchbeißen, und die Seele hängt durch, um uns daran zu erinnern! Wenn es bei mir so weit ist, dann stelle ich mich in meine Küche und rühre Griesbrei an, mit frisch geriebener Zitronenschale und einem Hauch Zimt. Oder Vanillepudding. Weich, warm und am besten richtig süß. Mein Lieblings-Trostfutter ist aber Kartoffelpüree. Im Notfall geht's auch mit Püree aus der Tüte, dann muss aber ein Stück Butter dazu! Ansonsten rate ich zu selbst gemachtem Kartoffelstampf. Und unter das dampfende Püree gehören Butter und Apfelkompott. Unvergleichlich. Mit einer Schüssel davon ab aufs Sofa und dann eine Folge *Ally McBeal* schauen. Wirkt immer!

Rezept

Turbo-Tipp gegen akute Seelentäler

Kein langes Rühren, kein Kochen. Hier kommt ein Zahnschoner, der in drei Minuten fertig ist: Zerbröckeln Sie ein paar Stücke Zwieback. Mit Milch übergießen. Kurz warten, bis der Zwieback die Milch aufgesogen hat und weich ist. In der Zeit eine Banane mit der Gabel zerdrücken. Banane und Zwieback zusammenmischen, noch einmal mit der Gabel durchdrücken. Fertig! Wenn Sie haben, geben Sie noch einen Klecks Sprühsahne darüber. Wirkgarantie: 100 Prozent!

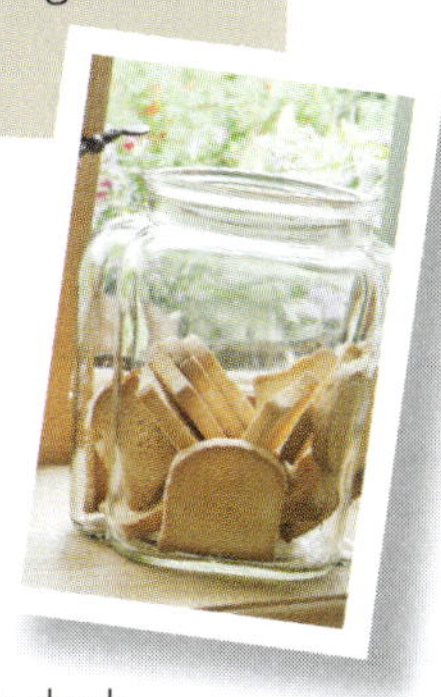

Übrigens:
Menschen, die Süßes mögen, sind nette Menschen. Eine US-Studie beweist es: Wer gerne nascht, ist freundlicher und hilfsbereiter. Haben wir doch schon immer gewusst!

3 x Wortzauber …

Wie geht es mir?

Diesen Satz müssten Großmütter ihren Enkeln auf die Strampler sticken und alle Ärzte ihren Patienten verschreiben! Wenn Sie Sprayer sind, sprayen Sie ihn auf die Wand über Ihrem Bett oder garnieren Sie Ihre Wochenendtorte mit dieser Frage. Hören Sie auf, stets die anderen zu fragen, wie es ihnen gehe und an einer Antwort womöglich auch noch wirklich interessiert zu sein! Fangen Sie gleich in der Früh bei sich selber an. Schreiben Sie die Frage noch vor dem Duschen mit der Nase in die Luft. Das entspannt nicht nur Ihre Nackenmuskulatur. Stecken Sie sich die Frage hinter den Spiegel, und wenn's sein muss, schicken Sie sich mittags eine E-Mail und haken nach: „Wie geht es mir?"

Aber nur ehrliche Antworten, bitte! Denn nur, wenn Sie Ihre eigenen Gefühle erkennen und zulassen, kommen Sie mit sich wirklich weiter. Ich habe für mich ein dickes Holzstück genommen und die vier Worte in Grün daraufgeschrieben. Wenn ich mal wieder vergesse, mich zu fragen, dann kann ich das Teil wenigstens als Brett vor meinem Kopf benutzen …

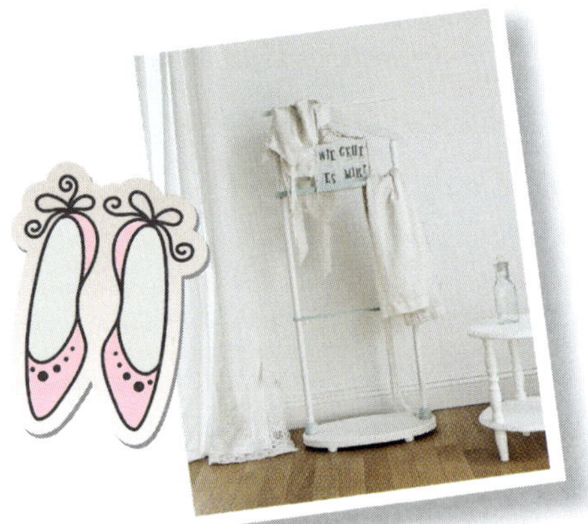

Ich bin angekommen

Ein Satz, der gerne benutzt wird, wenn wir glauben, den richtigen Mann für ein ganzes langes Leben gefunden zu haben. Oftmals weiß man schon wenige Monate später,

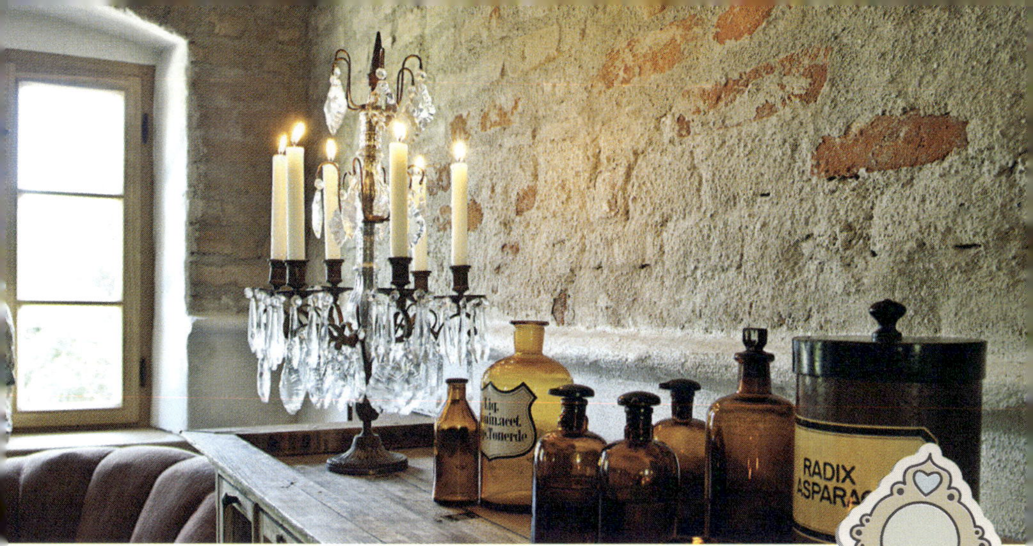

dass das mit dem „endgültig Angekommensein“ leider nicht so ist. Manchmal braucht es Jahre für diese Erkenntnis. Das Ziel seiner Reise in einem anderen Menschen zu suchen, ist generell eine wackelige Angelegenheit. Bei sich selbst anzukommen, verspricht erheblich mehr Erfolg! Ihr Zuhause kann Ihnen dabei helfen. Kommen Sie bewusst jeden Tag zu Hause an. Tragen Sie sich selbst über die Schwelle und hören Sie auf das beruhigende Klacken, wenn Ihre Eingangstür sich schließt. Genießen Sie das Gefühl, ein Zuhause zu haben, wenn Sie den Schlüssel von innen ins Schloss stecken. Egal, ob Sie von tobenden Kindern erwartet werden, oder ob Ihr Goldfisch der Einzige ist, der sich freut. Wertschätzen Sie Ihr Daheim als Ort, an dem Sie täglich ankommen dürfen. Es ist nicht selbstverständlich, jeden Tag gesund nach Hause zu kommen. Menschen vorzufinden, die man liebt, oder einen Rückzugsort zu haben, der einen glücklich macht. Und nein, ausdrücklich drei Mal nein, es kommt nicht auf die Größe an!!! Nicht die Quadratmeterzahl ist entscheidend. Wenn Du Dich in Deinem Zuhause erkennen kannst, bist Du ganz nah bei Dir! Und spürst den Wortzauber: „Ich bin angekommen.“

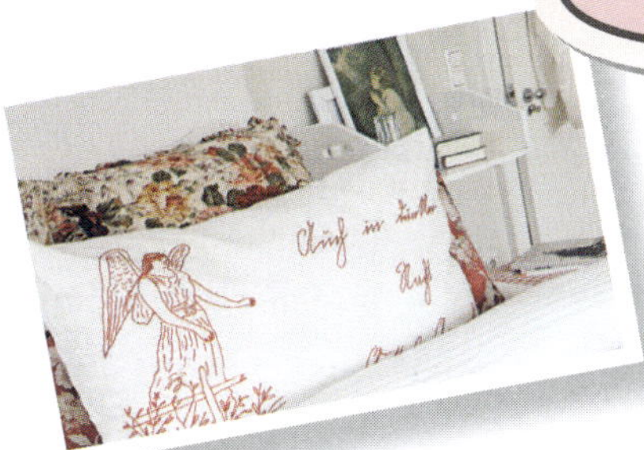

Tipp

Kraft-Tankstellen

Manchmal braucht man Spickzettel für die Seele! Nutzen Sie Pinnwände, Haken an der Eingangstür oder Magneten am Kühlschrank, um Botschaften für Ihre Seele aufzuhängen. Sätze, die Ihnen Halt geben, sollten überall im Haus auf Ihrer Augenhöhe angebracht sein. Das gibt Kraft!

Ich bin der Boss!

Ich bin der CEO meines Lebens. Mein Chief Executive Officer bin ganz alleine ich! Der oberste Boss, der Captain meiner Seele. Ich bestimme, wie ich aussehe und wie ich wohne. Ich bestimme, ob es mir gut geht! Und nur ich bestimme höchstpersönlich, wer mir die Laune vermiesen darf!
Eigentlich sind es doch immer die anderen, die dafür sorgen, dass man sich schlecht fühlt. Der abschätzige Blick der Kollegin auf die neue Frisur, ein Halbsatz vom Chef, die zwei Absagen zur Geburtstagsparty. Wenn eine Freundin tagelang nicht zurückruft, scheint erwiesen, dass sie einem die Freundschaft aufgekündigt hat. Man weiß zwar nicht wieso, aber man leidet trotzdem. Haben Sie schon mal in Erwägung gezogen, sich eine gesunde „Ist-doch-nicht-mein-Problem-Haltung“ zuzulegen? Eine Freundin von mir – übrigens eine, die immer prompt zurückruft – hat es auf den Punkt gebracht. Sie sagt: „Das Einzige, was ich persönlich nehme, sind Liebeserklärungen!“

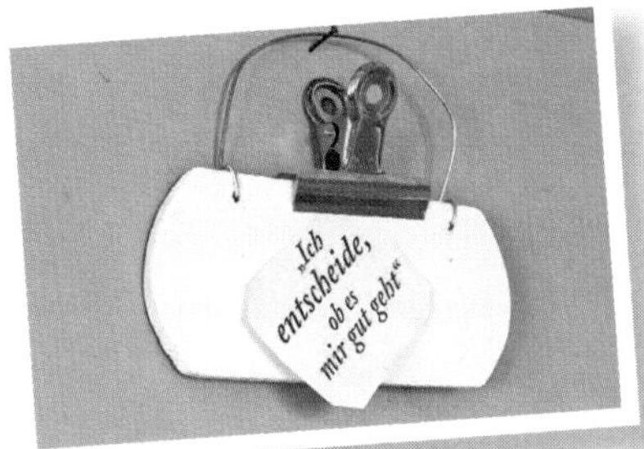

… und ein Schüttelzauber

Ich muss Ihnen unbedingt noch von meinen *Time-out-bottles* erzählen. Ich wünschte, ich könnte sagen, die Idee sei von mir – aber ich habe diese „Auszeit-Flaschen“ das erste Mal bei einer Freundin in New York gesehen, und sie hatte die Idee wiederum von einer anderen Freundin. Wenn Sie die Idee weitererzählen – und ich bin sicher, das werden Sie tun! – dann können auch Sie sagen, Sie hätten die Idee von einer Freundin: von Ihrer my-Book-Freundin!

Manchmal bräuchte man dringend jemanden, der einem sagt: „Stopp, reg dich ab! Zähl bis zehn ...!"

Manchmal ist aber keiner da, der das sagen würde, und dann?

Dafür habe ich meine *Time-out-bottles.* Eine steht bei mir auf dem Schreibtisch.

Sobald mich die Wut schüttelt, schüttle ich die Flasche und lasse mich gefangen nehmen von dem Tänzchen, das die Glanzstücke im Öl für mich aufführen. Und erst wenn alle wieder unten auf dem Flaschenboden gelandet sind, darf ich weitertoben. Aber dann ist der Dampf meist schon raus!

Die *Time-out-Bottle* ist nicht nur hilfreich für große Kinder wie mich, sie ist auch ganz wunderbar, wenn sich kleine Kinder in Wutanfällen winden. Sie können Plastikflaschen nehmen oder Glasgefäße. Sie müssen nur dicht schließen! Manche nehmen auch Wasser anstelle von Babyöl, aber ich finde, dass die Partikelchen im Wasser nicht so schön schweben. Je mehr Glitzerpartikel Sie hineinfüllen, desto länger dauert es, bis alle unten angekommen sind. Dosieren Sie selbst. Cholerische Temperamente tun besser ein bisschen mehr Glitzer ins Öl!

Rezept

Time-out-Bottle

Dafür brauchen Sie:

1 kleine Flasche Babyöl

Glitzerstaub aus dem Bastelgeschäft

Füllen Sie die Flasche mit Babyöl und geben Sie eine Messerspitze von den Glitzerpartikeln dazu. Dann die Flasche fest zuschrauben und warten, bis sie gebraucht wird.

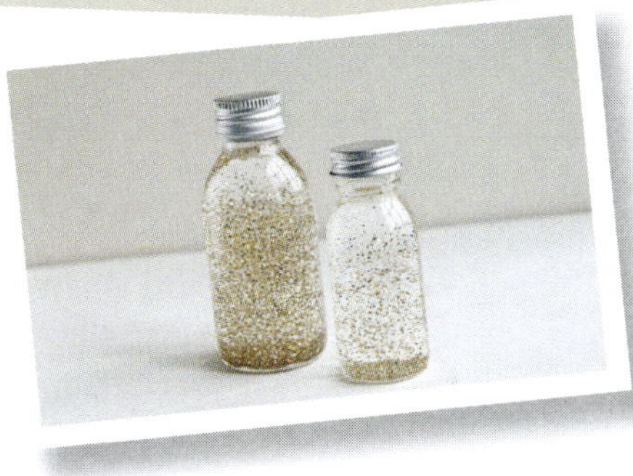

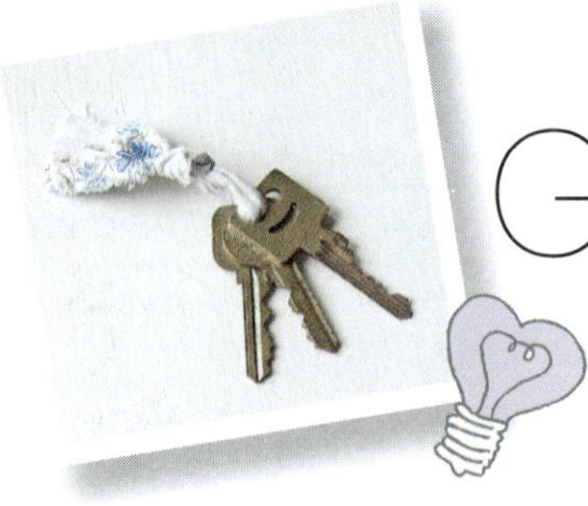

Gut aufgeräumt = ent-sorgt

10 Minuten am Tag verbringen wir mit suchen ...

Jeden Tag suche ich irgendetwas. Meinen Schlüssel, meinen dicken Mulberry-Kalender, obwohl der so groß ist wie ein Schäferhund, meinen Schminkbeutel, das Notfallset, falls mich eine Wespe sticht ...

Laut einer Studie verbringen wir täglich 10 Minuten damit, Dinge zu suchen, die wir irgendwie verlegt haben. Es gibt aber ein paar **Strategien, die das Leben von uns Suchenden erleichtern können.** Vorausgesetzt, man hält sie stur ein:

Finden Sie **Stammplätze** für Schlüssel und Co. und lassen Sie sich von nichts und keiner Hektik davon abbringen, die Dinge eisenhart stets und immer an genau diesen Platz zu legen. Ich versuche, meinem Sohn diese goldene Regel beizubringen, dabei halte ich mich selbst nicht immer daran.

Eine **Verknüpfung** herstellen, wenn Sie etwas weglegen. Entweder laut sagen: „Mein Handy liegt jetzt auf dem Treppenabsatz!" oder laut dabei klatschen oder sich am Ohrläppchen ziehen.

Aufhören zu suchen! Das ist der Trick, der bei mir am besten funktioniert. Das entlässt mich aus meiner Perfektionsspirale und macht offenbar Gehirnregionen fit, die beim Wiederfinden helfen können. „Mach dich locker!", pflegte meine Freundin Margarethe jedes Mal zu sagen, wenn ich hektisch an meiner Handtasche herumrüttelte. Stets auf der Suche nach meinem Portemonnaie. Und sie hat so recht

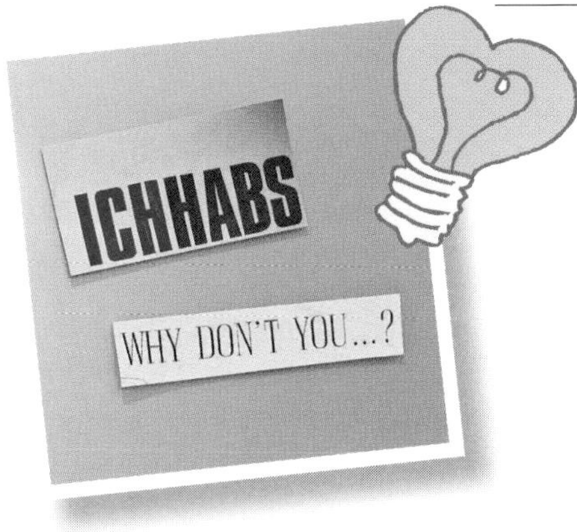

gehabt! Immer wenn ich meiner Suchaktion die Panik nahm, schwamm der Geldbeutel aus den Untiefen meiner Handtasche auf wundersame Weise nach oben. In diesen Fällen führt also offenbar zum Ziel, wenn man mal ausnahmsweise nicht perfekt sein will und schön locker bleibt.

Mit dem Kühlschrank das Leben ordnen!

Sie glauben nicht, dass das geht? Das liegt nur daran, dass Sie den Trick nicht kennen. Noch nicht! Ich weiß, bei vielen ist die kreativste Stelle im Haus die Küche. Bei mir auch. Wenn ich in meinen Töpfen rühre oder Gemüse schneide, fallen mir oft sehr brauchbare Sachen ein. Meist habe ich sogar irgendwo einen Zettel in der Nähe, auf dem ich meine Gedanken haltbar machen kann. Um leider später den Zettel nicht mehr wiederzufinden. Seit Neuestem bin ich in meiner Küche so gut organisiert, dass ich eigentlich gar kein Büro mehr bräuchte. Denn ich lege meine Ideen und Memos wohlgeordnet am Kühlschrank ab!

Und das geht so: Im Bürobedarfsladen gibt es starke Magneten, die mehr tragen können als ein paar Blättchen. Solche Magneten habe ich mir gekauft und verschiedene Schilder mit Begriffen daraufgeklebt: **MEMO, SOFORT, SPÄTER, EINKAUFSKORB.** Wenn ich mich zum Beispiel beim Kochen daran erinnere, dass der Steuerberater schon vor einer Woche angerufen hat, um nach fehlenden Belegen zu fragen, dann notiere ich „Belege für Steuerberater" und klemme die Notiz unter **SOFORT.** Und wenn mir einfällt, dass mein Lieblingsparfum seit Monaten aufgebraucht ist, dann schreibe ich schnell „Pure" auf einen Zettel und klemme ihn unter **MEMO**. Geburtstagsidee für meinen Sohn? Klack, unter den Magneten **SPÄTER**, weil der Geburtstag erst in sechs Wochen ist. Spargelschäler, grauer Reißverschluss fürs Sofakissen? Klack, unter den Magneten **EINKAUFSKORB.** Sie können Ihre Labels mit dem PC selbst gestalten und ausdrucken. Es gibt in jedem Computer viele schöne Schriften, die Sie auf Ihre Wunschgröße bringen können. Wenn Ihnen die Etiketten hier im myBook gefallen, brauchen Sie sie nur auf festeres Papier zu kopieren und auf Ihre Magneten zu kleben. (Sie können sie auch unter www.mybooks-suedwest.de aus dem Internet herunterladen.)

Wollen Sie noch wissen, wie mein ganz persönlicher Lieblingsmagnet heißt? **HAPPINESSINVESTMENTS!** Unter den wird alles geklemmt, was ich allzu oft vergesse, obwohl es meiner Seele guttun würde: „Laufen mit Marion", „Sushi essen mit Tim", „ein ganzer Tag im Müllerschen Volksbad", „Erdnussbutter kaufen!" … Und immer wenn ich ein bisschen Zeit habe, dann hole ich einen der Happinessinvestment-Zettel unter dem Magneten hervor, und dann tue ich das, was darauf steht. **Sofort!**

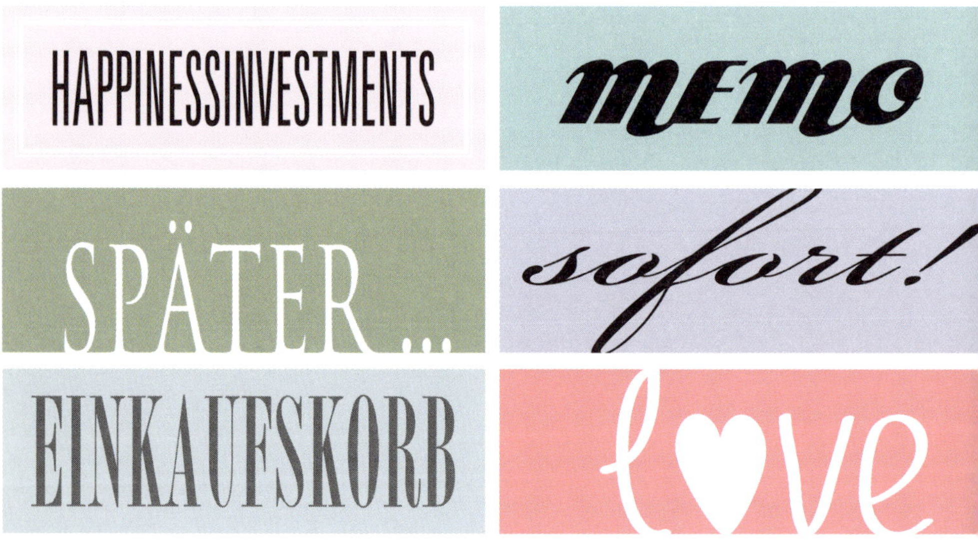

Aktion

Nett zu sich selbst zu sein, ist keine Halbtagsstelle!!!

Das ist richtig harte Arbeit, und es kann dauern, bis man endlich begriffen hat, wie es geht! Nett zu sich selbst zu sein, heißt, sich abzugrenzen und auch mal „Nein" zu sagen. Es bedeutet, sich Zeit zu nehmen, und wenn es sein muss, diese auch hartnäckig einzufordern. Nett zu sich selbst zu sein, heißt, sich nicht täglich zu beschimpfen: „zu dick", „zu schwach", „zu hässlich". Es bedeutet, zu seinen Fehlern zu stehen und eigene Schwächen anzuerkennen. Nett zu sich selbst zu sein, heißt, aufzuräumen und sich von Menschen und Dingen zu trennen, die einem nicht guttun.

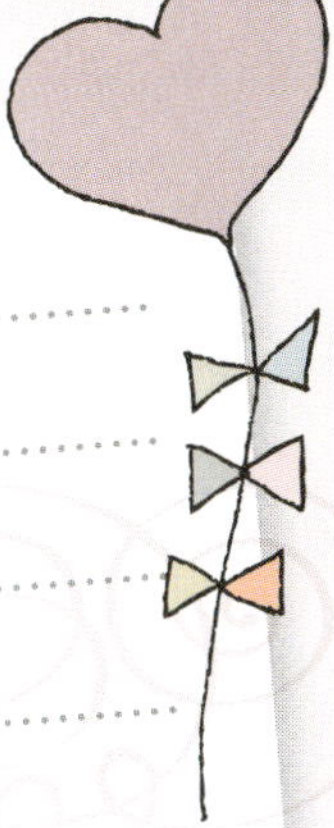

Am Wochenende bin ich nett zu mir und mache:

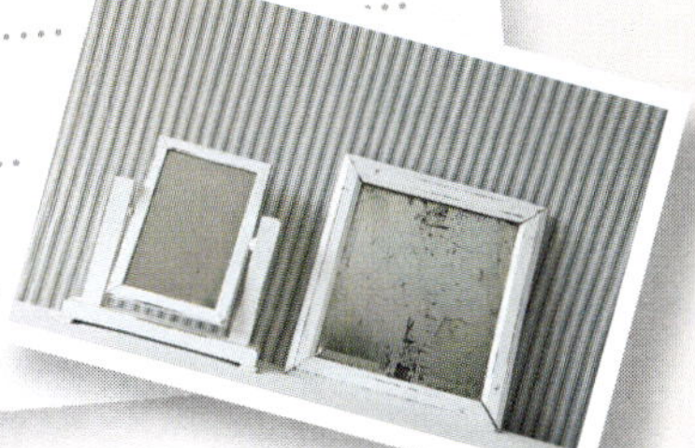

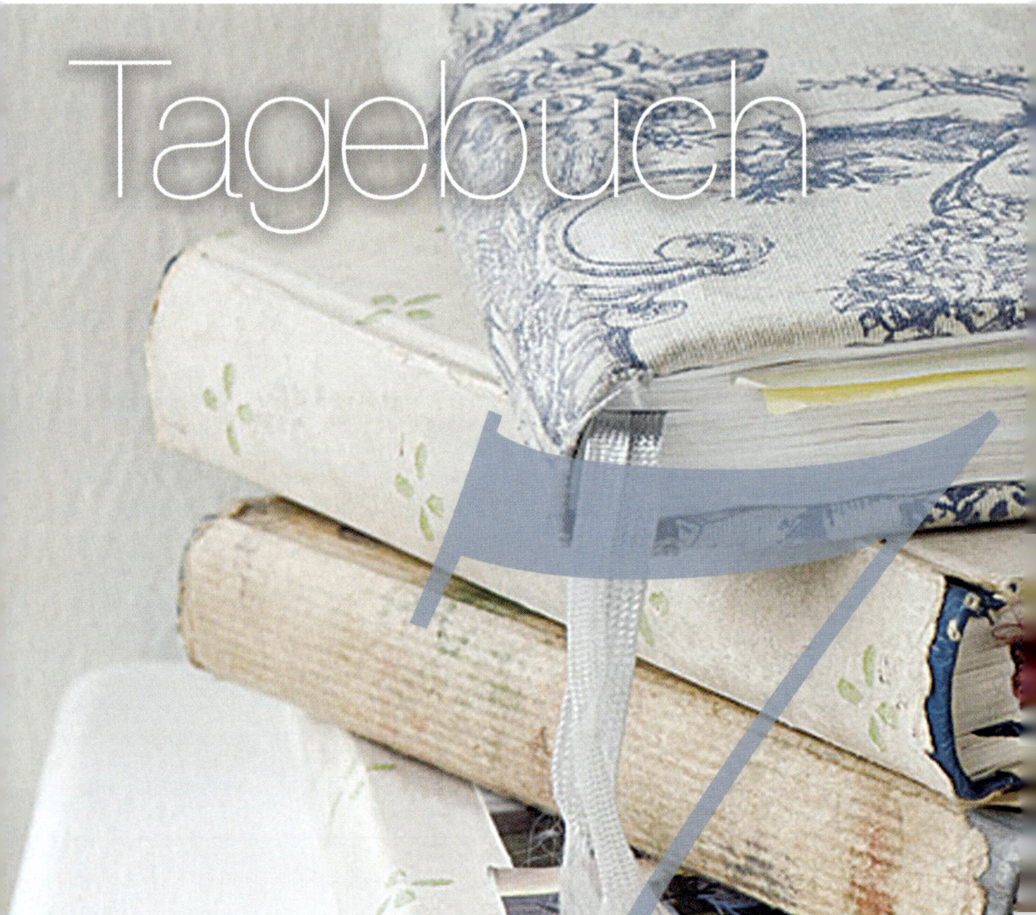
Tagebuch

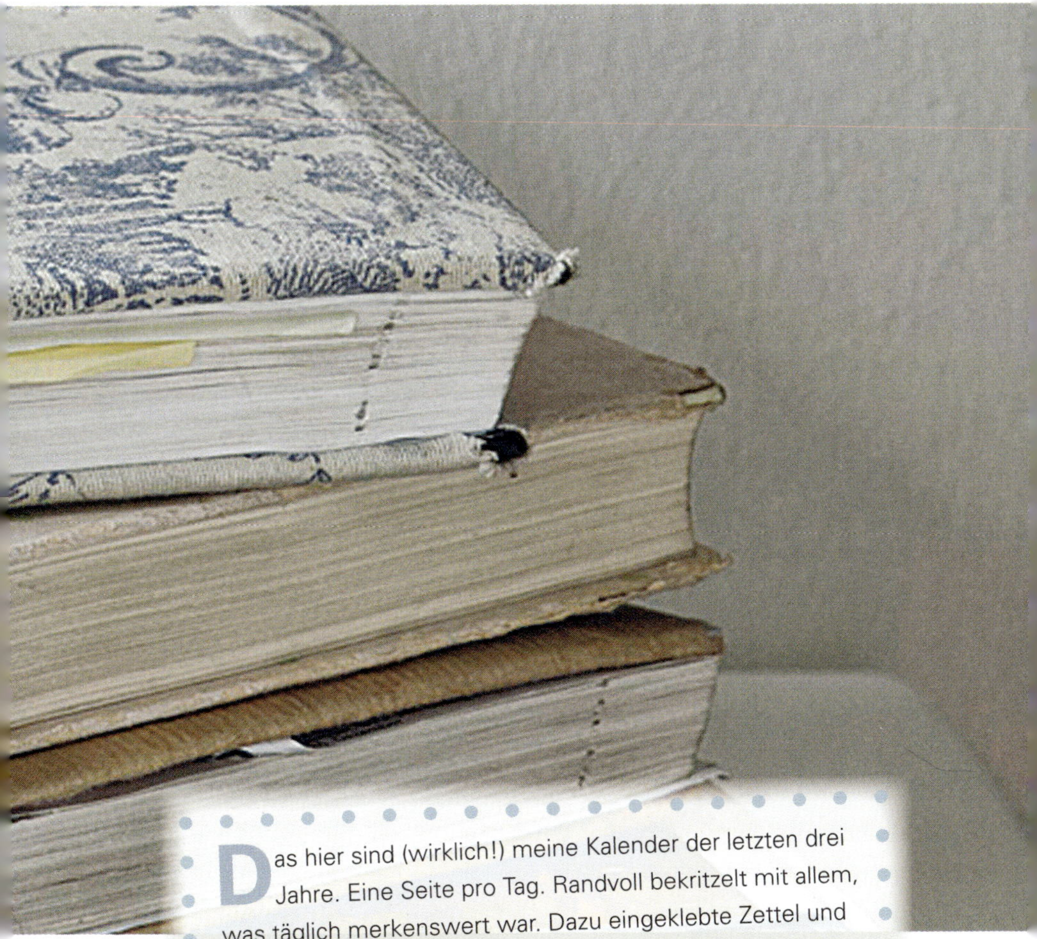

Das hier sind (wirklich!) meine Kalender der letzten drei Jahre. Eine Seite pro Tag. Randvoll bekritzelt mit allem, was täglich merkenswert war. Dazu eingeklebte Zettel und Karten von Menschen, die ich traf. Die persönlichsten aller Bücher, randvoll mit Leben. Aufschreiben, was einem wichtig ist, ist wunderbar!

Der Drei-Wochen-Plan für Ihre drei Häute

Ich wünsche mir, dass dieses myBook einen festen Platz auf Ihrem Sofa bekommt. Besser noch in Ihrer Handtasche, damit Sie unterwegs stets gerüstet sind, wenn es darum geht, Ihrem Wohnglück den Weg zu weisen. Schreiben Sie und kleben Sie. Tackern Sie und bändigen Sie fliegende Zettel mit dicken Büroklammern an den Buchdeckeln. Lassen Sie dieses Buch zu einem werden, das wir beide gemeinsam geschrieben haben. Und gehen Sie mit den Seiten bitte nicht respektvoll um! Machen Sie sich Memo-Eselsohren und auf jedem freien Fleck Ihre eigenen Notizen. Ihr myBook soll ein lebendiges Buch sein, das Ihnen nützlich ist. Und sollten eines Tages die Seiten wackeln und der Platz ganz und gar nicht mehr reichen, dann schreiben wir beide eben ein neues, abgemacht?!

Erobern Sie sich Ihr myBook, indem Sie gleich hier mit einem Tagebuch anfangen. Drei Wochen, in denen Sie vieles neu beginnen und genießen können. Was Sie tun, bestimmen Sie, aber Sie wissen ja: Es gibt nichts Gutes, außer man tut es!
Viel Spaß!

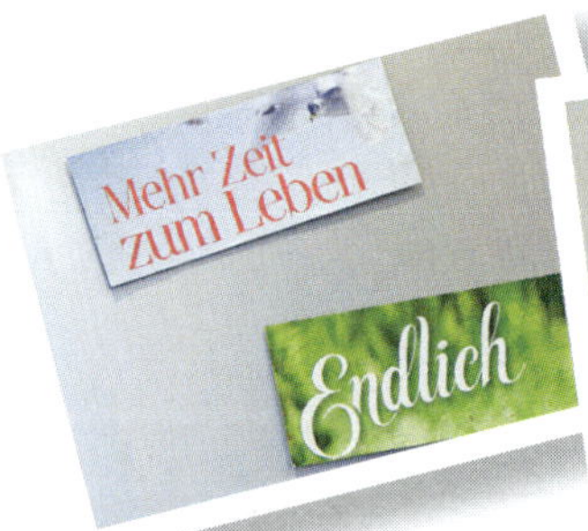

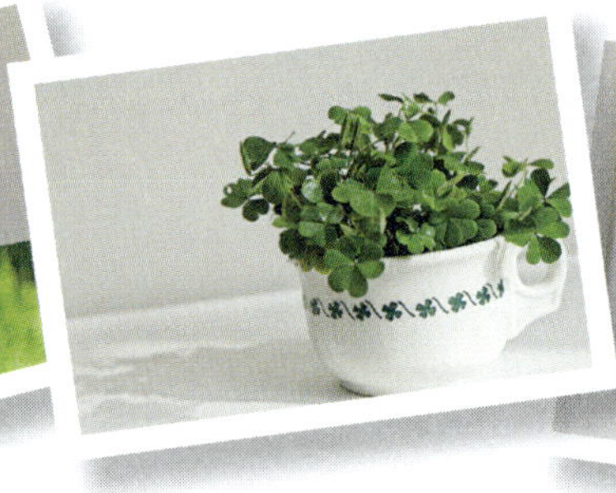
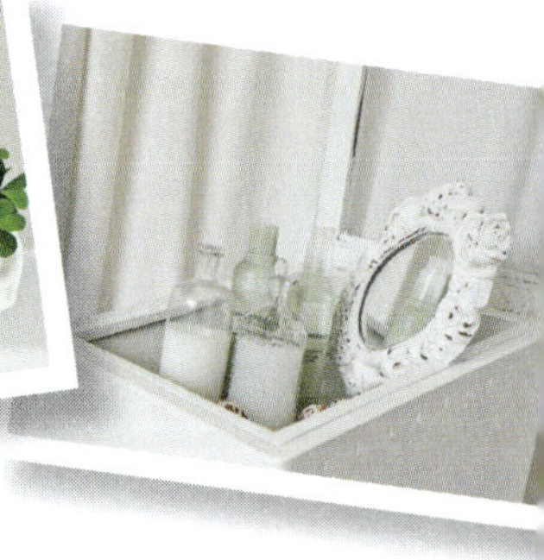

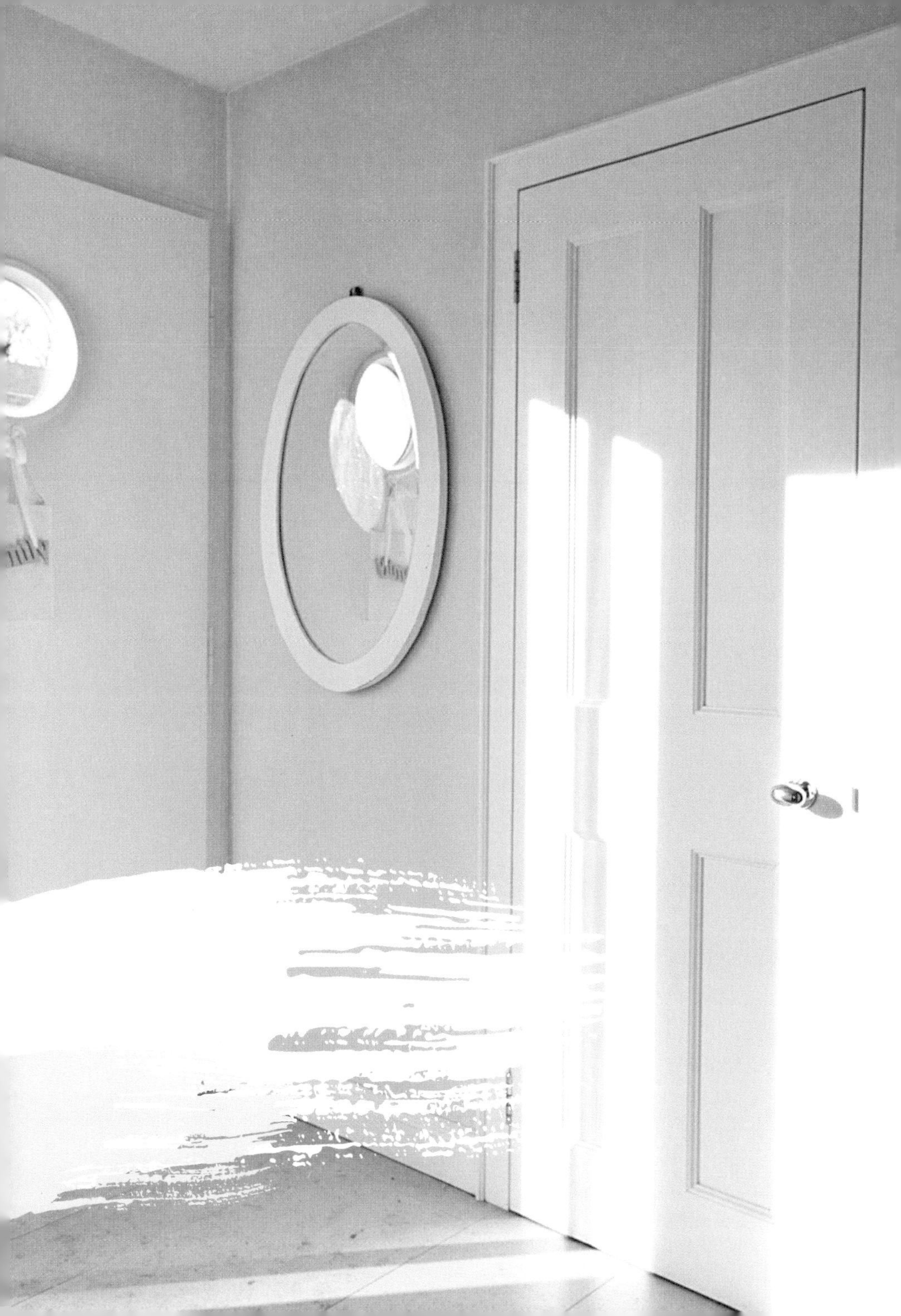

Meine erste Glücks-Coaching-Woche

Die Haut, die mich umgibt …

… ist eine herrliche Hülle. Sie ist kostbarer als Kaschmir. Sie schützt und wärmt mich, und dafür will ich mich endlich mal revanchieren. In dieser Woche tue ich meiner Haut nur Gutes!

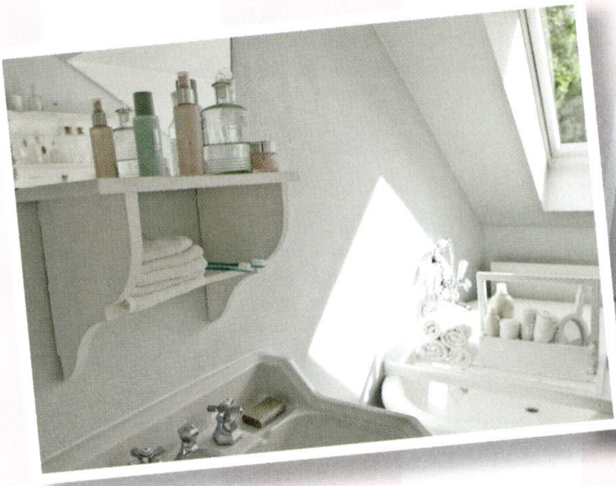

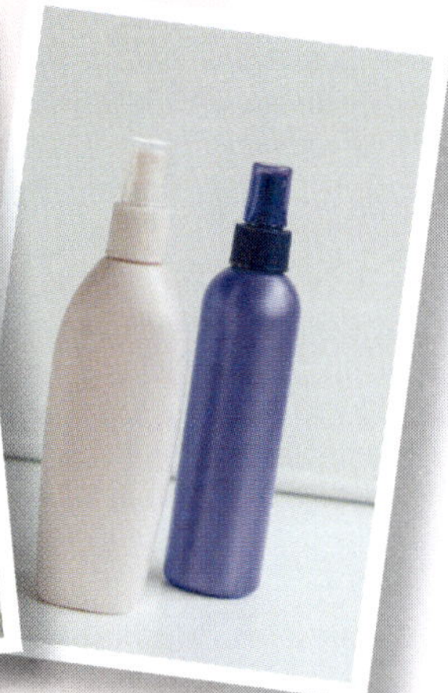

Schmirgel dich schön! Seite 39
Körperspray, das kühlt und pflegt: Seite 119
Duschhäubchen für die Füße: Seite 145

1. Tag

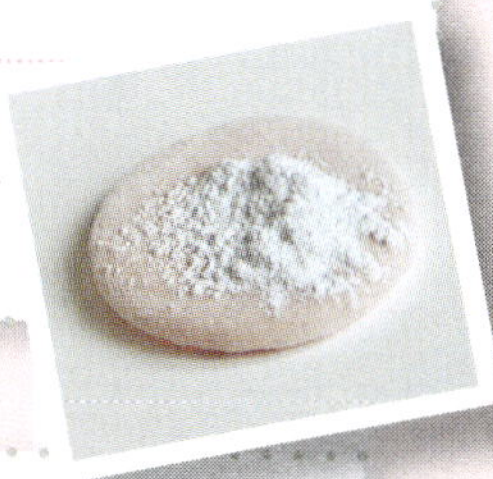

2. Tag

3. Tag

4. Tag

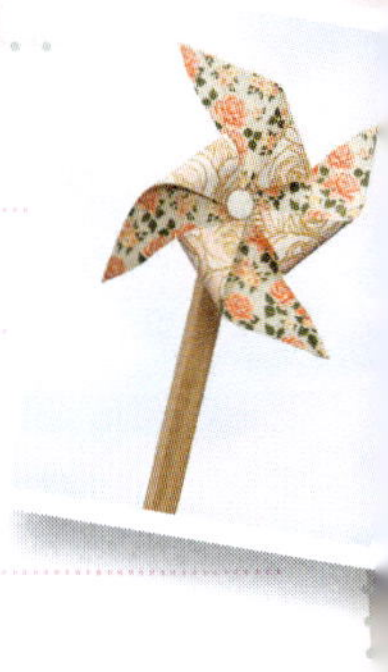

5. Tag

6. Tag

7. Tag

Meine zweite Glücks-Coaching-Woche

Die „vier" Wände ...

... in denen ich wohne, umgeben mich wie eine zweite Haut. Sie sind die Burg, in die ich mich zurückziehen kann, und verraten viel über meine Seele. In dieser Woche tue ich meinem Zuhause nur Gutes!

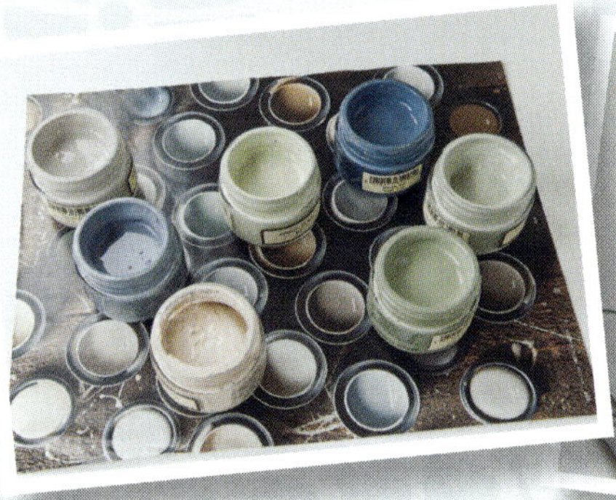

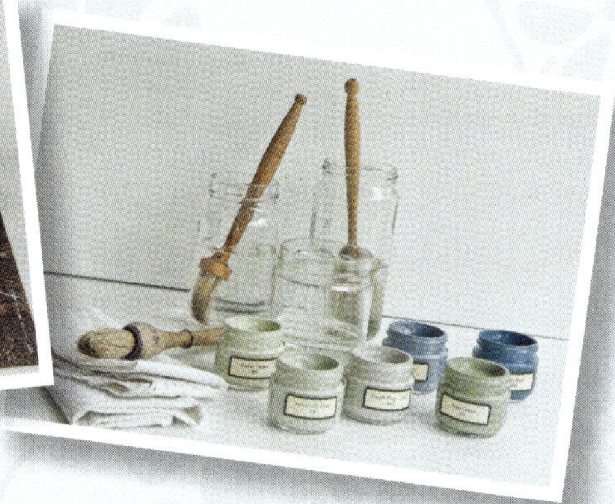

Weiß ist nicht nur eine Farbe ... Seite 21
Ein 5-Sterne-Bett ... Seite 50ff.
Lücken schaffen macht frei! Seite 80

1. Tag

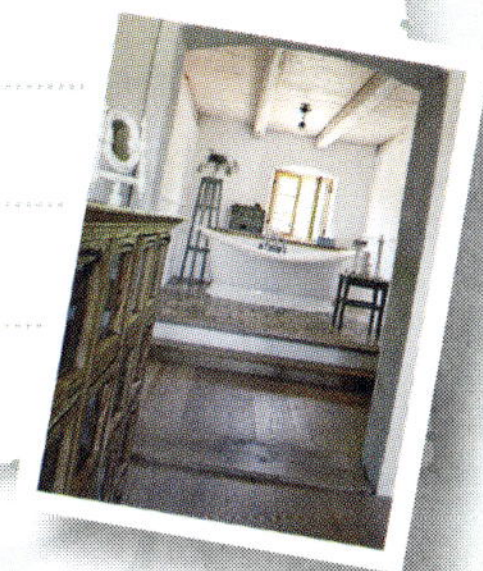

2. Tag

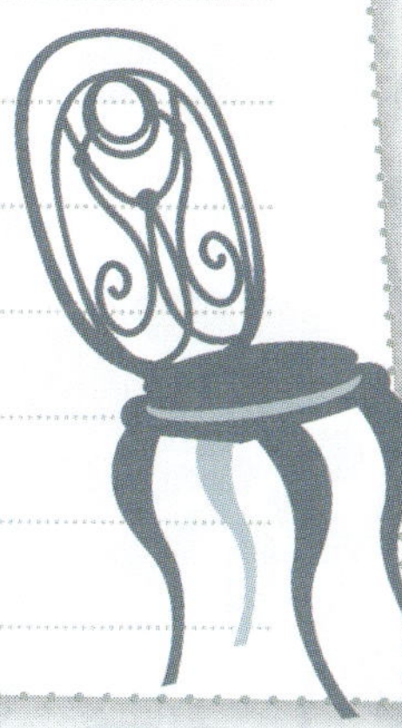

3. Tag

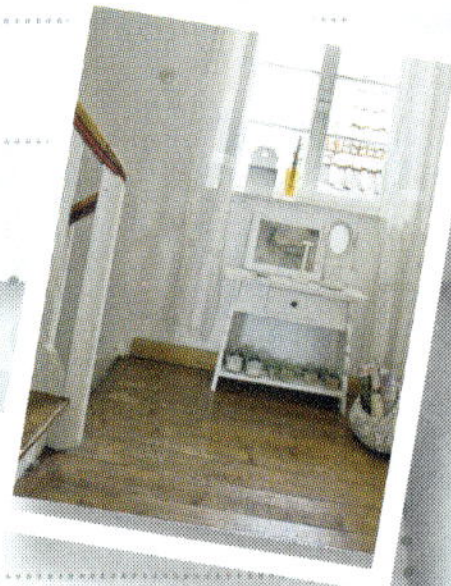

4. Tag

5. Tag

6. Tag

7. Tag

Meine dritte Glücks-Coaching-Woche

Manchmal wünsche ich mir ...

... ein dickeres Fell, das mich umgeben soll. Einen Schutzschild, der Verletzungen von mir abhält. Je sicherer ich mich in mir selber fühle, desto glücklicher bin ich. In dieser Woche tue ich mir selbst nur Gutes.

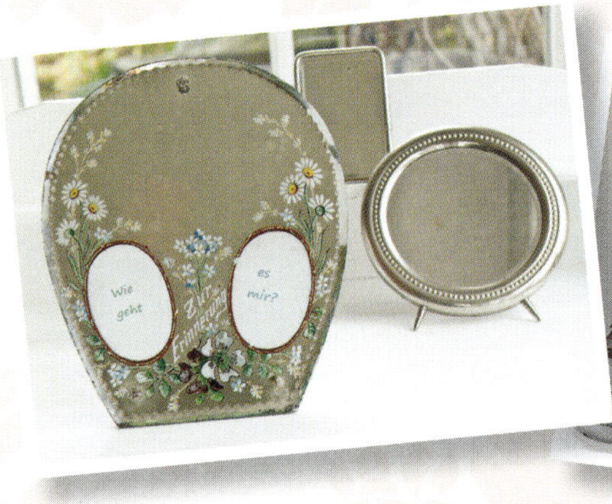

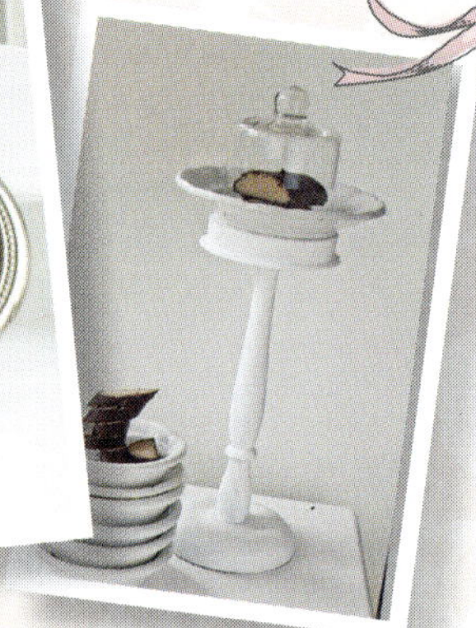

Auftanken in der Badewanne! Seite 34f.

Schlafen Sie schön! Seite 54ff.

Alle Regeln des Glücks ... Seite 94ff., 122

Schönheit aus dem Küchenschrank ... 120f.

1. Tag

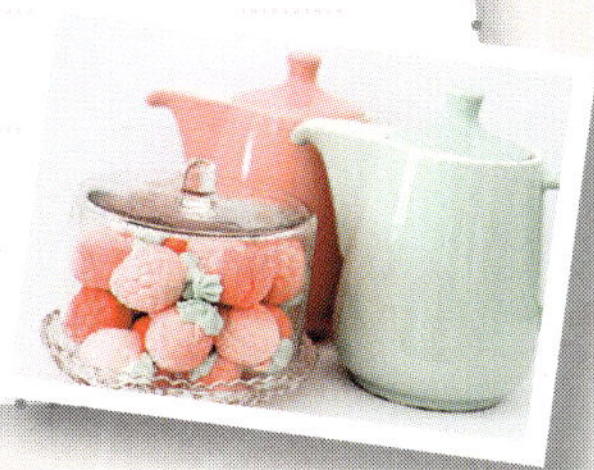

2. Tag

3. Tag

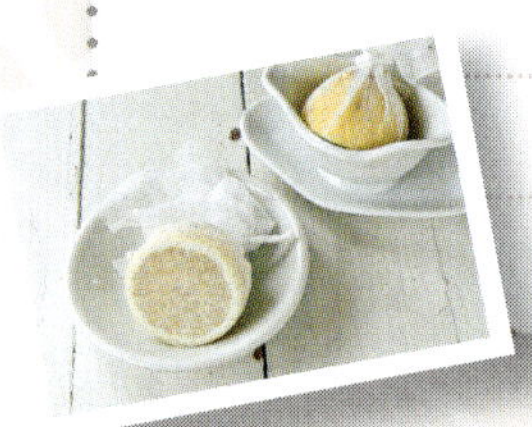

4. Tag

5. Tag

6. Tag

7. Tag

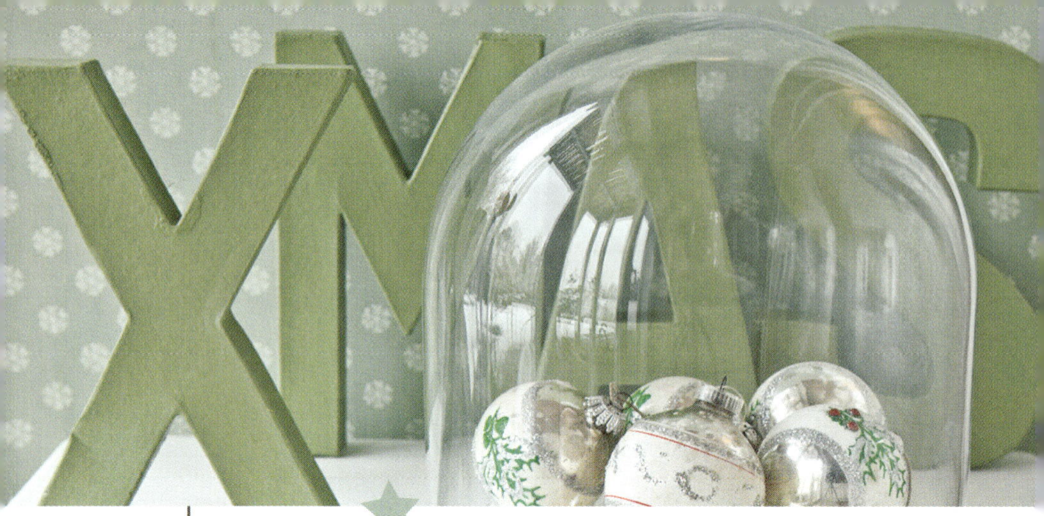

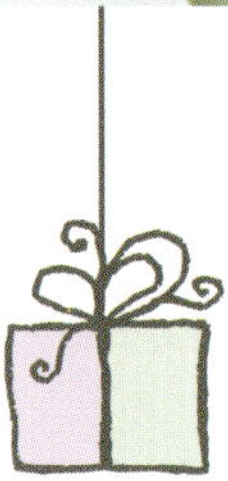

Und nun ist Weihnachten

Vielleicht sitzen Sie auf Ihrem Balkon, während Sie diese letzte Seite Ihres myBooks aufgeschlagen haben. Von Weihnachten keine Spur! Ist mir aber völlig schnuppe, ob die Tulpen sprießen … Selbst wenn Sie in diesem Moment in der Sommersonne brutzeln, ist mir das piepegal!

Für Sie und mich ist jetzt Weihnachten! Denn ich verordne Ihnen einen Wunschzettel!

Schließen Sie die Augen und denken Sie sich durch alle Räume Ihrer Wohnung. Schreiben Sie Raum für Raum auf, was Sie immer schon machen wollten. Was Sie verschönern wollen und mit welchen Traumstücken Sie heimlich liebäugeln. Auf Wunschzetteln darf man aus vollem Herzen wünschen, denn sonst hießen sie ja „Mal-sehen-ob-das-wirklich-nötig-ist-Zettel" oder „Wenn-ich-mal-Zeit-habe-dann-mache-ich's-Zettel". Summen Sie ein paar Takte von *Jingle Bells* und holen Sie tief Luft! Riechen Sie den Duft von Zimt und Dominosteinen? Gut, dann lassen Sie jetzt alle Wohnwünsche von der Kette!

Frohe Weihnachten im ganzen Jahr wünscht Ihnen Ihre Martina Goernemann

Mein Wunschzettel

Küche:

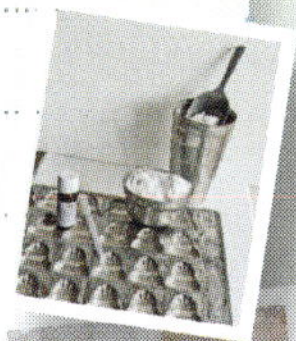

Badezimmer:

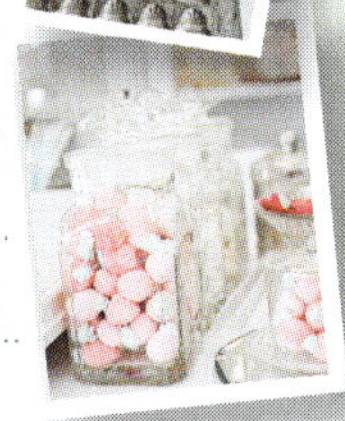

Schlafzimmer:

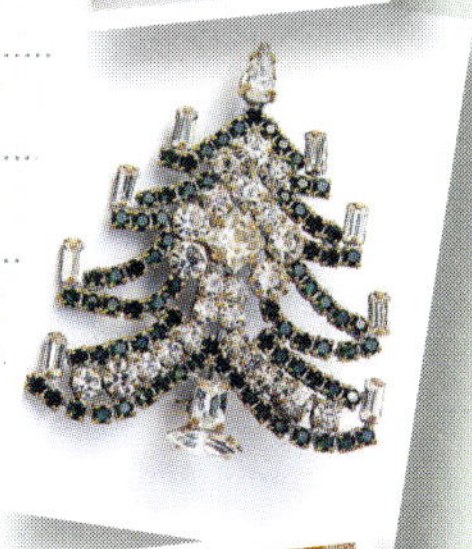

Wohnzimmer:

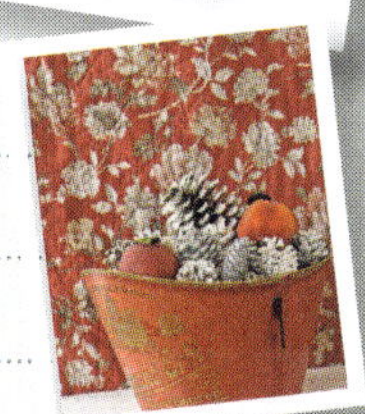

Garten:

Balkon:

Frisch, fröhlich, individuell: myBooks – die neuen Ratgeber bei Südwest

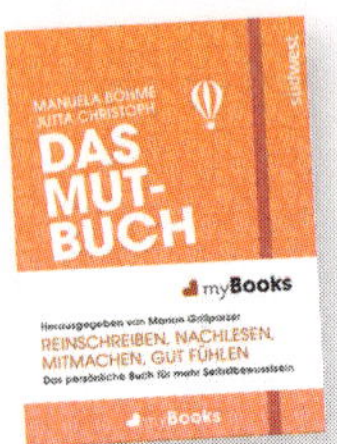

978-3-517-08883-9

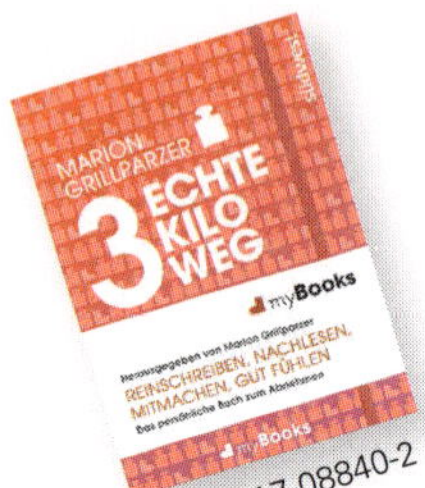

978-3-517-08840-2

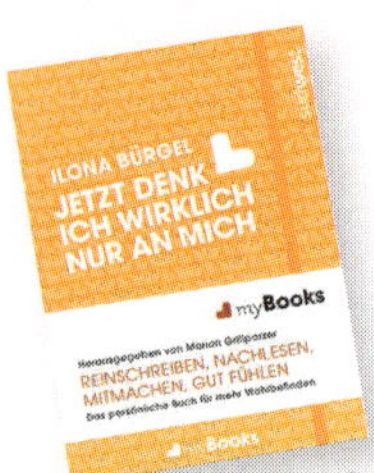

978-3-517-08830-3

978-3-517-08879-2

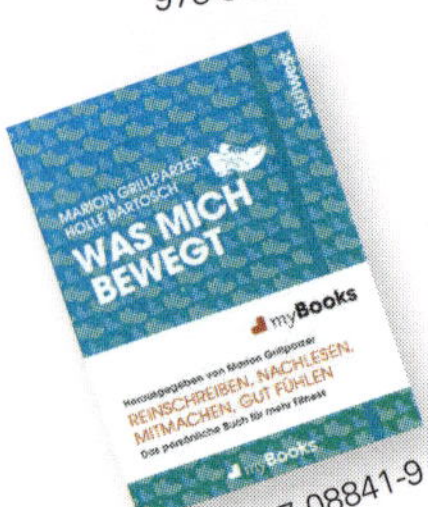

978-3-517-08841-9

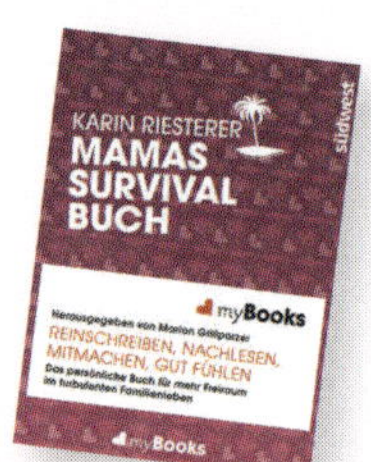

978-3-517-08962-1

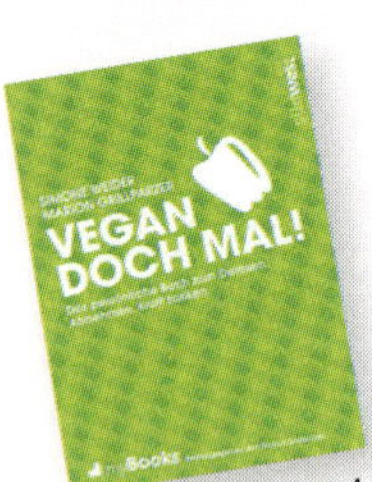

978-3-517-09274-4

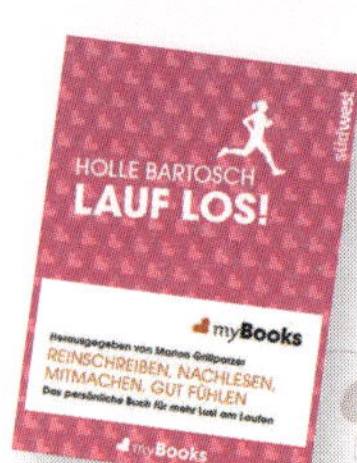

978-3-517-08980-5

Zu bestellen.

Fidolino bringt alles zu Ihnen nach Hause!

Sie wollen Gesundheit und Fröhlichkeit tanken? Wir sind für Sie da – mit ausgewählten Produkten und professioneller Beratung.

Lauter gute Dinge, mit denen man gerne lebt, weil man sie gerne gebraucht: Fatburner-Trampolin, Galileo, Maxxl, Eiweißpulver, Amino4u, All-you-can-eat Schokolade, Power-Mixer, Raw-Geräte, Basenbad, Bittertrunk, Schrittzähler, Naturkosmetik, Pulsuhr, Flexi-Bar, Bücher ...

Seminare – in München und auf Mallorca: „Ab heute bin ich nett zu mir" mit Martina Goernemann und Marion Grillparzer.

Bestellen und/oder informieren unter: www.fidolino.com
Fidolino berät Sie am Telefon – und liefert alles zu Ihnen nach Hause!
Telefon: 0049 (0)89 40 26 81 35
Fax: 0049 (0)89 40 26 81 34
E-Mail: info@fidolino.com

Kontakt zur Autorin

über www.raumseele.de
oder raumseele/facebook

Weitere Bücher von Martina Goernemann

Wohnen ist ein Gefühl
... in Räumen leben, die Seele haben, Bassermann Inspiration.
Wohnen für die Seele
... glücklicher leben, hell und pur, Callwey.

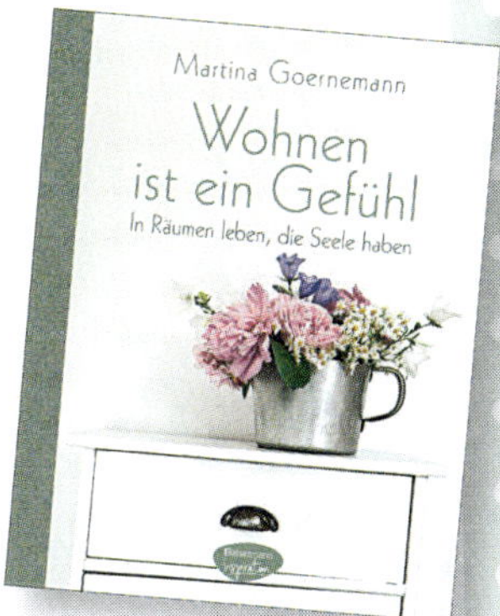

Aktuelle Workshops von Martina Goernemann

ALLES IN ORDNUNG!
... Klarheit im Haus ist ein Stimmungsaufheller.
WOHNEN IST EIN GEFÜHL
... ein Coaching für die Wohnung & die Seele.
Anfragen für nähere Informationen dazu bitte an: office@raumseele.de

Impressum

1. Auflage 2014

HINWEIS: Die Ratschläge/Informationen in diesem Buch sind von Autorin und Verlag sorgfältig erwogen und geprüft, dennoch kann eine Garantie nicht übernommen werden. Eine Haftung der Autorin bzw. des Verlags und seiner Beauftragten für Personen-, Sach- und Vermögensschäden ist ausgeschlossen.

Der Verlag hat sich bemüht, die Rechte aller verwendeten Zitate zu klären. Sollte dies im Ausnahmefall nicht möglich gewesen sein, werden Berechtigte gebeten, sich zur Rechteklärung an den Verlag zu wenden.

KONZEPT MYBOOKS: Diese Buchreihe wurde konzipiert von Südwest Verlag und Marion Grillparzer

PROJEKTLEITUNG: Sarah Schultheis

UMSCHLAGGESTALTUNG UND GRUNDLAYOUT: * zeichenpool, München

GESAMTPRODUCING UND EINZELSEITEN-GESTALTUNG: Astrid Reinbacher, **E** DESIGN

COVERGESTALTUNG: * zeichenpool unter Verwendung von Motiven von © shutterstock/Chewystock (Sofa), shutterstock/Silhouette Lover (Farbrolle)

BILDNACHWEIS: Alle Fotos stammen von Sonia Folkmann, mit Ausnahme von: 17 (Tim Schukat) und 65 (A. Reinbacher). Alle Illustrationen stammen von Shutterstock: 134393108, 96107375, 116163010, 127958639, 169149296, 48436699, 140922151, 160555982, 162452936, 115179694, 81817207, 128202656, 130235294, 95595976, 131981417, 102756518, 78197323, 136279748, 119887867, 136089035, 103637582, 113836543, 118970293, 126286634,122976931, 126293546, 118970305, 127774730, 112520249, 114296095, 150333455.

BILDREDAKTION: Martina Goernemann und Sonia Folkmann

REDAKTION: Claudia Fritzsche, München

LITHOGRAFIE: JournalMedia, München

Verlagsgruppe Random House FSC® N001967
Das für dieses Buch verwendete FSC®-zertifizierte Papier *Amber Graphic* liefert Arctic Paper, Kostrzyn.

DRUCK UND BINDUNG:
Těšinská tiskarná Český Těšin,
Printed in the Czech Republic
ISBN: 978-3-517-9266-9

MIX
Papier aus verantwortungsvollen Quellen
FSC® C005833

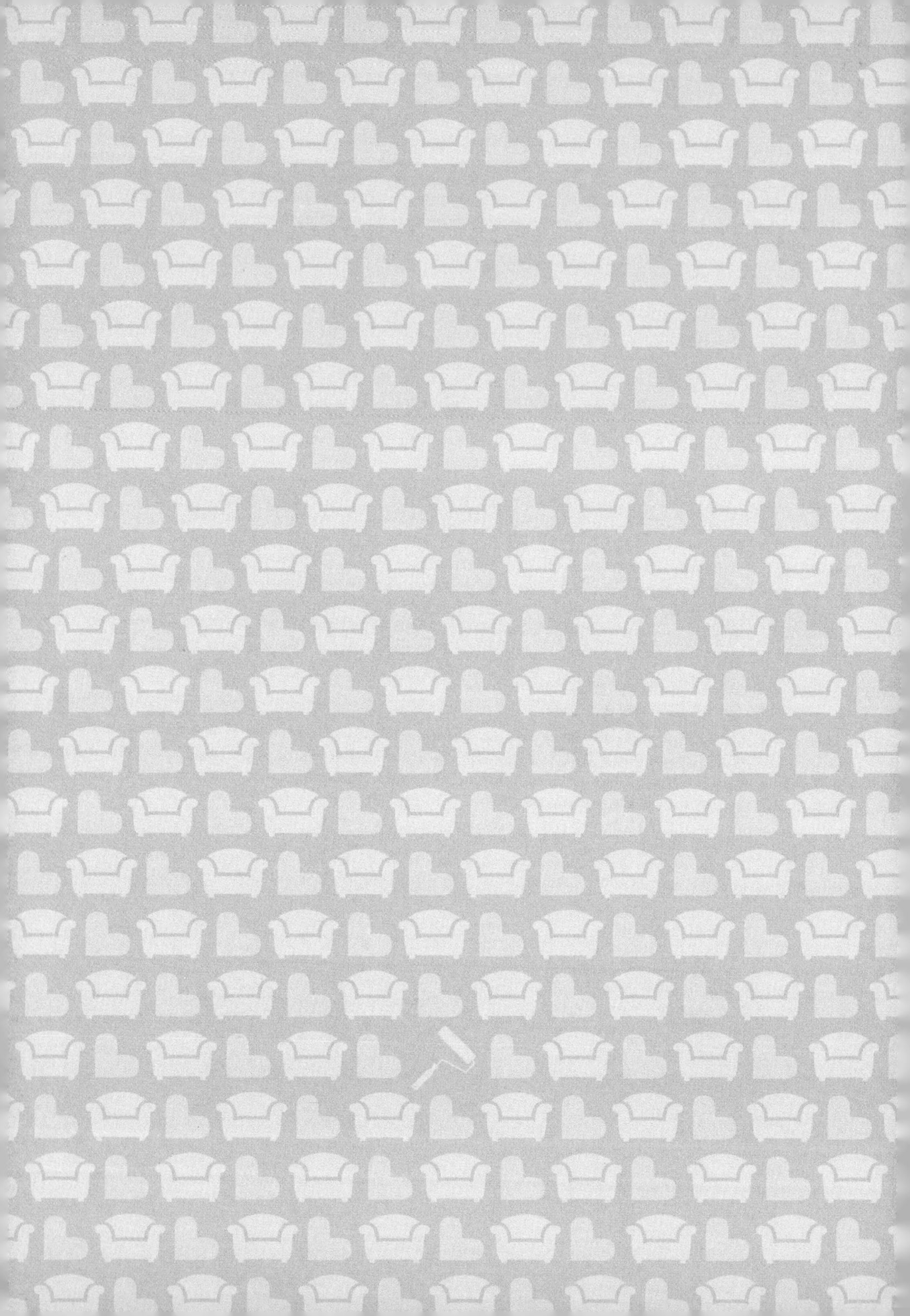